JN272429

Q&Aでよくわかる！
看護技術の根拠本

エビデンスブック

深井喜代子
（ふかい きよこ）

（岡山大学医学部保健学科 教授）

メヂカルフレンド社

序にかえて

　わが国の看護界にEvidence-Based Nursing（EBN）という言葉が紹介されて数年が経ちます。EBNとは，単なる経験でなく，研究によって得られた根拠に基づいて看護を提供しようという考え方で，看護の科学性と主体性を発展させるためには不可欠の要素です。EBNの理念は質の高い，より効果的な看護実践を目指すスローガンとして看護者の間に受け入れられ，定着しつつあります。

　看護活動は看護過程の枠組みの中で展開されます。そこで行われるあらゆる看護行為には理由（根拠）があります。なぜなら，看護行為は対象の看護問題を解決するために選択された手段だからです。また，看護者が実施する一つひとつの看護ケアには，ケア方法の合理性を示す技術理論（ケア方法論）があります。その技術理論は研究の積み重ねによって構築され，体系化されるものです。質の高い看護を提供するためには，看護者はより確かな理論に支えられた，言い換えれば，よりEvidence-Basedな看護技術を用いようとすべきです。そして，看護者自身がエビデンスを追究する研究的態度をもつ（研究活動をする）ことも必要です。看護者のそうした意識や態度は看護実践と看護学を発展させ，看護の対象を満足させ，健康な社会づくりに貢献するはずです。

　本書のタイトルには「根拠」と「エビデンスevidence」という，一見同じ意味と捉えられる言葉を併記しています。EBNの概念がわが国に受け入れられて以来，この2つの言葉は無意識に混用されてきたように思います。しかしながら，筆者は，両者の間には実は明確な違いがあると考えています。たとえば，「なぜその（看護）行為をするのか，その根拠は？」など，主に行動レベルの理由（わけ）を尋ねるような場合には「根拠」が使われます。一方，「なぜその（看護の）方法が適切なのか，エビデンスはあるの？」というように，ケアの理論的証拠を求めるような場合には「エビデンス」が使われます。「エビデンス」は，将来は覆される可能性もありますが，比較的新しい研究によってもたらされた信頼性の高い証拠です。時代の批判に耐え抜いた「エビデンス」は，やがて「古典的なエビデンス」となり，誰もが常識として受け入れる「根拠」に昇格していきます。

　本書には，看護実践におけるさまざまな疑問を投げかけ，それに答える形で，看護技術の「根拠」と「エビデンス」をふんだんに織り込みました。その疑問は基礎看護学で扱う内容が中心ですが，回答では看護モデルに留まらず，諸科学の多様な根拠とエビデンスを紹介しています。

　本書によって，看護学を学ぶみなさんにEBN志向が導かれ，看護学の面白さが理解されることを願います。また，実践の場で活躍する看護者の方々や，看護の教育・研究に携わる方々にとって，本書が看護におけるエビデンス探究の一つのきっかけとなることを希望します。

平成16年4月　満開の桜の下で
著者記す

CONTENTS

第1編　様々な看護活動に共通する看護技術　　1

第1章　バイタルサインの測定 …………………………………………… 3

① 体表解剖 ——————————————————————— 4
○バイタルサインの観察に必要な体表解剖学　　4
体表面の隅々を解剖学用語で表現すると？　　4
体表と臓器の関係をつなぐ手がかりはあるの？　　6
心臓と肺の位置は？　　6
腹部臓器の位置は？　　8
OSCEとは？　　9

② 血圧測定 ——————————————————————— 12
○血圧の意味と測定のポイント　　12
血圧は何を表わす？　　12
最高血圧と収縮期血圧は同じ？　　13
血圧測定で注意することは？　　14

③ 意識レベルと覚醒 ——————————————————— 18
○意識の臨床評価　　18
自分を「意識する」とは？　　19
脳を覚醒させる仕組みとは？　　20
21世紀の脳生理学の課題とは？　　21

第2章　安全・安楽を守るための技術 …………………………………… 23

④ 感染予防 ——————————————————————— 24
○見えない危険への心構え　　24
感染症の流行を阻止するためにはどうすればいいの？　　24
無菌操作のポイントは？　　25
院内感染源の有力候補者はだれ？　　26
感染看護とその目標とは？　　27

⑤ 転倒予防 ——————————————————————— 29
○超高齢社会の健康問題　　29
環境移行とは？　　29
高齢者の転倒はなぜ起こるの？　　30
転倒の予防対策は？　　31

第2編　日常生活活動の場を整える看護技術　33

第1章　快適な環境のための技術　35

6　療養環境①；音　36

○療養環境としての音　36
音の聞こえる仕組みとは？　36
音の性質はどのように表現するの？　37
ベッドではどのような音が聞こえているの？　38
病棟でできる騒音対策は？　41

7　療養環境②；光と色　42

○療養環境としての色　42
なぜ色を感じることができるの？　42
なぜ物には色がついているの？　44
色がヒトの心理に及ぼす影響は？　46
病院で使われている色に特徴はあるの？　47
看護に生かせる色彩調節とは？　49

8　療養環境③；ニオイ　50

○ヒトの生活とニオイ　50
ニオイを感じる仕組みとは？　50
療養環境にはどのようなニオイがあるの？　52
ニオイはどのように評価するの？　52
ニオイを利用した看護ケアとは？　53

第2章　日常生活の自立を支える技術　57

9　活動と運動の援助；移動　58

○腰痛は看護者の職業病　58
移動動作はなぜ腰痛を引き起こすの？　58
ボディメカニクスって何？　60
なぜボディメカニクスは有効なの？　60

10　睡眠（良眠）の援助　63

○睡眠とは　63
睡眠時には脳はどのような状態なの？　63
睡眠サイクルとは？　良眠とは？　64
覚醒と睡眠を助けるケアとは？　66

11 清潔の援助①；清拭 ──── 68

○清拭の目的 68
清拭をするとき，注意しなくてはいけないことは？ 68
"清潔"以外の清拭の効果って何？ 68
清拭の手技のなぜ？ あれこれ 69
どうして熱いお湯を用意するの？ 70
皮膚を露出したまま清拭すると，患者さんのからだにどのような影響があるの？ 71
清拭にはどのようなマッサージ効果があるの？ 71

12 清潔の援助②；洗髪 ──── 73

○洗髪はトータルケア 73
ふけ（頭垢）とは？ 73
"ふけ"が増えるとどうなるの？ 74
洗髪が患者さんにもたらす苦痛は？ 76

13 清潔の援助③；入浴・足浴 ──── 79

○清潔ケアの付加的効能 79
入浴するとなぜリラックスするの？ また湯冷めを防ぐにはどうすればいいの？ 79
足浴にはどのような効果があるの？ 80
入浴は脳を目覚めさせる？ 82
臨床的には，入浴にはほかにどのような効能があるの？ 82

14 清潔の援助④；会陰部ケア ──── 84

○会陰部ケアの目的 84
会陰部とは？ 84
会陰部の保清は感染症を予防するために重要なの？ 85
会陰部ケアの留意点は？ 86
会陰部の洗浄効果とは？ 87
座浴の鎮痛効果とは？ 88

15 食生活と栄養摂取の援助；食欲 ──── 90

○食欲を促すケアを探ろう 90
口腔内の組織とはたらきとは？ 90
味覚とは？ 食欲はなぜ起きるの？ 91
ニオイと視覚は食欲とどのように関係する？ 92
テクスチャーとは？ 94
「おいしさ」とは？ 94

⑯ 体温・循環調節の援助；罨法 ——————————— 96

- ○罨法のもつはたらき　96
- 氷枕に空気が残るとどうなるの？　96
- 温度を知覚する身体部位はどこ？　97
- 温罨法の効能と根拠は？　98
- 冷罨法の効能と根拠は？　99

⑰ 排泄の援助①；排尿 ——————————— 101

- ○排泄という概念　101
- 床上での排尿はなぜ困難なの？　102
- おむつ性尿失禁はなぜ起こるの？　103
- なぜ排尿することが必要なの？　103
- 排尿はなぜ起こるの？　104

⑱ 排泄の援助②；排便 ——————————— 107

- ○排便のケアで大切なこと　107
- 排便習慣を把握することはなぜ大切なの？　107
- 排便習慣はどうやって評価するの？　108
- 床上での排便はなぜ困難なの？　109
- 排便はどのような仕組みで起こるの？　109
- 排便ケアにはどのような根拠があるの？　111

⑲ 排泄の援助③；便秘 ——————————— 113

- ○便秘ケアに看護の専門性を　113
- ヒトはなぜ便秘になるの？　113
- 便秘の種類は？　114
- 過敏性腸症候群とは？　114
- 便秘を測る方法は？　115
- 便秘ケアの方法は？　115
- 重い便秘にどう対処する？　116

⑳ 褥瘡の予防 ——————————— 119

- ○褥瘡は看護の恥　119
- 褥瘡はどこに，なぜできるの？　119
- 「ずれ」とは何？　121
- 褥瘡のステージ分類と危険因子とは？　122
- 褥瘡ケアのポイントは？　123

第3編　診療に伴う看護技術　　125

第1章　治療・処置に伴う技術　……………………………………………　127

21　与薬①；経口与薬　——————————————————　128

　○経口与薬と看護　　128
　薬物療法における看護者の役割は？　　128
　経口与薬の留意点とは？　　129
　コンプライアンスとアドヒアランスとは？　　130
　鎮痛薬は胃を傷害する？　　131

22　与薬②；注射痛のケア　————————————————　134

　○注射の痛み　　134
　注射針は痛点を避けられるの？　　134
　注射痛とはどのようなもの？　　135
　注射痛に効果的な看護ケアはあるの？　　136
　薬物療法における医療過誤は多い？　　138

23　吸　引　——————————————————————　141

　○吸引の目的　　141
　吸引カテーテルの直径はどれくらい？　　141
　陰圧をかけすぎるとどうなるの？　　143
　吸引時間はなぜ，15秒以内にするの？　　144

24　吸　入　——————————————————————　146

　○治療としての吸入　　146
　超音波ネブライザーの仕組みは？　　146
　吸入ガスはなぜ加湿するの？　　147
　ネブライザーで供給できる微小水滴の大きさは？　　148
　吸入時の感染予防対策とは？　　149

25　経管栄養法　—————————————————————　150

　○経管栄養法の目的　　150
　呼吸路を一時遮断する嚥下運動の仕組みは？　　150
　食道の形態とその機能のポイントとは？　　151
　消化の生理で大切なことは？　　152
　経管栄養にはどのような弊害があるの？　　153

26 導尿・膀胱留置カテーテル管理 ───── 155
　○留置カテーテルの利点と欠点　　　　　　　　　　155
　膀胱留置カテーテルの問題点とは？　　　　　　　　155
　感染の原因とリスクファクターは？　　　　　　　　157
　留置カテーテル抜去時の注意点は？　　　　　　　　158

27 浣腸・摘便 ───── 161
　○排便誘導の直接的手段としての浣腸と摘便　　　　161
　肛門から直腸まではどのような形態と機能をもっているの？　161
　排便反射のメカニズムとは？　　　　　　　　　　　165
　浣腸・摘便で排便反射を復活させることができるの？　167
　浣腸液の適温とは？　　　　　　　　　　　　　　　168

28 包帯法・創傷処置 ───── 171
　○包帯法と看護者の役割　　　　　　　　　　　　　171
　包帯を剥がすときのコツは？　　　　　　　　　　　171
　包帯で循環障害が起こる？　　　　　　　　　　　　172
　包帯が褥瘡をつくる？　　　　　　　　　　　　　　172
　感染予防のために注意することは？　　　　　　　　173
　包帯は静脈還流を助けるの？　　　　　　　　　　　173
　包帯法は痛みのケアにも役立つの？　　　　　　　　174
　看護実践から得たヒントが包帯を進化させることはあるの？　175

第2章　検査に伴う技術 ………………………… 177

29 採　血 ───── 178
　○採血―技術実習の山場　　　　　　　　　　　　　178
　患者さんに朝から痛い採血を行う際の留意点は？　　178
　看護者が行う採血―静脈採血は看護師の業務？　　　179
　針刺しの痛みとは？　　　　　　　　　　　　　　　179
　安全で確実な採血テクニックは？　　　　　　　　　180

30 穿　刺 ───── 184
　○観血的医療行為の補助ということ　　　　　　　　184
　穿刺の種類と目的とは？　　　　　　　　　　　　　184
　知っておきたい体表解剖とは？　　　　　　　　　　185
　体表解剖から穿刺部位を知るためには？　　　　　　185
　穿刺時のケアのポイントは？　　　　　　　　　　　187

第1編

様々な看護活動に共通する看護技術

- 第1章
  バイタルサインの測定

- 第2章
  安全・安楽を守るための技術

第1章
バイタルサインの測定

1. 体表解剖
2. 血圧測定
3. 意識レベルと覚醒

1 体表解剖

バイタルサインの観察に必要な体表解剖学

　看護の対象を理解する重要な専門技術の一つに「バイタルサイン vital signs の観察」があります。バイタルサインとは生命維持徴候を示す生体現象のことをいいます。バイタルサインの代表的なものは体温，血圧，脈拍，呼吸，意識状態（脳波）です[1]。

　一般に，バイタルサインの観察（測定と評価）は，コストも時間もかかる高度医療技術を使った精密検査とは異なり，ごく簡便な方法ですばやく実施でき，患者さんの身体症状をいち早く把握しようとする専門技術で，医療の現場では医師，看護師，救急救命士などがこれに習熟しています。

　バイタルサインの測定・評価技術の修得のために，看護学の技術論では測定器具（体温計，血圧計，聴診器など）を用いたバイタルサインの測定方法や，観察者の手と，いわゆる五感（視覚，触覚，聴覚など）を利用した視診，触診，聴診などの方法を学習します。ベッドサイドではバイタルサインの測定は看護師，触診や聴診は医師が行うことが多いようですが，看護師にも基本的な触診や聴診の技能は必要です。そして，こうした方法で観察・測定した結果を解剖学・生理学，病態生理学などの知識を用いて評価・判断し，患者さんの生命維持徴候に異常がないかどうかを見極めるわけです。

　そこで，この最初の項では，バイタルサインの観察・測定に必要な基本的知識として，体表解剖 surface anatomy についてまず学習しておくことにしましょう。みなさんがすでにもっている系統解剖や局所解剖の知識を，皮膚上から目と手で臓器を確認する非常に実用的な体表解剖学に結びつけ，実践で大いに活用しましょう。

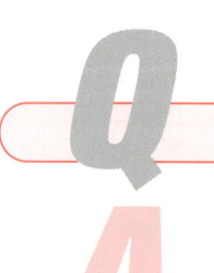

Q 体表面の各部を解剖学用語で表現すると？

A　まず，図1の裸体像と顔を見てください。どれも世界中の人になじみ深い芸術作品です。a はミロのビーナス，b はロダンの考える人，c はダ・ビンチのモナリザ像ですね。一見，看護学には無縁なようですが，生活者を対象としたケアを実践する看護者には，こういう常識

第1章 バイタルサインの測定

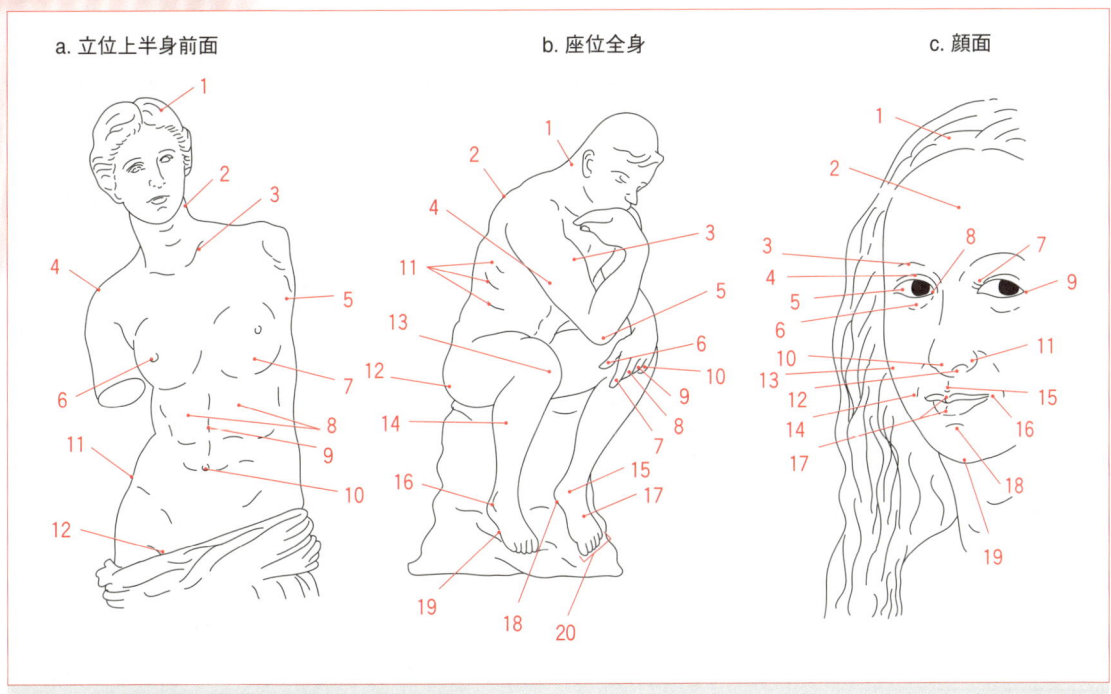

a. 立位上半身前面　　　　　b. 座位全身　　　　　c. 顔面

図1　体表各部の名称（解答例は本項末に掲載）

的な知識も実は必要です。**患者理解**のための基礎知識といってもよいでしょう。

　さて，図1の3つの作品にはたくさんの引き出し線がついていますが，これらの体表部位の解剖学的名称をあなたはどれだけ正確に言えるでしょう。自分の身体の部位とも対応させて，一か所ずつ答えてみてください（解答例は本項末に掲載してあります）。

　看護記録を書くとき，ヒト*の身体を扱う専門家として，看護者はすべての体表部位を正しい解剖学用語で書く必要があります。もちろん，これに加えて，一般の人が体表部位をどのように表現しているかを知っておくことも，特に看護者には必要です。患者さんとコミュニケーションをよくとり，治療とケアに関する事柄において共通認識をもつためです。たとえば，患者さんから「**ミゾオチ**が苦しい」という訴えがあったとき，看護記録への**観察情報**の記述は「**心窩部**（または**上腹部**）痛（または不快感）あり」となりますね。つまり，看護者は医師と並んで「ミゾオチ」という一般語を「上腹部（または心窩部）」という体表解剖学用語に翻訳できる職種なわけです。

　図1を見ながら，身体の様々な部位を一般の人はどうよんでいるか，高齢者はどうか，小児ならどうかなどを思い出しながら解剖学用語と対比させてみるのも看護学的な学習方法の一つでしょう。体表解剖のテキスト[2]を開いてみれば，体表のすべての皺や凹凸にも名称がある

*生物種は属名，種名の順にラテン語で表記される。属名は大文字，種名は小文字で表わし，イタリック体にする（ラテン語はイタリック体で書かれることが多い）。
これは，植物学者リンネの創始した2名法とよばれる万国共通の表記法である。たとえば，人類は *Homo sapiens* と表記し，日本語ではカタカナでホモ・サピエンスと表わす。看護の臨床ではヒトを人間あるいは人と表記するが，人体の形態・機能に関する記述ではヒトと表記するのが一般的である。

❶ 体表解剖　5

ことに驚くでしょう。

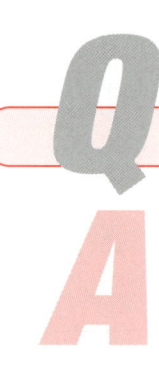

Q 体表と臓器の関係をつなぐ手がかりはあるの？

解剖学には，**血管系**や**神経系**など全身に分布して機能する系systemとして学習する**系統解剖学**，臓器ごとの構造を詳細に学習する**局所解剖学**，それに臓器や組織の微視的構造を学習する**顕微解剖学**などがあります。看護学教育では系統解剖学と局所解剖学を中心に学ぶのが一般的です。医学教育に準じて遺体解剖が体験できる教育機関もあるようです。

ところが，看護者が日常的に患者さんの身体状態を観察するのは体表面からです。ですから，体表面と身体内部の神経や血管，臓器などとの正しい位置関係がわかっていないと，血圧も測れないし**脈拍**もとれない，**心音**も聴けないし**呼吸音**も聴取できません。そこで，体表面と身体内部の組織・器官との位置関係を知る体表解剖学が大変重要なわけです。この知識を利用した診断技術は医師の診察には欠かせないのですが，検査技術の進歩に伴って次第に軽視され，触診のできない若い医師の増加が問題になりました。その反省から，医学教育のなかに触診法を見直す動きが起こっています。

では，体表面と身体内部の組織・臓器の位置を関連づけるものは何でしょうか。そう，それは**骨格**，つまり骨なのです。骨格は皮膚，皮下組織，筋の下にあって身体を支えるとともに体腔内臓器を保護しています。骨格の一部はごく薄い皮膚と皮下組織の直下に存在するので，体表面から観察することができます。たとえば**鎖骨**，**胸骨角**，**隆椎（りゅうつい）棘突起（きょくとっき）**（第7頸椎（けいつい））と第1胸椎（きょうつい）（T_1）棘突起は眼でも見えますし，見えなくても相当の肥満体でない限り，指で**触知**できます。このような骨格の突出部位と臓器とは，個体が違っても同種の動物ではほぼ同じ**空間的位置関係**にあります。この対応関係と体表面の解剖学的名称を克明に記したのが星野氏による『臨床に役立つ生体の観察』[2]です。川崎医療福祉大学名誉教授の池田章氏（「28. 包帯法・創傷処置」において，遺体からの感染について述べているところでも紹介しています。）は，米国での長期間の研究と教育を経て帰国し，20年以上も前から医学ならびに看護学教育における体表解剖学の重要性を唱えています。

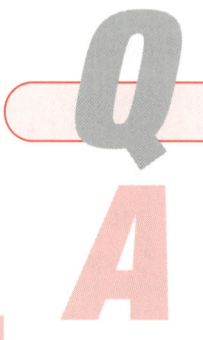

Q 心臓と肺の位置は？

では，骨格と体腔内臓器との位置関係の具体例をみてみましょう。バイタルサインを確認するには体表から心臓と肺の位置を知る必要があります。その関係を示したのが**図2**です。心臓が第5胸椎（T_5）上

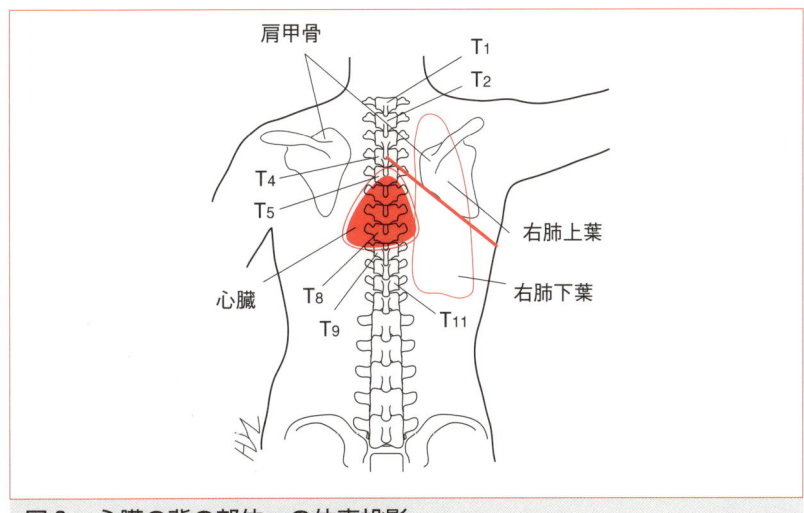

図2　心臓の背の部位への体表投影

(星野一正：臨床に役立つ生体の観察；体表解剖と局所解剖，第2版，医歯薬出版，1987，p.159．図5-25を引用)

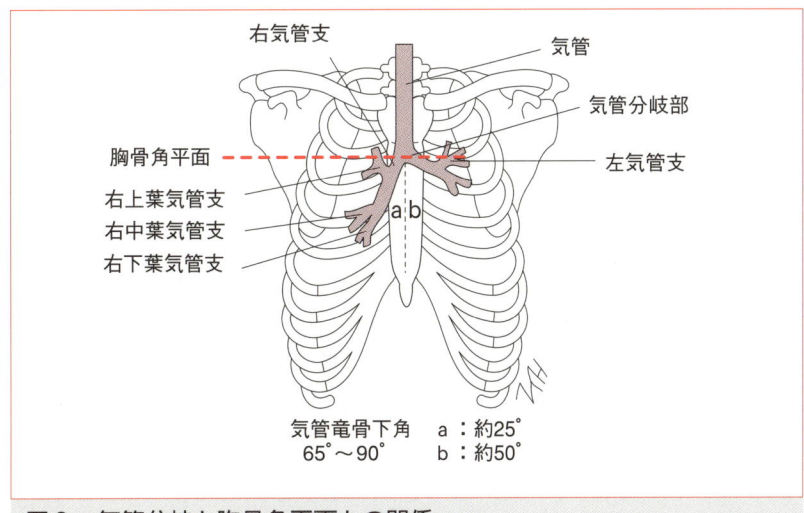

図3　気管分岐と胸骨角平面との関係

(星野一正：臨床に役立つ生体の観察；体表解剖と局所解剖，第2版，医歯薬出版，1987，p.159．図5-26を引用)

縁からT_8下縁の高さで正中線よりやや左側にあること，また肺はT_2〜T_{11}に位置することがわかります。前述したように，T_1の位置は**後頭部（項部）**の2つ目の骨格（棘突起）突出部位です。また，**気管**および**気管支**の位置は**胸骨**との関係でわかります（図3）。図のように，**胸骨角平面**（前胸部正中線上で鎖骨下方に触れる骨突出部）は**気管分岐部**として，また心臓上端の位置（図4）として解剖学上重要です。

　ここまでわかれば，あなたも体表面を少し手で触れて，心臓と肺の正確な位置を確認してから呼吸音や心音を聴くことができますね。

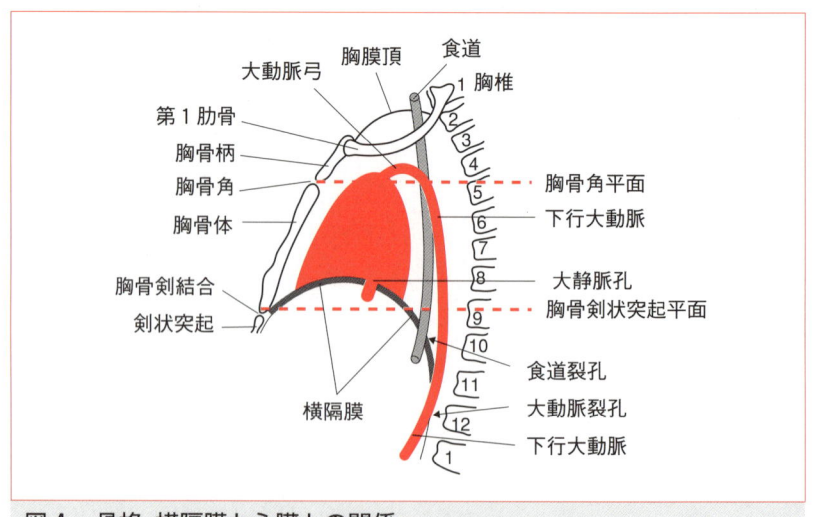

図4　骨格，横隔膜と心臓との関係

(星野一正：臨床に役立つ生体の観察；体表解剖と局所解剖，第2版，医歯薬出版，1987，p.153．図5-16を引用)

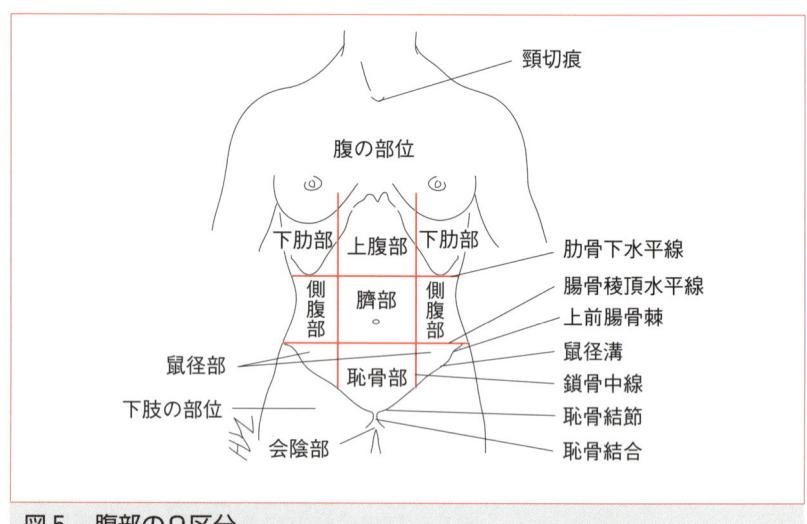

図5　腹部の9区分

(星野一正：臨床に役立つ生体の観察；体表解剖と局所解剖，第2版，医歯薬出版，1987，p.171．図6-1を引用)

Q&A 腹部臓器の位置は？

　腹部は，解剖学ではしばしば鎖骨中線と肋骨下水平線，腸骨稜頂水平線で区切られた9つの部位に区分して表現されます（図5）。この各部位のほぼ決まった位置に腹腔内臓器が収まっています[2]。胸骨剣状突起平面がほぼT_9の椎体部に位置することを知っていれば（図4，6），左右の腎臓，下大静脈分岐部，それに臍と腰椎との位置関係がよくわかりますね。

　体表各部の名称と，体表面と骨格，体腔内臓器の位置関係を知り，

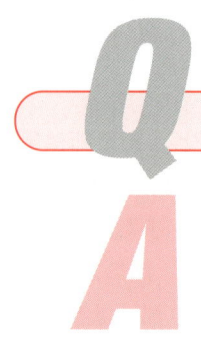

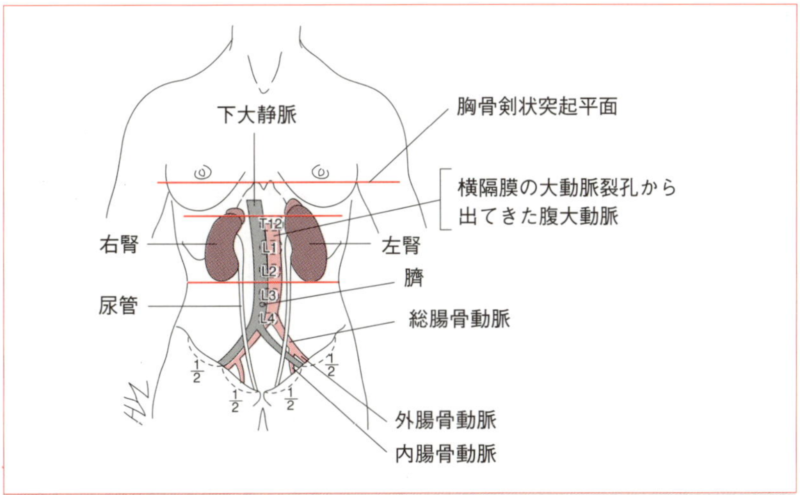

図6　腎臓と脊柱との位置関係

（星野一正：臨床に役立つ生体の観察；体表解剖と局所解剖，第2版，医歯薬出版，1987，p.182. 図6-14を引用）

ヒトの身体全体の3次元的理解が深まったはずです。体表解剖はバイタルサインの観察だけでなく，一般に**フィジカル・イグザミネーション**（身体機能の検査）に必要不可欠な知識です。

OSCEとは？

　最近，医学教育に関する記事などで**OSCE**という用語をよく目にします。OSCEの流行は医学教育の反省によるものでもあるのですが，その根底にある概念は，医師と看護師の役割の共通部分であるといっても過言ではありません。そこで，ここでは，OSCEとは何か，なぜ必要なのかについて，看護者の立場から整理しておくことにしましょう。

　かつては，医師は触診や聴診だけでたいていの疾患名を言い当てることができ，患者の家族やその病歴，暮らしの様子まで知っていたものでした。ところが，最近の，特に若い医師は，患者さんの訴えにあまり真剣に耳を傾けず，身体を直接診察することが少ないといわれています。この原因として，知識偏重の医学教育や，高度に進歩した検査・診断技術への過剰な依存が考えられます。そこで，医師と医学生の**臨床実技能力**を高めることを目的に，彼らの臨床能力を客観的に評価するための方法が開発されました。それが，いわゆるOSCE（objective structured clinical examination；客観的臨床能力試験，通称オスキー）とよばれるものです。

　OSCEは英国のHardenら（1975）の提唱によって欧米から世界中に普及し，わが国でも1994年（川崎医科大学が最初に導入）以降，急速

に採用されています。

　医師に求められる臨床能力には，①コミュニケーション技法を含む面接能力，②身体の診察能力（いわゆるフィジカルイグザミネーション能力），③検査能力（検査の選択と結果の解釈），④診断能力，⑤治療計画立案能力，⑥倫理的な問題への対処能力（インフォームド・コンセントなど），などがあります。

　医学生を対象に行われるOSCEでは，医療面接，バイタルサインの測定・評価，胸部・腹部の診察，心音・呼吸音の聴診，神経系の診察，バイタルサインなどが出題されています。SP（標準模擬患者，standardized patient）という言葉がよく聞かれますが，医療面接での患者役のことをいいます。

　ここまで読むと，看護学を学んでいる皆さんは「OSCEって，私たちがこれまで学校で当たり前のように習ってきたことじゃないの？」と感じるでしょう。そう，実はそのとおりなのです。上にあげた臨床能力のうち，④を看護診断能力（または看護上の問題を特定する能力）に，⑤を看護過程展開能力に置き換えれば，それらの大半は看護学の教育課程修了時には看護学生のだれもが修得している技能にほかなりません。ただ，私たち看護者がOSCEに期待するのは，これまでやや

図1の解答例
（各群の用語を図中の体表部位に当てはめてみましょう）

a	b	c
1 頭部（または頭髪）	1 項部（または後頸部）	1 頭部（または頭髪）
2 頸部	2 背部	2 額（または額部，前額部）
3 鎖骨	3 上腕内側（または上腕二頭筋）	3 眉（または眉弓，眉毛）
4 肩峰（けんぽう）	4 上腕外側（または上腕三頭筋）	4 上眼瞼（または上眼瞼溝）
5 腋窩（えきか）	5 肘部（ちゅう）	5 眼球結膜
6 乳頭	6 拇指（または母指，第1指）	6 下眼瞼（けん）
7 乳房	7 示指（または第2指）	7 睫毛（またはまつげ）（しょう）
8 腹筋（または腹直筋）	8 中指（第3指）	8 内眼角（または内眼瞼交連）
9 前正中溝（または前正中線）（さい）	9 薬指（第4指）	9 外眼角（または外眼瞼交連）
10 臍	10 小指（第5指）	10 鼻尖（せん）
11 腸骨（または上前腸骨棘）（そ）	11 肋骨	11 鼻翼
12 鼠径溝（または鼠径部）（けい）	12 殿部	12 鼻腔（または鼻孔）（きょう）
	13 膝部（または前膝部，膝蓋骨）（しつ）	13 頬部
	14 下腿	14 鼻唇溝
	15 内果	15 人中
	16 外果	16 口角
	17 足背部	17 赤唇縁
	18 踵部（しょう）	18 オトガイ唇溝
	19 足底部	19 頸部（またはオトガイ部）（がく）
	20 足の指	

もすると「臓器を診て人を診ない」と批判されてきた医師の考えが「対人間，対生活者の医療」を目指す方向に変化することでしょう。医学・医療の進歩に伴い，医師にも看護師にも次々と新しい知識・技能が求められるようになっています。そうした厳しい実践現場で，患者に最も近い存在である両者が医療者として人間尊重の意識を共有することは，これからの保健・医療・福祉の発展に必要不可欠であるといえましょう。

文　献
1) 氏家幸子：バイタルサイン（氏家幸子，阿曽洋子著：基礎看護技術Ⅰ，第5版，医学書院，2000，p.75.）．
2) 星野一正：臨床に役立つ生体の観察；体表解剖と局所解剖，第2版，医歯薬出版，1987，p.139-194．

② 血圧測定

血圧の意味と測定のポイント

　バイタルサインが生命維持徴候を示す生命現象を指し，その代表的なものに体温，血圧，脈拍，呼吸それに意識状態があることは前項「①体表解剖」で述べました。

　患者さんのバイタルサインをすばやく測定・評価するためには心臓や血管，気管や肺などの組織・器官の正確な位置が体表面からわからなければなりません。前項では，そのために必要な体表解剖を紹介しました。その知識を使って測定部位を特定し，看護技術で習った方法で正しくバイタルサインが測定できたら，次に必要なのは（実はこれが最も大切なのですが），それらの測定値の正常・異常の判断です。血圧や呼吸，体温の基準値（数値）を覚えるのは簡単ですが，これらの値は測定条件によっては生理的範囲内（正常な範囲内という意味）で変動します。したがって，そうした生理学的特徴を知ったうえで正しい測定と適切な評価を行うことが重要になってきます。

　この項では循環器系，特に血圧測定に焦点を絞って，その生理学的意味と測定技術のポイントを考えてみましょう。

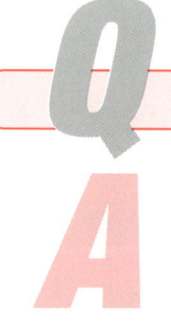

Q 血圧は何を表わす？

A　生命は全身を循環する血液によって維持されています。つまり，身体各部の組織・器官が正常に機能するために必要な物質交換（栄養やエネルギーの補給と老廃物の撤去）は，血流によって可能になります。

　血圧 blood pressure とは，血液の流れが血管壁を押し広げることによって生じる圧力のことです。そもそも血流というのは，心室筋の収縮で血液が心臓から押し出されること（ポンプ作用）によって開始するわけですから，血圧値は心臓の働きを直接反映する指標といえます。健康者の血圧は心収縮期の動脈血圧で約120mmHg（ミリメーター水銀柱と読む）です。これは水銀を12cm持ち上げる力に相当します。

水銀の比重は13.6ですから，水銀の代わりに水だと約163cmH$_2$O（水を水面から163cm持ち上げる力）になりますね。

血圧計に水銀が使われるのは，水銀が光沢のよい銀色で見やすく，**表面張力**が大きく，まとまって流動する液体であること（ガラス容器の壁などに付着しにくい），そして比重が大きいので，**血圧計**がせいぜい35cm程度のコンパクトな大きさに設計できる，などの数々の利点があるからです。しかし，水銀は人体に有害な重金属ですから（水俣病の原因とされる），水銀計の上部から水銀がこぼれ出ないよう安全弁の開閉をよく確認するなど，血圧計の安全な操作を身につけなければなりません。

Q&A 最高血圧と収縮期血圧は同じ？

教科書には血圧値を示す表現として，**最高血圧**と**最低血圧**，あるいは**収縮期血圧** systolic pressure，と**弛緩期血圧** diastolic pressureという2とおりの表現があります。この違いに疑問をもったことはありませんか？　両者は対応しますが，まったく同じ概念とはいえません。この違いは血圧測定時の留意点にも関係しますから，少し詳しく解説しておきましょう。

血圧測定法の**圧迫法**の一つに，**聴診法**があります。聴診法では**血管音**（**コロトコフ音**，ロシアの医師N. Korotkoffに由来）を利用して血圧値を決定します。比較的大きくて流速の速い動脈を圧迫すると，血管狭窄部の下流に**乱流**（渦）ができ，これによって血管壁や周囲の組織が振動して音が生じます[1]。これが血管音の正体です。ですから，血圧測定時，血管を圧迫している間は渦が生じるので音が聞こえます。したがって，圧迫圧を徐々に緩めていき，最初に音（狭められた血管の隙間をぬって血流が再開されて生じる乱流音）の聞こえる瞬間が最高血圧，音が聞こえなくなる時点（血管圧迫がなくなり乱流も消失）が最低血圧です。**図1**はゴム嚢内の圧（図中のカフ圧）とコロトコフ音，動脈圧の関係をよく表わしています[2]。

圧迫法に対して，動物実験では**直接法**で血圧をモニターします。この方法は，動脈切開部から**動脈カニューレ**（動脈とチューブをつなぐガラスなどの素材でできた管）を挿入し，これを**血圧トランスデューサ**（圧変化を電圧変化に変換する機器）に接続してリアルタイムで血圧を記録します。つまり，動脈血はカニューレ内の液（**凝固阻止剤**の入った**生理食塩水**など）に接していて，その境界面は心拍動に同期して移動しているわけです。このようにして記録された最も高い血圧は心臓の収縮期に，最も低い血圧は弛緩期に相当するので，直接法では収縮期血圧，弛緩期血圧という表現が正しいのです。

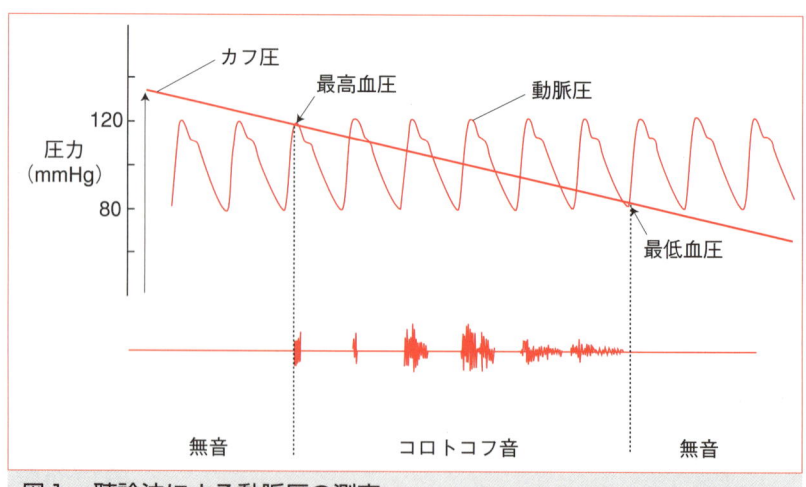

図1　聴診法による動脈圧の測定

(佐伯由香：6章　循環系(深井喜代子，福田博之，襟屋俊昭編：看護生理学テキスト，南江堂，2000，p.175.)を引用)

聴診法（**間接法**）では血管を圧迫して測定するため，測定値には**血管壁**の**弾性**が影響してきます。**老化**や**動脈硬化症**などで血管壁が硬くなると（弾性が低くなる），圧迫圧を高くしないと血流は止まりません。逆に**大動脈弁不全**患者や健康者でも血管に何の圧迫も加えないのに音が聞こえる場合があるといいます[1]。間接法で測定される最高血圧が心収縮期圧にほぼ等しいのは，若くて血管に弾力性のある場合に限るということになります（それでも前者が約4 mmHg高い[1]）。最低血圧と弛緩期血圧の間にも同様の関係があります。

したがって，間接法による最高血圧と直接法による収縮期血圧は厳密にいえば異なる概念で，前者のほうがやや高めに測定されるということになります。

Q 血圧測定で注意することは？

A　聴診法や触診法は血管を圧迫する方法であるために，測定時には圧迫圧に関係したいくつかの留意点があります。

まず，**駆血帯**（**マンシェット**）の幅（ゴム嚢部分の縦幅）が重要です。これが広いと圧迫圧が低くなるので最高血圧が低めに，狭いと高めに測定されます。対象に合わせて随時使い分けるようにしましょう。腕の長さの3分の2（成人で12〜14cm）が適当な幅といわれています。衣類による**うっ血**も問題です。**上腕動脈**走行部を十分露出するためにまくり上げた袖が腕を締めつけていては正しく測れません。

また，皮下脂肪の多い人や腕の筋肉が発達している人の場合も，上腕が圧迫されにくいので値が高めに出ることも知っておきましょう。

血圧は，心臓の血液**駆出力**を反映するものですから，測定部位は理

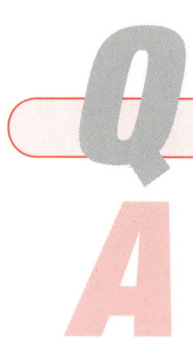

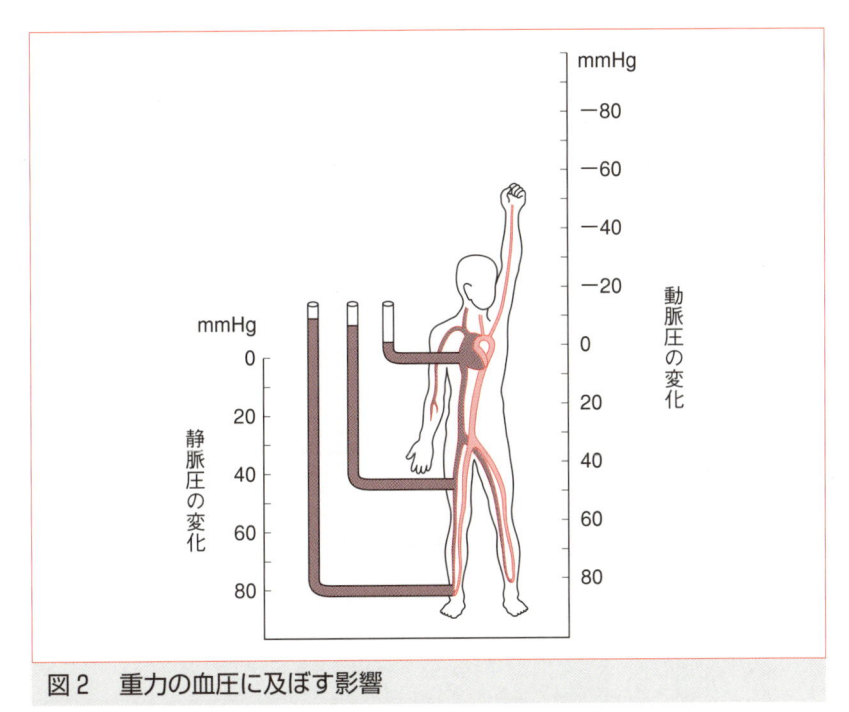

図2 重力の血圧に及ぼす影響
(真島英信：生理学，改訂第16版，文光堂，1974, p.361. 図14-17を引用)

想的には心臓と同じ高さの位置でなければなりません。血圧測定部位と心臓の高さの高低差分の血液柱の重さが血圧に加わります（図2）。血液の比重を1.055とすると，高低差1cm当たり0.7mmHgの差が出ることになります。図2のように，測定部位が心臓より高ければその圧はマイナスされ，低ければプラスされます。ただ，座位では心臓と測定部の高低差はほとんどありませんから，重力の影響よりも，駆血帯の締めすぎや幅など血管圧迫の影響のほうが大きいといえるでしょう。

血圧は血管を支配する交感神経の働きで反射性に調節されています。したがって，患者さんの身体的状態，心理状態は血圧値に反映します。運動直後や食直後ではないか，寒さで震えていないか，痛みはないか，精神的興奮状態でないかなどを測定前に見極め，できるだけ安静状態で測定しなければなりません。

血圧が心理的影響を受けやすいことの典型例として白衣性高血圧症という現象があります。図3は，自宅で測った平常の血圧値に比べて病院で医師や看護師が測った値がどれだけ違うかを調べた結果です[3]。3回目には両者とも平常値に近づきますが，看護師が測ったほうが低い値になっているのは興味深いですね。

一方，静脈（血）圧は動脈（血）圧と違って反射性に制御されないので，心臓への静脈還流や心機能を直接反映します。循環血流量が低

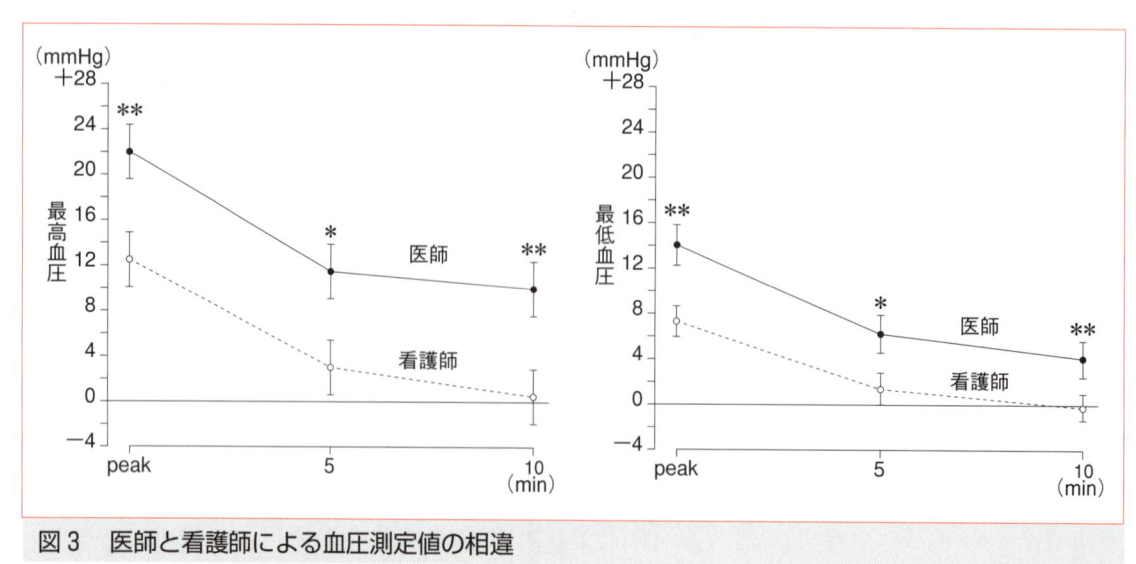

図3　医師と看護師による血圧測定値の相違

(Mancia, L. C., Parati, G., Pomidossi, G., et al.：Alternating reaction and rise in blood pressure during measurement by physician and nurse.,Hypertension, 9：209, 1987. より引用)

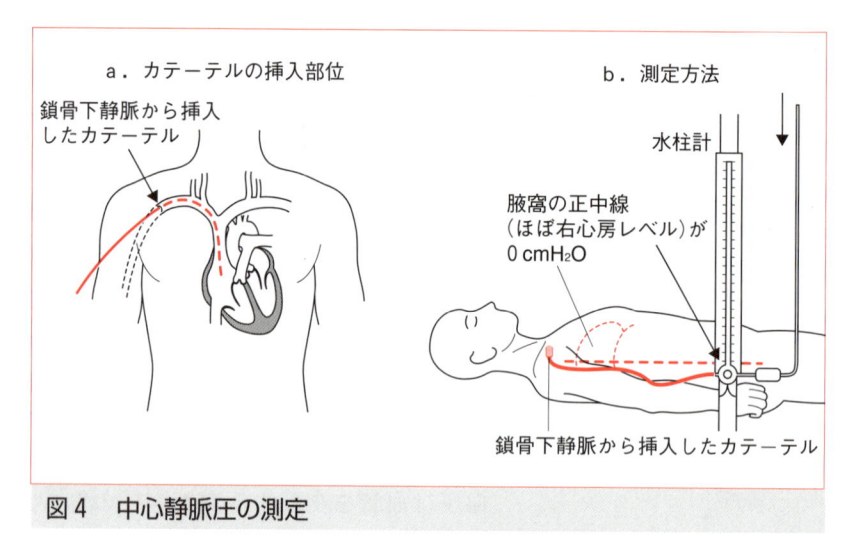

図4　中心静脈圧の測定

(佐伯由香：6章　循環系（深井喜代子，福田博之，襧屋俊昭編：看護生理学テキスト，南江堂，2000，p.177.）．図6-49を引用)

　下した患者さんの**輸液管理**などの目的で測定されます（右心系の異常で上昇）（**図4**）[2]。正常範囲は0～10 cmと狭いので，マノメーターの0点は必ず心臓の高さに合わせなければなりません。

　このように，バイタルサインの観察には血圧一つをとってみても重要な留意点がたくさんあることがわかります。ケア技術はその手技だけでなく，生理学的意味と技術の根拠を知ったうえで実施するようにしましょう。

文　献

1) 真島英信：生理学，改訂第16版，文光堂，1974，p289-464.
2) 佐伯由香：6章　循環系（深井喜代子，福田博之，襯屋俊昭編：看護生理学テキスト，南江堂，2000，p157-177.）．
3) Mancia, L. C., Parati, G., Pomidossi, G., et al.：Alternating reaction and rise in blood pressure during measurement by physician and nurse, Hypertension, 9：209, 1987.

3 意識レベルと覚醒

意識の臨床評価

　本書の読者であれば，意識consciousnessといえばバイタルサインの要素の一つであることはわかりますね。臨床では意識レベルを3-3-9度方式（日本脳外科学会）やグラスゴー・コーマ・スケールなどを用いて評価します。起きてはいるがすぐ眠くなる状態（傾眠状態）や失見当識がある（日付や居場所，身近な人が認識できない）場合は，意識清明（完全に覚醒している状態）とはいえません。

　意識があるというのはちょうど舞台の照明のようです（図1）。照明がない（意識がない）と，舞台で繰り広げられていることは見えません（患者さんと意思の疎通が図れない）。眠っているときも，これと同じです。また，意識の「レベル」は照明の「明るさ」に似ています。照明が明るい（意識が晴明である）と舞台の隅々までよく見えます（意思疎通が図れ，患者さんの状態が把握しやすい）。患者さんが舞台だと考えれば，意識（照明）がなくてもケア態度には何ら違いはないはずです。意識が照明のようなものであるという考えが看護ケアに役立つ，次のような例があります。

　ICU（intensive care unit，集中治療室）に勤務する看護師は，意識が回復して一般病棟に移ることになった患者さんに「あなたの励ましでがんばれた」「いつもよく世話してくれてありがとう」などと礼を言われ，驚くことがあるといいます。なぜなら，ICUにいる患者さんの多くは搬入されたときはほとんど意識がなく，転棟する間際まで会話を交わすどころか，患者さんが目を開けることすらないということが多いからです。会話したこともない患者さんから名指しで礼を言われるのは不思議な気がするでしょう。しかし，こうした感謝の言葉は，意識の有無にかかわらず，処置中にはいつも患

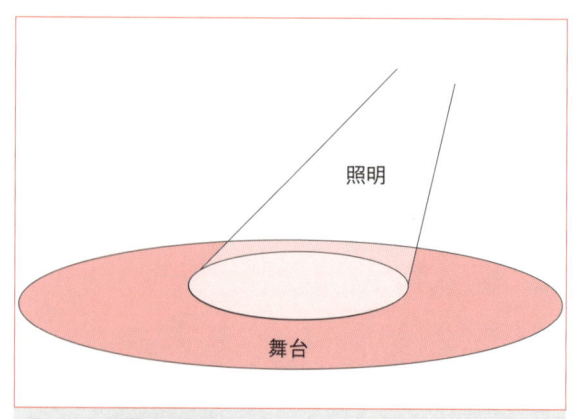

図1　意識の概念モデル

者さんに声をかけ，心を込めて皮膚をマッサージし，少しでも楽でいられるよう身体の各所に枕を差し入れた看護師のケア態度を思い起こさせます。患者さんは身体を動かすことも話すこともできなかったけれど，おそらく，かすかな意識のなかでその看護師の声を聞き，マッサージする手の温かさを感じていたのでしょう。

　ただ，臨床における意識のとらえ方というのは漠然としたもので，意識のメカニズムを追究する脳科学では，意識はより理論的・分析的にとらえられています。看護者はヒトの「意識」に関する正しい知識をもっておく必要があります。そこで，この項では，意識とはどういうことなのかについて，生理学的理解を深めておくことにしましょう。

Q 自分を「意識する」とは？

A 　自分自身を意識することを**自己意識** self awarenessといいますが，生理学的にはこれは自分の身体を意識することを意味します。自己意識には自分の容姿や性格，癖など心理的な要素も関係しますが，これらは過分に哲学的な意味を含み，論理的な解釈は困難です。そこで，ここでは生理学的な意味における自己意識について言及することにします。

　私たちが自分自身の身体を意識するのは，手や足など自分の身体の一部を見，触れ，自分で自分の話声を聞き，暑さや寒さを肌に感じ，また，生活の中で様々な動作をするときです。つまり，人間は物理的な存在としての身体を認識することで自分自身を意識しています[1]。興味深いことに，この人間の**身体認識**は，自分の姿を鏡に映して確認すること（視覚的自己像）によるのではなく（これは後天的に学習によって獲得する），自分の姿勢や関節の位置を認知して形作られる三次元の**身体像** body scheme（またはbody image）によって生じるといいます。つまり，自己認識の基本は**体性感覚**なのです。姿勢や位置の感覚の主な受容器は**筋紡錘***で，これに補助的に関節の受容器（角度や位置の感覚受容器）や腱紡錘（腱の伸張受容器），そして視覚や聴覚，平衡感覚もはたらきます。身体像はまた，身体の前後，左右，上下の自分を中心とした空間を含めた認識によって成り立ちます。これによって移動や定位が可能になるわけです。

　こうした感覚は通常は慣れによって意識にのぼることはありませんが，これらの**空間認識機構**が障害を受けた場合の精神的ダメージについて，私たちは注意しておく必要があります。たとえばメニエール病などの**平衡感覚障害**のある患者さんには，単に転倒や障害物への衝突

---

* 骨格筋内にある伸展受容器。筋紡錘は膝蓋腱反射（伸張反射）の受容器である。起立姿勢を保とうとするとき膝関節は重力の重みで屈曲しようとするが，このとき伸筋である大腿四頭筋が刺激され，反射的に収縮するので膝関節は伸展位を保持できる。伸張反射は抗重力筋でよく発達している。

の危険性があるというだけでなく，身体像の認識障害が起こることによって「自己認識や自己意識が脅かされる」という強い不安があります。また，脳梗塞の後遺症で手足にしびれがある患者さんなどにも，同様の理由から心理的なサポートが必要です。これまであまり留意してこなかったかもしれませんが，視覚や聴覚に限らず，身体像の形成にかかわるその他の感覚器が障害された患者さんの精神的ケアは非常に重要なのです。

Q 脳を覚醒させる仕組みとは？

A 「覚醒している」「意識がある」というとき，**脳幹網様体**というところが重要なはたらきをしていると考えられています*。脳幹とは**中脳**，**橋**，**延髄**を指し，大脳と脊髄の間にあります。脳幹網様体は中脳から延髄にかけての広範な領域に存在する，おびただしい数の神経細胞体と神経線維が複雑に入り組んで網状を成す構造のことです（**図2**）。

私たちは覚醒しているとき，眼や耳，皮膚や筋などの組織・器官から様々な感覚情報を受け取っています。これらの感覚情報は感覚ごとに決まった経路（感覚性上行路）を上行して，**大脳皮質**の特定の部位に投射し，統合処理されてから，知覚・認知されます。このような感覚の経路は，**視床**（あらゆる**感覚性上行路**の中継地点）の中継核と大脳皮質投射部位が特定されていることから，**特殊視床投射系**とよばれています。感覚性上行路はまた，中脳付近で側枝を出して脳幹網様体に入り，**上行性網様体賦活系**を形成します（**図2**）。この系による感覚情報は，視床を経由して大脳皮質の広範な領域に，すなわち大脳皮質全体に投射します。これを**非特殊視床投射系**とよびます。上行性網様体賦活系から大脳皮質へのこのような広範で持続的なインパルスが**覚醒水準**（目覚めの状態）を保つと考えられています。

したがって，植物状態や長期間ICUにいるなど意識レベルが低く，反応の少ない患者さんに対してこそ，積極的に様々な感覚刺激を提供することは脳の覚醒を促すことになるのです。はじめに例示したICUの看護師のケア態度は，まさにこの脳幹網様体賦活系がはたらくような刺激を積極的に与えていたことになります。従来，好ましい看護ケアには人間性ややさしさなど科学とはかけ離れた要素が重要だと思われてきました。しかし，こうした覚醒を促すケアの例でもわかるように，看護活動の多くのものはヒトの脳に直接はたらきかけ，脳のはたらきを修正あるいは賦活することを目標としているということができるのです。

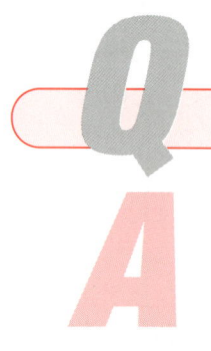

---

*これはマグーンMagoun (1951)の上行性網様体賦活系説とよばれる，覚醒を解釈する古典的な脳生理学の学説である。

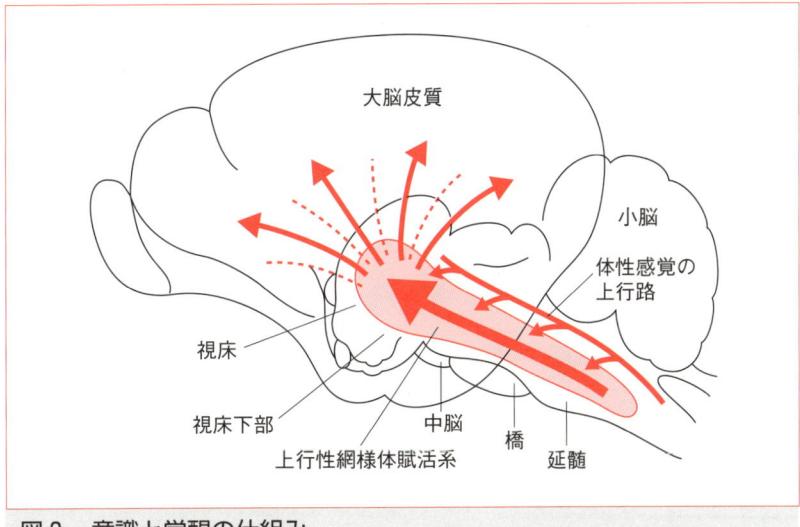

図2　意識と覚醒の仕組み

(時実利彦訳：脳のはたらき，改訂新版，朝倉書店，1967．より引用．原図はStarzl T.E., Taylor C.W., Magoun H.W.(1951)による)

Q&A　21世紀の脳生理学の課題とは？

　意識は哲学的要素も含む複雑な概念ですが，脳生理学的には少なくとも3つのレベルで区別する必要があるといわれています[2]。その第一は「**目覚めた状態**vigilance」で，睡眠との比較で研究が進められています。臨床で用いられる「**覚醒**wakefulness」という概念はこのvigilanceに近い概念です。第二は「刺激を受容して外界で起こる事象を『**意識**』している状態awareness」（気づき）です。本項「自分を『意識する』とは？」で述べた概念はこれに該当します。この説明には脳の広範な領域で処理された情報が統合される仕組みが関与するという考え（コーヒーレンスcoherence説）が有力視されています。そして第三は「自分が何をしているのかを知っている**自己意識**self awarenessのレベル」です。これはヒトで特徴的に発達しています。このメカニズムとして，自意識を司る座を大脳皮質の特定部位に求める機能局在説[*]や，コーヒーレンス説，あるいは自意識の場は**辺縁系**[**]にあるという説が提起されています。

　このように，意識のメカニズムの解明は今世紀の脳生理学の大きな課題です。実践の場で意識の問題に直面する機会の多い私たち看護者も，脳研究の成果に期待し，関心をもちましょう。

文　献

1) 岩村吉晃：7章 認識の基盤としての体性感覚．タッチ，医学書院，2001，p.167-206．

＊機能局在とは，神経系の各機能がそれぞれ特有の脳脊髄部位で営まれる機構をいう。
　大脳皮質には感覚野，運動野，連合野があり，それぞれ感覚情報を受け取る部位，筋に命令を送る部位，皮質間の情報を連絡，統合する部位にあたる。
　中枢神経系の機能局在はさらに細かい領域にも及ぶ。たとえば，感覚野のうち体性感覚野（中心溝後回）には皮膚感覚，深部感覚，両者の混在する領域が溝に沿って並んで存在する。

**辺縁系には扁桃体や海馬，帯状回などが含まれ，大脳皮質の内側部，間脳（視床と視床下部）を取り囲んでいる。大脳皮質感覚野からの信号は連合野を経た後，すべてこの辺縁系に送られる。
また，辺縁系からの出力は視床と視床下部，脳幹や大脳皮質に線維を送ったり相互に連絡したりしている。
このように，辺縁系は大脳皮質の活動を統合して監視するような解剖学的性質をもっているといえる。

2) 伊藤正男：意識とは；神経科学からのアプローチ，生体の科学，43(1)：4-6，1992．

第2章
安全・安楽を守るための技術

4 感染予防
5 転倒予防

4 感染予防

見えない危険への心構え

　MRSA（メチシリン耐性黄色ブドウ球菌）など抗生物質耐性菌の出現で，最近，院内感染が問題になっています。

　病棟内で生活する患者さんの多くは，健康障害や薬物療法の副作用で免疫力が低下しています。人体に侵入して病気を引き起こす病原微生物は，やっかいなことに目に見えません。つまり，体内への病原微生物の侵入を防ぐには，無菌操作の知識と技術を身につけることはもちろんですが，それ以前に，その危険性に対する認識とそれを排除する毅然とした態度を看護者がもっていることが大切です。感染予防における看護者の責任は大きいのです。

Q 感染症の流行を阻止するためにはどうすればいいの？

A 　感染症に対して看護師は，まったく異なる二つの立場を意識して行動しなければなりません。その一つは自分が感染源になる場合，いま一つは自分を感染源から護る場合です。

　前者はたとえば，白血病など，強い免疫抑制剤で治療中の患者さんにとって，ケアの担い手の看護者が病原微生物の媒介者になる場合です。健康者にはほとんど危険性のない微生物であっても，免疫力が極度に低下している患者さんにとっては思わぬ病因になることがあるのです。この場合，看護者は自分が決して感染源にならないよう，つまり，患者さんが自分によって汚染されないよう細心の注意を払わなければなりません。

　後者は，感染性あるいは病原性の強い微生物に感染した患者さんのケアを行う場合です。この場合は，看護者自身が患者さんから感染しないように自分を防護します。また，感染した患者さんの治療あるいはケアに使用した用具が媒体となって他の患者さんや医療スタッフが

感染しないようにするための対策も必要です。

　こうした予防的な方法には，手洗い，滅菌と消毒，無菌操作，ガウンテクニックなどがあります。自分が感染源である立場と自衛の立場では手順的な違いはありますが，共通していえることは，無菌状態であれ汚染状態であれ，それらを日常生活からは完全に隔離された空間と認識し，その境界域で汚染のリーク（leak，漏えい）を完全に阻止するということです。

　このほかに，特殊な例ですが，最近では原発事故などで大量の放射能に被曝した患者さんをケアすることがあります。このような場合，看護者は，ケアの際，自分自身を放射能から防御する目的で特殊な防護衣を着用します。そして，使用済みの汚染物は，放射能汚染の場合は除去対策がないため，法に定められた厳重な方法で密閉・破棄します。

無菌操作のポイントは？

　現在，中規模以上の病院施設には**中央滅菌材料室**（中材）が設けられ，医療器具は組織的に滅菌されて実践の場に供給されています。中材から供給された器具の安全性はまず保証済みと考えてよいでしょう。ですから，医原的な（医療行為自体が原因であるような）感染，汚染を招来する危険性は，その滅菌器具の使用者の意識と無菌操作技術のレベルに左右されるといってもよいでしょう。

　滅菌器具を扱う場合は，まずその保証期限を確認します。微生物は空気中にも浮遊しており（空中落下菌），滅菌物の上にも落下，浸透して非常にゆっくりとではあるものの増殖します。保証期限を過ぎたものは直ちに袋を開けて中材に返します。

　操作手順を間違えないことや不潔領域を広げないことも必要ですが，無菌操作で最も大切なことは，清潔と不潔の明確な判別ができることです。つまり，操作中に不潔になったものは破棄したり不潔用の膿盆に片付けたりして，直ちに無菌物と区別できること，そして，操作空間の無菌領域と不潔領域の境界をはっきり言えることです。

　鑷子（ピンセット）や鉗子（コッヘル）を持つとき常に先端を床方向に傾けるようにするのは，消毒液が（不潔な）手指が触れた部分を伝って無菌領域に達しないようにするためです。ガーゼ缶や消毒瓶の蓋を開放にしたままにしない理由もわかりますね。

　無菌操作中に，万一，器具が不潔になったとき，あるいはその可能性があるときは，直ちにその器具の使用を中止し，汚染されていないものと取り替えましょう。

　たとえば，導尿は看護者によって日常的に頻繁に行われますが，尿

道から膀胱内にカテーテルを挿入する際には，無菌操作が必要であることはわかりますね。感染予防意識が希薄なまま導尿や**膀胱洗浄**，**留置カテーテル**の取り扱いを実施していると，その処置が原因で**尿路感染**を引き起こしてしまうこともあるのです。

ICUや隔離病棟の看護者でないからよいというのではなく，看護行為の安全性を確認する意味でも，患者さんの**感染徴候**を示す検査データをチェックする習慣は身につけたいものです。

Q&A 院内感染源の有力候補者はだれ？

看護者は医療関係者の中で最も人員が多く，治療や検査だけでなく病棟での日常生活全般にかかわります。つまり，私たち看護者は，患者さんのベッドサイドに一番長時間にわたり，しかも至近距離でケアに携わる職種です。

図1はウエルパス®（0.2%塩化ベンザルコニウム，噴霧状で手に擦りつけて使用）で消毒する前後の手指の汚染状態を調べたものです[1]。利き手の指腹を**寒天培地**に擦りつけ，恒温器で1週間培養して観察します。その結果，消毒前では，図のように**ブドウ球菌**や**カビ**など様々な微生物が増殖してたくさんの**コロニー**（培地上で微生物が増殖して目に見える集落に成長したもの）を形成していますが，ウエルパス®

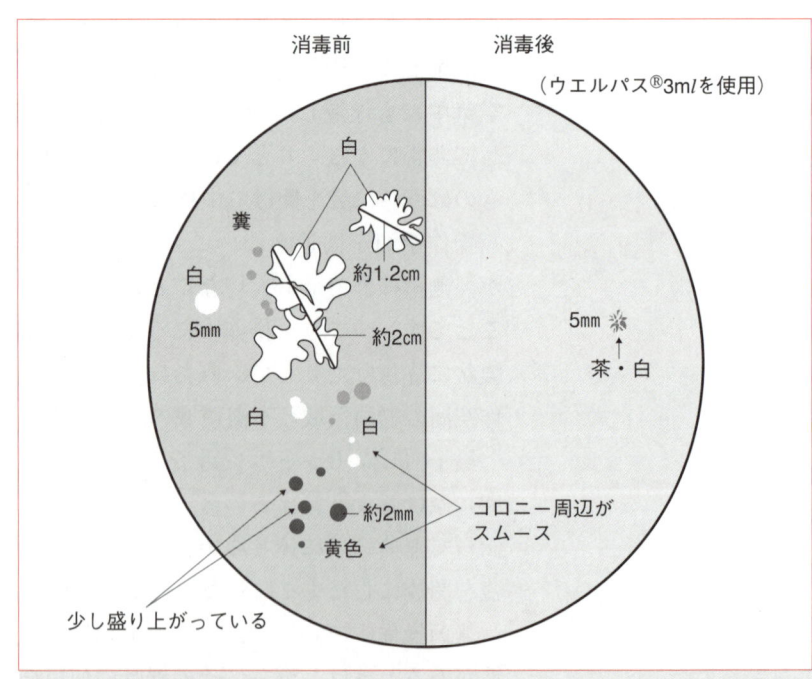

図1 手指付着菌のコロニー数と性状

（深井喜代子，美祢弘子，關戸啓子：実験実習を導入した看護技術教育8．（各論7）感染看護の基礎実習，看護教育，41(2)：154，2000．図1を引用）

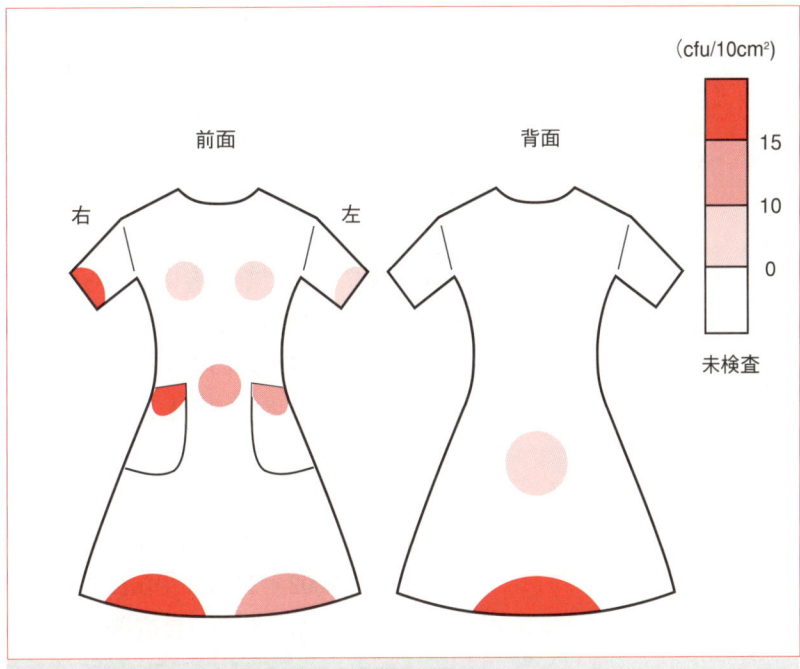

図2　看護衣表面付着細菌の部位別比較

(高橋泰子：第7章　看護ケアと感染防止（小松浩子，菱沼典子編：Evidence-Basecl Nursing 看護実践の根拠を問う，南江堂，1998，p.75.）．図7.4を引用)

　消毒後はカビ様のコロニーがわずかに1つ見られたに過ぎません。手指の消毒の大切さがよくわかりますね。ただ，ウエルパス®のような石けん製剤は頻回に用いると手荒れが生じます。そこで，最近は，乾いた後も保湿性が残るゲル状の手指消毒剤も使われるようになりました。
　また，看護者の**ユニフォーム**で最も細菌が付着しやすい部位は利き手（右手）側の袖口，ポケット，前後の裾の部分であることを示した興味深い報告もあります（**図2**）[2]。ユニフォームの汚染と看護者の**ケア行為**との関連がよくわかりますね。純白の看護衣は，実はバイ菌の巣だったというわけです。さらにこの報告では，看護衣の汚染度を経時的に調べ，遅くとも3日経ったら着替えるのがよいと提案しています。

Q&A 感染看護とその目標とは？

　看護者が担う感染管理や感染予防の看護などを総称して，**感染看護**という言葉が使われることがあります。これは1989年に林滋子氏が初めて用いたわが国独自の造語ですが[3]，この領域における看護の役割を包括的に表す便利な用語としてしばしば用いられます。
　感染看護が扱うべき分野として，高橋は①院内感染防止のための感

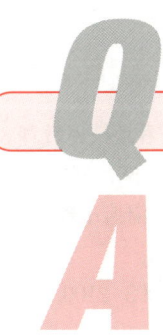

染管理（感染の**制御**controlと**予防**prevention），②感染予防の看護技術を進歩させるための研究，③感染症看護と看護技術開発のための研究，④国際的な感染防止活動などが含まれると述べています[3]。なかでも感染管理において，看護者には重要な役割が求められています。わが国でも2000年から，日本看護協会が感染管理認定看護師の育成を始めました。

　感染看護において看護者に求められるものは，日々の様々な看護場面で活用できる根拠に基づいた看護技術知識（エビデンス）と判断能力です。感染看護分野の**臨床研究**はまだまだ不十分ですから，今後は毎日の看護実践の場で遂行し，看護者がそれぞれ独自のデータをもつ必要があります。そして，無菌操作の最中にひとたび不潔が生じてしまったなら，その不潔領域が鮮やかな危険色を帯びて見えるくらいの汚染に対する厳しい認識を，看護者はもたなければなりません。

　ところで，2002年11月に中国広東省で起こり，世界経済にも影響を与えた致死率の高い肺炎（**重症急性呼吸器症候群** severe acute respiratory syndrome, **SARS**）についてはみなさんの記憶に新しいことでしょう。発症した人の多くが，感染者やその家族，また入院施設の医療従事者で，主な感染経路は飛沫感染であろうと考えられています。つまり，SARSの感染性自体はそれほど高くないのにもかかわらず，流行が非常に短期間に世界の広い範囲に拡大したのは，感染者やウイルスの**担体**（付着して運ぶものの総称）が航空機によって運ばれたことが原因でした。医療従事者が日頃の感染予防措置を怠りなく実施していれば，あれほど大きな被害と脅威はもたらされなかっただろうともいわれます。SARSの体験は，私たち看護者に感染看護の重要性をあらためて再認識させる出来事でした。

　感染看護のポリシーをひとことで言えば，その目標は**感染予防**に尽きます。目に見えない微生物の生体への侵入を阻止するためには，看護者は正しい知識と研究データに基づいた看護技術を携えて日々の実践に臨み，患者と病原微生物との間に立つ，頼もしい予防壁に徹しなければなりません。

文　献
1) 深井喜代子，美祢弘子，關戸啓子：実験実習を導入した看護技術教育 8．（各論 7）感染看護の基礎実習，看護教育，41(12)：152-155，2000．
2) 高橋泰子：第 7 章　看護ケアと感染防止（小松浩子，菱沼典子編：看護実践の根拠を問う，南江堂，1998，p.69-83．）．
3) 高橋泰子：感染看護のエビデンス．臨牀看護，28(13)：2093-2100，2002．

5 転倒予防

超高齢社会の健康問題

　人口の高齢化が進み，わが国総人口に占める65歳以上の高齢者の割合は平成15年（2003年）10月に19.0％（2431万1000人）に達しました。そして，2010年には22％を越え，超高齢社会を迎えるといわれます。

　高齢者は老化による身体機能の衰えに加えて，生活習慣病あるいは慢性疾患をもつ可能性が高くなります。超高齢社会に備えて，保健・医療・福祉のいっそうの充実が必要であるとともに，高齢者に特有の健康問題に関して今から予防的に取り組んでいく必要があります。こうした背景のなかで，最近，高齢者の転倒fallが重要な医療問題として注目されるようになってきました。高齢者の転倒を病気と同等に捉え，将来の超高齢社会に向けて，積極的に予防に取り組まねばならないという動きが医療界に起こりつつあります。

　そこで，この項では，高齢者の転倒について現在までにわかっているエビデンスを紹介しながら，看護者としてどのように転倒予防にあたるべきかを考えましょう。

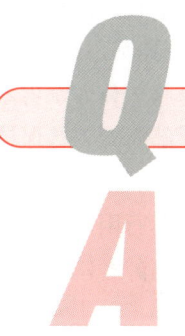

Q 環境移行とは？

A　この項では転倒に注目していますが，結果的に転倒の危険を招来するような生活出来事の一つである**環境移行**environmental transitionという用語をまず紹介しておきます。環境移行とは，もともとは「人間のライフサイクルにおいて人間と環境の関係性が変わること」という意味で用いられた用語です[1]。人間は自分が暮らしている環境と相互に影響を及ぼしながら，安定した一つの系を形成していると考えることができます。ところが，この系の均衡を大きく崩し，新たな環境との間の系を再構築する必要があるような環境移行を「**危機的環境移行**」とよびます。

　この概念を看護に導入すると，「患者が疾病やけがが原因で以前と

異なる生活を強いられる状況（危機的環境移行）に置かれたとき，より望ましい環境移行を遂げるためには看護者の援助が必要となる」ということになるでしょう[2]。危機的環境移行における看護者の役割としては，具体的には，慢性疾患患者の退院後の生活に必要なセルフケア能力の獲得・維持を支援することや，術後患者のリハビリテーションが入院期間の短期化によって不十分にならないようにするための支援などがあげられます。この項で話題にしている転倒防止もまた，環境移行の支援の一つであるといえます。

Q&A 高齢者の転倒はなぜ起こるの？

では，高齢者はどんな状況で転倒しやすいかを考えてみましょう。鈴木（1993）の在宅の高齢者を対象とした調査によると，転倒は朝・昼の時間帯に圧倒的に起こりやすく，季節にはあまり関係ないといいます[3]。転倒しやすい場所としては，屋内では段差のあるところ，たとえば居間，玄関，廊下，食堂，階段，トイレ，風呂場などですが，やはり庭や道路，交差点，坂道，階段など，屋外での転倒が大半を占めるようです。

また，高齢者の転倒が男性より女性に3倍も多く起こっているという江藤ら（2000）の報告もあります[4]。高齢者の身体機能を性別に比較してみると，体格（身長と体重など），視力（動体視力を含む），体力（ジャンプ力，握力）などにおいて，男性は女性より優れていることがわかりました。ただ，転倒を経験したことがある人とそうでない人を男女別に比較したところ，こちらは性に関係なく，転倒経験者のほうが非経験者より体格，体力，それに片足立ち保持能力が勝っていました。これらの結果から，転倒の身体的誘因として老化に伴う足・腰の筋力低下，平衡保持機能や姿勢反射の衰えなどが推測されます。そして，転倒が男性より女性に多い理由としては，体格・体力が劣ることに加えて，骨粗鬆症*による骨の変形や胸・腰背部痛で姿勢保持能や活動性が低下することも考えられます。

一般に，転倒後の高齢者は身体の痛みや易疲労感，歩行困難を訴えるといわれます。江藤ら[4]はさらに，転倒経験のある高齢者にどのような自覚症状（転倒後に発生する症状）があるかを調べています（図1）。これによると，男性では消化器系の，女性では循環器系・整形外科系のそれぞれ自覚症状が多く，転倒経験者は身体的機能の低下を自覚していることがわかりました。一方，心理的な症状としては，男性は興奮状態で，女性は鬱傾向で転倒しやすいことも明らかになりました。

*女性ホルモンの一つであるエストロゲンにはインターロイキン-6（IL-6）（破骨細胞の活動を促進する物質）の生成を抑えるはたらきがある。閉経後はエストロゲンが減少して次第に骨密度が低下し，高齢女性の大半が骨粗鬆症に罹るといわれる。

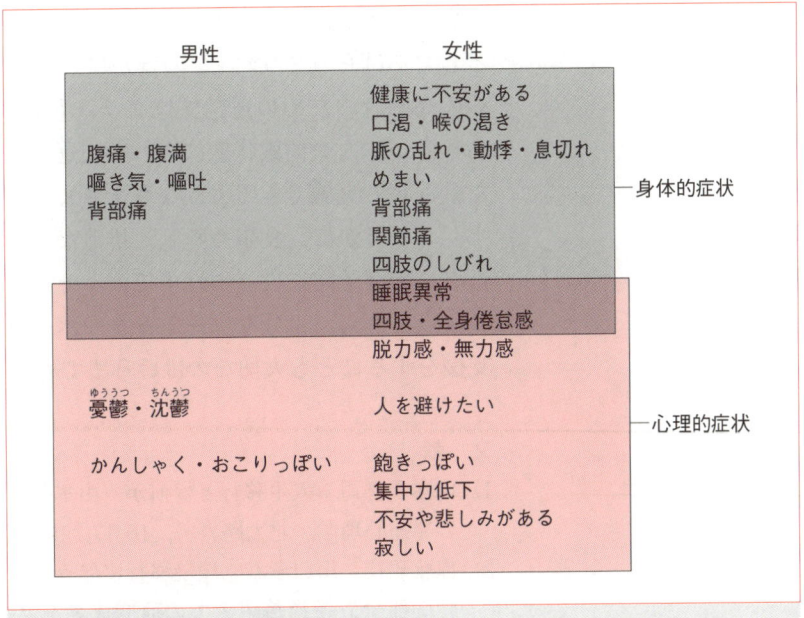

第2章　安全・安楽を守るための技術

```
              男性              女性
                        健康に不安がある
                        口渇・喉の渇き
         腹痛・腹満      脈の乱れ・動悸・息切れ
         嘔き気・嘔吐    めまい                    ─ 身体的症状
         背部痛          背部痛
                        関節痛
                        四肢のしびれ
                        睡眠異常
                        四肢・全身倦怠感
                        脱力感・無力感
         憂鬱・沈鬱      人を避けたい
         （ゆううつ・ちんうつ）
                                                  ─ 心理的症状
         かんしゃく・おこりっぽい  飽きっぽい
                        集中力低下
                        不安や悲しみがある
                        寂しい
```

図1　転倒経験者の自覚症状

これらの症状は男女それぞれにおいて，転倒経験者と非経験者の間で有意な関連があった。
(江藤真紀，久保田新：在宅健常高齢者の転倒に影響する身体的要因と心理的要因，日本看護研究学会雑誌，23(4)：47，2000．表3を改変して引用)

Q　転倒の予防対策は？

A　一度転倒を経験した高齢者は再び転倒するのを恐れて自分の行動範囲を狭くしたり活動を制限したりするようになりますが，これによって高齢者は社会から孤立し，鬱状態に陥りやすくなります。前述した転倒の研究からもわかるように，転倒後に現われる症状が次の転倒の誘因になる可能性が大きいのです。転倒によって起こる健康障害のこのような悪循環を重くみて，**転倒後症候群**[5]という病名もつけられたほどです。転倒経験者が増えることは，健康障害をもつ高齢者が増えることであり，超高齢社会にとっては大きな社会問題です。ですから，転倒予防は保健・医療・福祉における，これからの重大な課題であるといえます。

では最後に，転倒予防の方法を考えてみましょう。まず，第一は転倒の原因を取り除くことです。具体的には，①滑らない床の工夫（段差をなくす，水で濡らさない，じゅうたんの毛を短くするなど），②歩きやすい靴（底が平坦で幅の広いもの），③明るい照明（階段や廊下を明るくする，スイッチは手の届く位置），④安全なベッド（足の裏がつき，膝が90度になる高さ，硬いマットレス，ベッドからの移動時の手すりや家具の配置），⑤安全な風呂（洗い場と浴槽の両方に滑

❺ 転倒予防　31

り止めマット,滑り止めのついた椅子,手すり)などが代表的なものとしてあげられます[6]。このほかに,衰えた身体機能を向上させるための高齢者のための運動プログラムも考案されています[7]。これには高齢者が体力や健康状態に合わせて選べ,日常生活の中で手軽に,また継続して実施できるようなさまざまなプログラムが準備されています。このほかに,食事や睡眠,排泄など,日常生活全般にわたる健康指導も転倒予防に役立つはずです。そして,さらに,高齢者が社会との接点をもち,十分なソーシャルサポートを受けられるよう精神的な支援をすることも大切なのはいうまでもありません。

文 献

1) 山本多喜司:人生移行とは何か(山本多喜司,Wapner, S.編:人生移行の発達心理学,北大路書房,16-17, 1992.).
2) 佐藤政枝,川口孝泰:環境移行に伴う生活援助技術のエビデンス;人工股関節全置換術後患者での研究成果をとおして,臨牀看護,29(13):1974-1983, 2003.
3) 鈴木みずえ,山田紀代美,高橋秀人,土屋滋:高齢者の転倒状況と転倒後の身体的変化に関する調査研究,日本看護科学会誌,13(2):10-19, 1993.
4) 江藤真紀,久保田新:在宅健常高齢者の転倒に影響する身体的要因と心理的要因,日本看護研究学会雑誌,23(4):43-58, 2000.
5) 江藤文夫:老年者と転倒,Geriatric Medicine, 22:778-783, 1984.
6) 堀口信:高齢者の転倒について,2003.
   http://www.host.or.jp/net/dounan_k/kenkou/10tentou.htm
7) 東京都老人総合研究所疫学部門:高齢者の転倒予防を目指す運動プログラム,2001.
   http://www.tmig.or.jp/J_TMIG/intro/ippan/EPID/tentouWeb/mokuji.htm

第2編

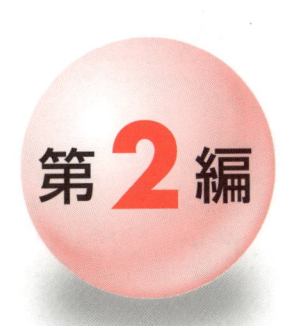

日常生活活動の場を整える看護技術

- 第1章
  快適な環境のための技術

- 第2章
  日常生活の自立を支える技術

第1章
快適な環境のための技術

- **6** 療養環境①；音
- **7** 療養環境②；光と色
- **8** 療養環境③；ニオイ

6 療養環境①
音

療養環境としての音

　一般に，患者さんの生活空間は病院です。患者さんは病棟の病室，ベッドを中心に療養生活を送ります。病院という空間は病者だけでなく，多くの医療関係者が働き活動する社会空間です。病棟内の環境も多くの点で自宅とは違います。

　生活環境を形成している主な物理的要素として光と色，そして音があります。たとえば，病院内の廊下や病室の明るさと色彩，絶えず聞こえている様々な音は，意識するしないにかかわらず常に存在する生活背景として，患者さんの心身に何らかの影響を及ぼしていると考えられます。

　看護者には患者さんの快適な療養環境を調整するという役割があります。そのためには，病院内の物理的環境についての知識が必要です。そこで，この項から3回にわたって，療養環境について考えてみましょう。まずは病院内の音環境を取り上げることにします。

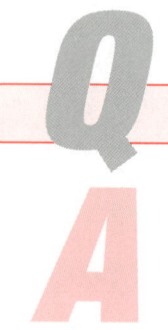

Q&A　音の聞こえる仕組みとは？

　環境としての音の話に入る前に，まず音の聞こえる仕組みをおさらいしておきましょう。

　音の実態は音波で，発音体（音の発生源）の振動が波（音波）となって空気などの媒体を伝わっていく現象を指します。ヒトでは空気中を伝わった音波（空気振動）がまず外耳道を通って鼓膜を振動させます（膜振動）。この振動が関節でつながったツチ骨，キヌタ骨，アブミ骨という3つの耳小骨に伝わり（骨振動），アブミ骨は内耳の蝸牛管への扉である前庭窓に振動を伝えます（図1）。この振動は前庭階の外リンパ（三半規管に通じる開放系）を振動させると同時にその下の蝸牛管の内リンパ（閉鎖系）にも伝わり，基底膜を蝸牛頂（蝸牛管の奥のほう）に向かって振動させます（リンパ振動）。この基底膜上

第1章 快適な環境のための技術

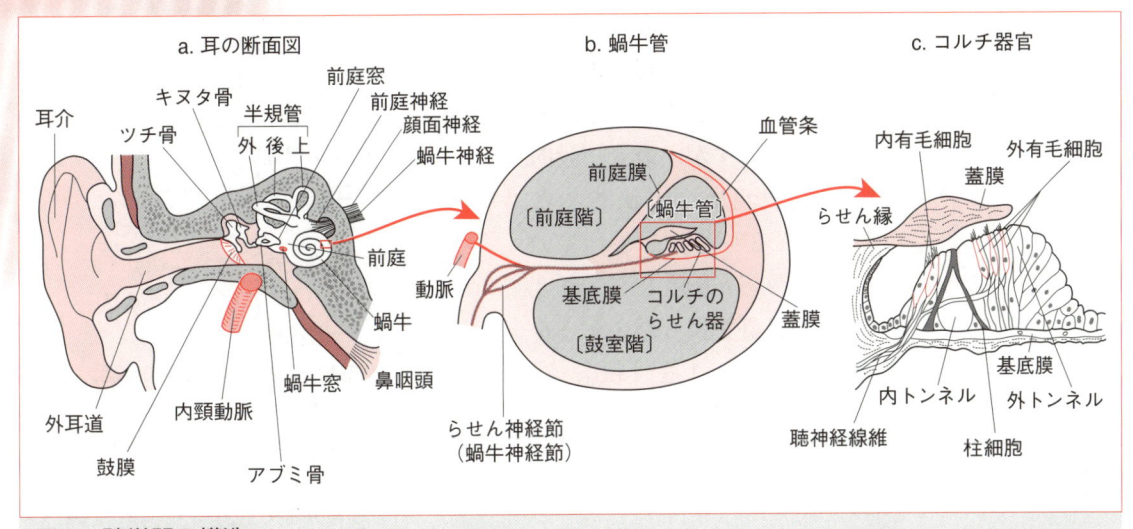

図1 聴覚器の構造
a. 耳の断面図
b. 蝸牛管
c. コルチ器官

に音の受容器である**有毛細胞**を含む構造，**コルチ器官**があります。有毛細胞の有毛部がリンパ振動で刺激されて興奮が起こり，これが，**延髄の蝸牛神経核**，**中脳（下丘）**，**視床（内側膝状体核）**を経て**大脳皮質一次聴覚野**に投射して**聴覚**が生じる（音が聞こえる）のです。音波は**蝸牛底**（蝸牛管の入り口に近いほう）から蝸牛頂へリンパ振動で伝えられますが，蝸牛底は**高音**に最も感受性が強く，蝸牛頂にいくほど**低音**への感受性が高くなります。

Q 音の性質はどのように表現するの？

A 音を特徴づける3要素は，**大きさ**（音圧），**高さ**（振動数または周波数），**音色**（音波の波形）です。音の大きさの物理的単位は通常音圧レベル**dB**（**デシベル**）で表わされます[1]。基準音圧（0 dB）は1 kHzの音の聴覚閾値に相当する音の強さです。また，主観的な音の大きさは**ホンphon**で表わします。ホンでは周波数に関係なく聞こえる音の大きさのみを問題にします。つまり，1 kHz，70dBの音と同じ大きさに聞こえる音は，その周波数にかかわらず，すべて70ホンと表わします。図2に日頃聞こえてくる音の大きさをホンで表わしました。

ここで，音の**隠蔽効果**（**マスキング**masking effect）について触れておきましょう。これは，ある音を聞いているとき別の音がすると，その音によって初め聞いていた音が弱くなる現象をいいます。マスキングには，①強い音は弱い音を隠蔽する，②低い音は高い音を隠蔽する，③**振動数**の差（音の高低差）が大きいほど隠蔽効果は少ない，などの性質があります。このメカニズムは，聴覚系に存在する中枢性および末梢性の抑制機序が関係すると考えられています。

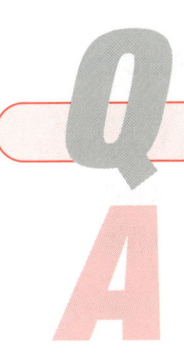

ヒトが音を聞いた印象を主観的に表現するときにはいろいろな言葉が使われますが，最も一般的な表現は「不快さ」と「うるささ」とされています[2]。通常1～5程度の目盛を振ったスケールを設け，1を「快」，5を「不快」，あるいは1を「まったくうるさくない」，5を「非常にうるさい」などとして使用します。

（社会音）	[ホン]	（人の声）
	140	
耳が痛くなる	130	
飛行機の爆音	120	
自動車の警笛(2m)	110	叫び声
	100	不快な大声
オーケストラの最大音	90	
うるさいラジオ	80	大声の会話
にぎやかな街路	70	
普通の街路	60	普通の会話
静かな事務所	50	
静かなラジオ	40	静かな会話
	30	
深夜の郊外	20	ささやき声(1.3m)
	10	
聴覚閾値	0	

図2　日常聞こえる音の大きさ

（西田直子：5章　感覚4．聴覚（深井喜代子，他編：看護生理学テキスト，南江堂，2000，p.129．）．図5-50を引用）

Q&A ベッドではどのような音が聞こえているの？

看護に携わる者として，療養中の患者さんがベッド上でどのような音環境にいるのか，文献的に調べてみましょう。

病棟では様々な音が発生していますが，患者さんはどの**時間帯**に一番音が気になるのでしょう。当然のことながら，それは夜間に集中しています（**表1，図3**）[3) 4)]。自宅であれば家族の生活時間というもの

表1　病棟内の音が気になる時間帯

時間帯 （患者数171）	実数	回答比率（％）
夜間(22～6時)	113	43.6
面会時間(15～19時)	44	17.0
消灯時(21時)	43	16.7
起床時(6時)	24	9.3
回診時(15時)	15	5.8
食事時	3	1.2
1日中	2	0.8
気にならない	15	5.8
計	259	100

1986～1990年の5年間，複数回答による調査結果。
（野村明美，藤田せつ子：病棟の音環境が患者に与える影響，看護研究，24(6)：541，1991．表8を改変）

第 1 章 快適な環境のための技術

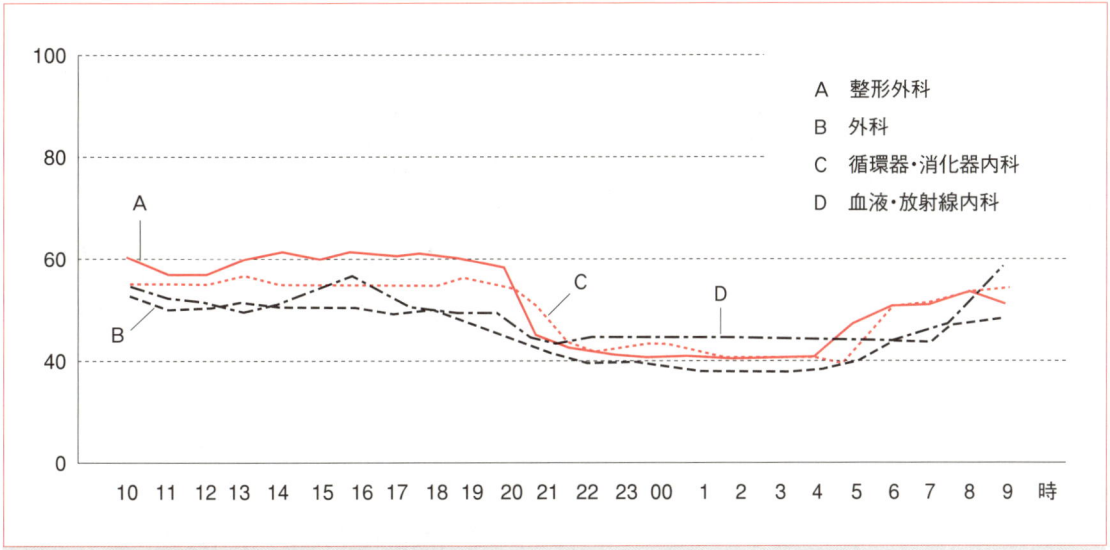

図3　M病院病棟別24時間の音の変化

凡例：
A　整形外科
B　外科
C　循環器・消化器内科
D　血液・放射線内科

（大沼栄子，平野照子：患者が不安と感じる音；音に対する患者の意識調査と音の測定，看護学雑誌，58(4)：337，1994．図9を引用）

表2　患者が気になる音

時間帯 （患者数171）	実数	回答比率（％）
ワゴン車などの移動音	116	19.8
足音	106	18.1
話し声	96	16.4
他患者のいびき	63	10.8
製氷器の音	44	7.5
放送音色	43	7.3
ネブライザー，酸素吸入器	36	6.1
水道の音	26	4.4
ドアの開閉音	19	3.2
空調設備の音	16	2.7
カーテンの開閉音	7	1.2
エレベーターの音	6	1.0
電話の呼び出しベル	6	1.0
その他	2	0.3
計	586	100

1986〜1990年の5年間，複数回答による調査結果。
（野村明美，藤田せつ子：病棟の音環境が患者に与える影響，看護研究，24(6)：540，1991．表6を改変）

があり，夜間も家庭内で安眠を妨げる騒音が発生することは通常はまずありません。静寂がほしい時間帯に他者や医療業務の音に悩まざるをえないというのは，病院が社会空間であるゆえんでしょう。
　では，患者さんはどんな音が気になっているのでしょう。表2にそれを示しました[3]。これによると，看護者や医師など医療関係者が業

❻ 療養環境① 音

表3 話し声の大きさと聞き手の印象

被験者の感想	声の大きさ		
	ひそひそ声 60.6フォン	通常の話し声 67.5フォン	大声 73.2フォン
A	何かされそうで怖い。圧迫感がある。	無視された気持ち。	うるさい。やめてほしい。自分のことを気にかけてほしい。
B	無視されたように感じる。自分のことを話しているのではないかと気になる。	すごく威圧感をもった。怖い。	自分の存在を忘れられている気がする。とにかくやめてほしい。

ベッド臥床している被験者の両側に学生が1人ずつ立ち，声の大きさを変えて会話をしている。
(關戸啓子，深井喜代子：実験実習を導入した看護技術教育（各論1）室内環境に関する実習，看護教育，40(7)：572，1999．表3を一部引用)

務中に発生する音，他の患者や面会者の発生する音，音ではないが自分が加わっていない会話など，実に様々な音に患者さんが悩まされていることがわかりますね。他の患者さんの出す気になる音には，数は少ないですが他に寝言，歯ぎしり，うめき声，吸引，便器使用などがありました。

表3に，筆者が前任の大学で基礎看護技術の時間に行っていた実習のレポートの一部を紹介します[5]。健康者でもベッドで寝ていると，単なる物音よりもヒトの声が一番気になるものだということがよくわかるでしょう。このほかに全体の感想として，「ヒソヒソ話は何を話しているのか気になる」「短時間なら，多少声が大きくても内容が聞き取れる会話のほうが気にならない」などが少数ながら毎年あがっていました。

音に対する印象には患者さんの病状や心理状態，あるいは日頃の生活習慣などが影響するので一律にはいえませんが，医療関係者が発生する音が大半を占めていることには注目しなければなりません。

最近，筆者の研究グループは，病棟内で聞こえる様々な看護行為によって発生する音を聞いたときの生体の反応を調べました[6]。その結果，聴診器がベッド柵に触れる金属音やドアをノックする音，ブラインドを上下させたり椅子を引きずる音など，どの音に対しても一過性に交感神経活性が高まる（心理的に緊張する）ことがわかりました。そして，この傾向は，数秒以内の瞬間的な音よりも，長く続く音に対してよく現われました。このことは，看護者が出す音は患者さんに少なからずストレスを与えていることを示唆しています。私たちはケア技術に習熟するだけでなく，極力，無駄な音を発しないように注意しなければなりません。

第1章 快適な環境のための技術

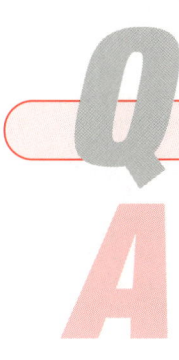

Q 病棟でできる騒音対策は？

A 以上のような事実を踏まえて，患者さんの一番身近にいる看護者は少しでも快適な音環境を工夫する必要があります。看護行為で音がまったく発生しないものはまれです。不快な音は繰り返されたり長時間続くと不快さが増します。したがって，看護者は常に音への配慮を行うとともに，ケア技術に習熟して無駄な動きを少なくすることも「騒音対策」の一つになりますね。また，より積極的な工夫として，音の気になる患者さんにはベッドやドアの間に移動式カーテンを1枚置くだけで音圧レベルは10 dB近く下がることがわかっています（看護者による未発表のデータ）。マスキング理論を知っていれば，不要な電気器具からの振動音などにも配慮できるはずですね。原理を知り実態を把握していれば，消音対策は案外難しいものではないかもしれません。

また，積極的に**背景音楽（BGM）**を看護ケアに利用することもよいでしょう。音楽療法の効果がよく知られているように，音楽にはヒトの気持ちを紛らす**気晴らし効果**（distraction）があり，**鎮痛**をもたらすこともわかっています。

文　献

1) 西田直子：5章　感覚4. 聴覚（深井喜代子，福田博之，襴屋俊昭編：看護生理学テキスト，南江堂，2000，p.125-130.）.
2) 桑野園子：文化と騒音（難波誠一郎編：音の科学，朝倉書店，1997，p.135-154.）.
3) 野村明美，藤田せつ子：病棟の音環境が患者に与える影響，看護研究，24(6)：532-543，1991.
4) 大沼栄子，平野照子：患者が不安と感じる音；音に対する患者の意識調査と音の測定，看護学雑誌，58(4)：334-338，1994.
5) 關戸啓子，深井喜代子：実験実習を導入した看護技術教育（各論1）室内環境に関する実習，看護教育，40(7)：570-574，1999.
6) 深井喜代子，黒田裕子，山下裕美，池田理恵：看護行為で発生する音に対する生体の反応，川崎医療福祉学会誌，11(2)：193-197，2001.

7 療養環境② 光と色

療養環境としての色

　療養生活を送る患者さんにとって色は，前項で取り上げた音と同様，無意識のうちに心理的・生理的影響を与える主な環境要素といえます。

　視覚は聴覚と並んで，人間の主要なコミュニケーション手段です。そして音環境と同様，視覚的造形物（人間が作った目に見えるもの）は人間社会の文化や快適な日常生活に欠かせない要素です。感覚系のなかでも視覚に関する研究は進んでいます。

　この項では，療養環境としての色と，色と密接に関係する光について，今まで学習した知識と研究によって得られた知見を整理しておき，看護ケアに活用しましょう。

Q なぜ色を感じることができるの？

　ではまず，そもそもヒトはなぜ色を感じることができるのか，物理学や生理学の知識を振り返っておきましょう。

　エネルギーをもった粒子がヒトに見える光を可視光線といい，その波長は380〜770nm（ナノメーター，1 nmは百万分の1 mm，最短波長は赤，最長波長は紫）の範囲です。可視光線を分光器で分解して波長順に並べたものを光のスペクトルといい，空にかかる虹のように赤，橙（だいだい），黄，黄緑，緑，青緑，青，青紫，紫と並びます。これらすべての波長の光が一つになると，白く見えます（太陽や電灯の光は白い）。

　一方，可視光線の波長範囲を越えた光（ヒトの目には見えない）で，私たちの生活に馴染み深いものが赤外線（熱作用がある）と紫外線（殺菌作用がある）です。

　光は角膜を通過して瞳孔から眼球内に入り，水晶体，硝子体（しょうし）（ガラス体）を経て，網膜に達します（図1）。この網膜内に光の受容器である視細胞が存在するのでしたね。視細胞には明暗を見分ける杆状体（かん）と，色（正確には異なる波長の光）を見分ける錐状体（すい）があります。錐

状体にはさらに，赤，緑，青（これらを **3原色** という）にそれぞれ感受性の高い3種類があります。さらに，錐状体が網膜の中央部（**黄斑**）

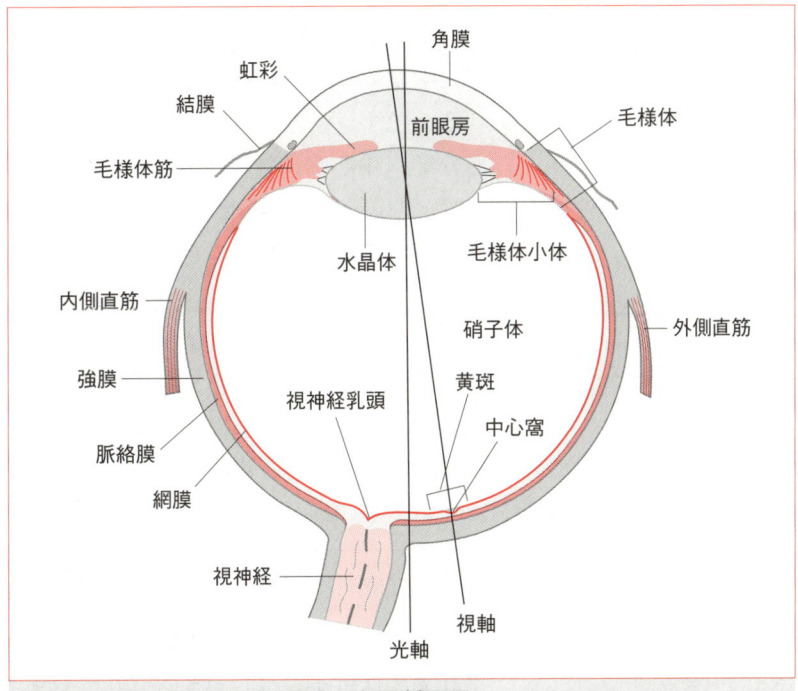

図1　右（あるいは左）眼球の水平断面図

（深井喜代子：5-4章　視覚（深井喜代子，福田博之，襧屋俊昭編：看護生理学テキスト，南江堂，2000，p.111.）を引用）

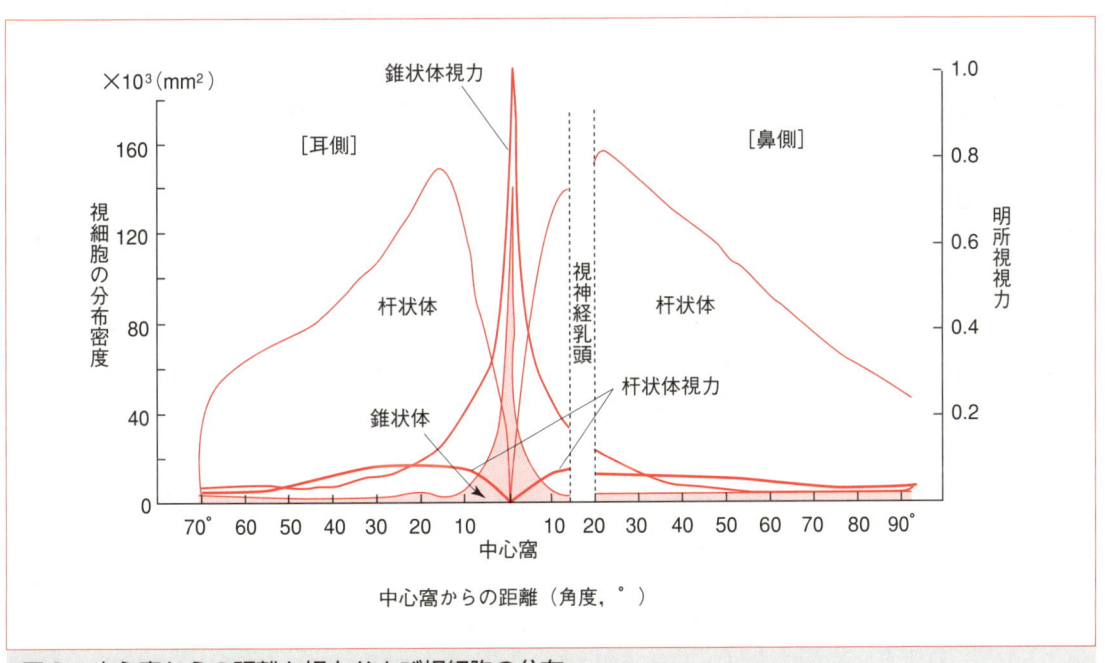

図2　中心窩からの距離と視力および視細胞の分布

（深井喜代子：5-4章　視覚（深井喜代子，福田博之，襧屋俊昭編：看護生理学テキスト，南江堂，2000，p.115.）を引用）

に高密度に分布するのに対し，杆状体は網膜の周辺部に分布しています（図2）[1]。黄斑のさらに中央部分は中心窩といい，図2に示したように，そこには小さな直径（約1.5μm）の錐状体が極端に高密度に存在しています。昼間あるいは明るい場所で物を見る（注視する）とき，私たちはいつも中心窩に視物体が結像するよう眼球の向きを調節しているのです。一方，暗がりでものを見るときは，一点を見つめようとしない（中心窩に結像させない）で，ぼんやりと眺めるようにする（網膜周辺部に結像させる）ほうがよく見えます。つまり，私たちは明るいところでは錐状体で，暗いところでは杆状体で物体を見ているわけです。

これまでの説明で，みなさんは，私たちの網膜が光を感じることができるからこそ，明るさと色が認識できるということが理解できたでしょう。実は，生理学用語ではこの感覚を光感覚 light sensation（可視光線によって起こされる感覚で，明るさと色とが区別される）とよんでいます。

Q&A なぜ物には色がついているの？

ここで，物に色がついて見える仕組みを，今度は物理学の視点，つまり光の性質から少しおさらいしておきましょう。光は電磁波*であるとともに粒子としての性質ももっています。空気は地球の引力によって地上付近に留まり，大気を形成しています。太陽光線はこの大気を通過して地上に届き，生物の目に光感覚（視覚）を生じさせています。

大気圏には空気に混じって無数の細かい塵が浮遊していますが，この塵の存在は空の青い色の原因になっています。

図3は様々な波長をもつ太陽光線が大気中の塵（微粒子）に当たったときの様子を示しています。たとえば短波長の青い光はより直線に近い波なので塵に当たる確率が高く，塵に当たると反射して地上には届きません。したがって，青い光は大気圏に留まるので空は青く見えるというわけです。その証拠に，宇宙や月には空気（大気圏）がないので空は暗黒です。これに対して，波長の長い光は塵をくぐり抜けやすく，大半が地上に届きます。夕焼けどきに空や周囲のものが赤っぽく見えるのはこのためです。つまり，日没近くになると，太陽光線は大気を水平に横切って通過するので（図4），光が塵に当たる確率が高くなって，短い波長の光はますます反射されやすくなり，わずかに赤い光だけが地上に到達できるというわけです。

また，昼間や明るいときには大部分の太陽光線は地上に届きますが，物質には特定の波長の光を吸収したり，反射したりする性質がありま

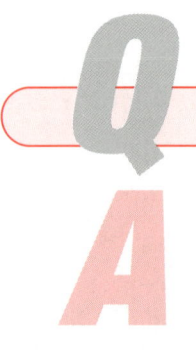

*電磁波とは，電気を帯びた磁気の横波のことで，放射線（X線やγ線）や光（紫外線，赤外線，可視光線）も含まれる。赤外線以上の波長をもつ電磁波を電波とよび，通信用に使われる。

図3　太陽光線と塵の相互作用

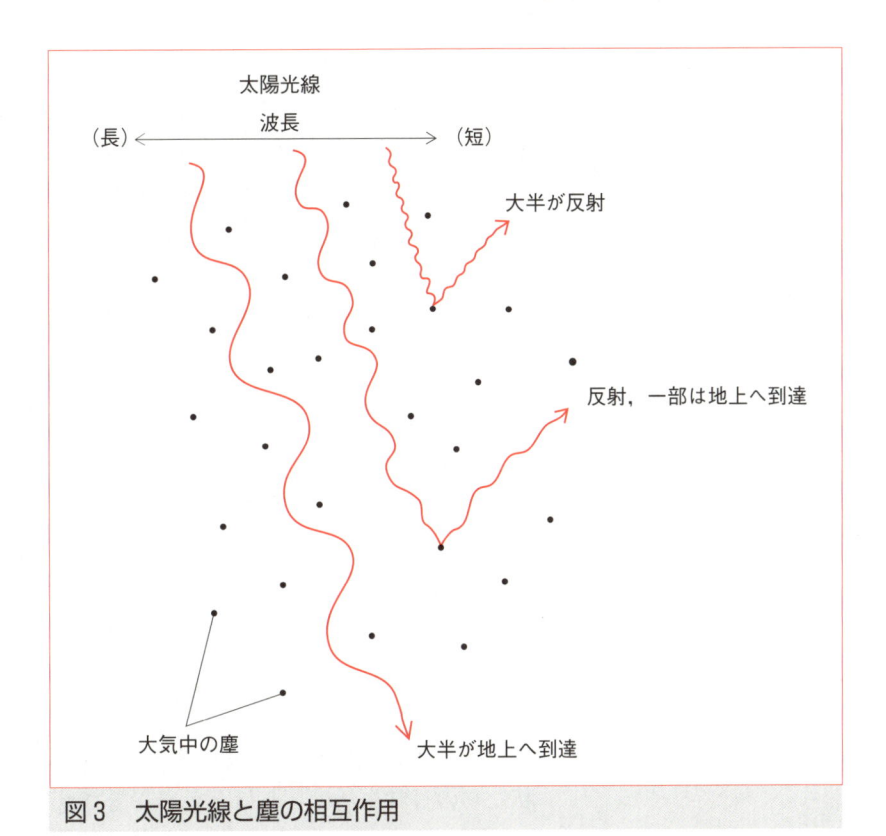

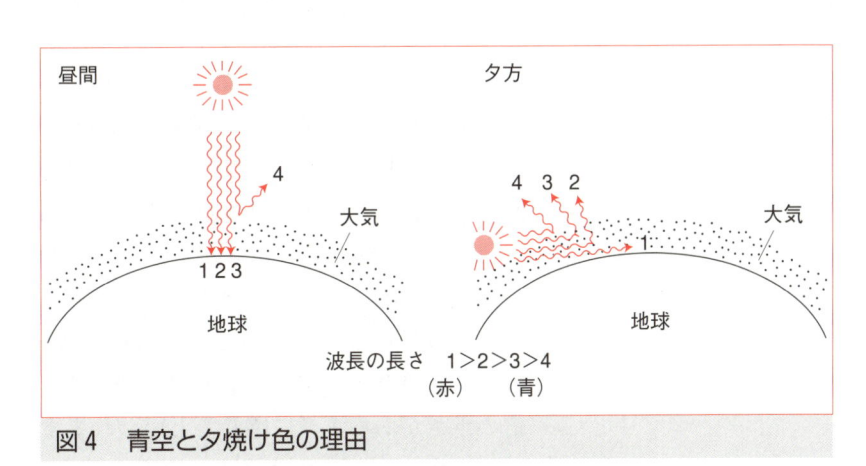

太陽光線
波長　（長）←→（短）
大半が反射
反射，一部は地上へ到達
大半が地上へ到達
大気中の塵

図4　青空と夕焼け色の理由

昼間　夕方
大気　地球
波長の長さ　1＞2＞3＞4
（赤）　（青）

表1　イギリスと日本の病室の照度基準　単位：lx（ルクス）

場所	イギリス	日本
全般	150	100〜200
枕元	30〜50	―
枕元読書	150	150〜300
準夜見回り	5	―
深夜	0.1	1から2

（川口孝泰，勝田仁美：第14章　病床環境の調整（坪井良子，松田たみ子編：考える基礎看護技術Ⅱ，第2版，ヌーヴェルヒロカワ，2002，p.226.）．表14-3を引用）

す。これが物に色がついて見える理由です。たとえば，すべての可視光線を吸収する物質は（反射光を出さないので）黒っぽく見えますし，逆に，すべての光を反射する物質は白く見えます*。また，血液（赤血球）は赤色光を反射して網膜の赤に敏感な錐状体を興奮させるので赤く見え，植物の葉は緑の光を反射するので緑色に見えるというわけです。

このように，色覚は光の波長と視細胞の特徴に依存していることがわかりますが，視細胞の感度をよくするには，さらに光の明るさが重要です。光の明るさはルクス（lx）という単位で表わされます。病室に必要な明るさの基準を表1に示しました[2]。一般に日本の家屋は外国に比べて明るいといわれますが，病室にもそれが反映されているのがわかります。

色の違いは専門的には色相といいますが，このほかに，明度（色の明るさ），彩度（色のあざやかさ）の尺度もあります。

＊これは加算混合という現象で，異なる波長の光が集合すると，白く見える光の性質をいう。この反対に，絵の具などの，混ぜる色の数を増すほど暗い灰色に見える現象を減算混合という。

Q&A 色がヒトの心理に及ぼす影響は？

冒頭で色は人間社会の文化を形成する要素であるといいましたが，私たちの日常生活はどれほど色に影響されているのでしょう。

松岡（1995）[3]によると，色は体感温度，重さ，速さ，大きさなどを表わし，さらに筋緊張や食欲などにも影響するようです。

色と体感温度との関係は，暖色と寒色という色相表現に示されます。壁やカーテンの色がブルー系の部屋のほうが，赤や橙系の部屋より3℃も低く感じられたという興味深い実験データもあります[4]。体感温度にはまた，色相よりも色の明るさ（明度）のほうが重要で，明るい色は涼しく，暗い色は暖かく感じられます。

加えて，黒っぽい色は遅く，反対に白っぽい色は速く感じる傾向があり，電車など乗り物の配色に取り入れられています。さらに，質，大きさ，重さすべて同じ物体で色だけを変えた場合，黒色は白色の2倍の重さがあるように感じるといわれます。たとえば天井に壁より暗い色を使うと，「天井が落ちてきそうに感じる」というわけです。

また，赤や橙などの暖色系や明度の高い色は大きく見えるので膨張色，青や青紫などの寒色系や明度の低い色は引き締まって見えるので収縮色ともいいます。

このほかに，色の組み合わせで目立つ色とそうでない色もあります。たとえば，背景が黒の場合，黄橙や黄色は10m以上離れていても識別できますが，青や紫は3～4mまで近づかないとわかりません[3]。背景が白の場合には黄系の色は非常に目立ちにくくなります。この現象には対比＊や側方抑制＊＊など視覚情報処理の初期過程が関係していま

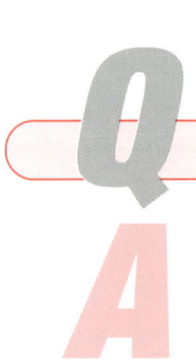

＊対比とは，互いに隣接する一方の刺激の影響で他方の刺激に対する感覚が変化する現象をいう（同時対比）。

＊＊側方抑制とは，ある刺激に対する興奮性が，隣接する刺激で生じる興奮によって抑制される現象をいう。

表2　色と筋緊張との関係

色相	筋緊張の評価値（相対指数）	筋の状態
正常	23	弛緩
ベージュ系，パステル調	23	
青	24	
緑	28	
黄	30	緊張
橙	35	
赤	42	

(野村順一：色の秘密，文春ネスコ，1994，p.109-121．より抜粋)

す。

　これに似た現象ですが，暗がりでは緑色や青など短波長の色のほうが鮮やかに見えます（**プルキンエ現象**）[1]。これは暗いところでは杆状体が，明るいところでは錐状体が働いており，2種類の視細胞の色光に対する感度の違いが生む視覚現象です。

　さらに，色の心理・生理作用として，暖色は筋緊張を増加させ，淡い色や青，緑は筋を弛緩させることが確かめられています（**表2**）[4]。一方，赤い色は食欲を増進させ，青い色は食欲を減退させるともいわれています。

Q 病院で使われている色に特徴はあるの？

A　では，看護実践の場ではどのような色が使われているのでしょう。

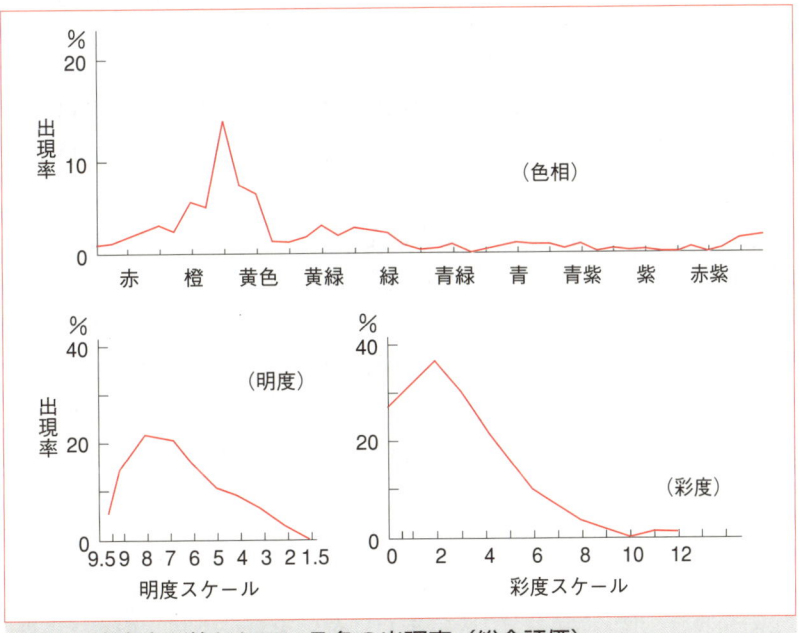

図5　病室内で使われている色の出現率（総合評価）

(明神啓子，臼井徳子，田中貴美子：病室の色彩環境としての白の意味を問い直す〈2〉，看護展望，12(1)：67，1987．図16aを一部改変)

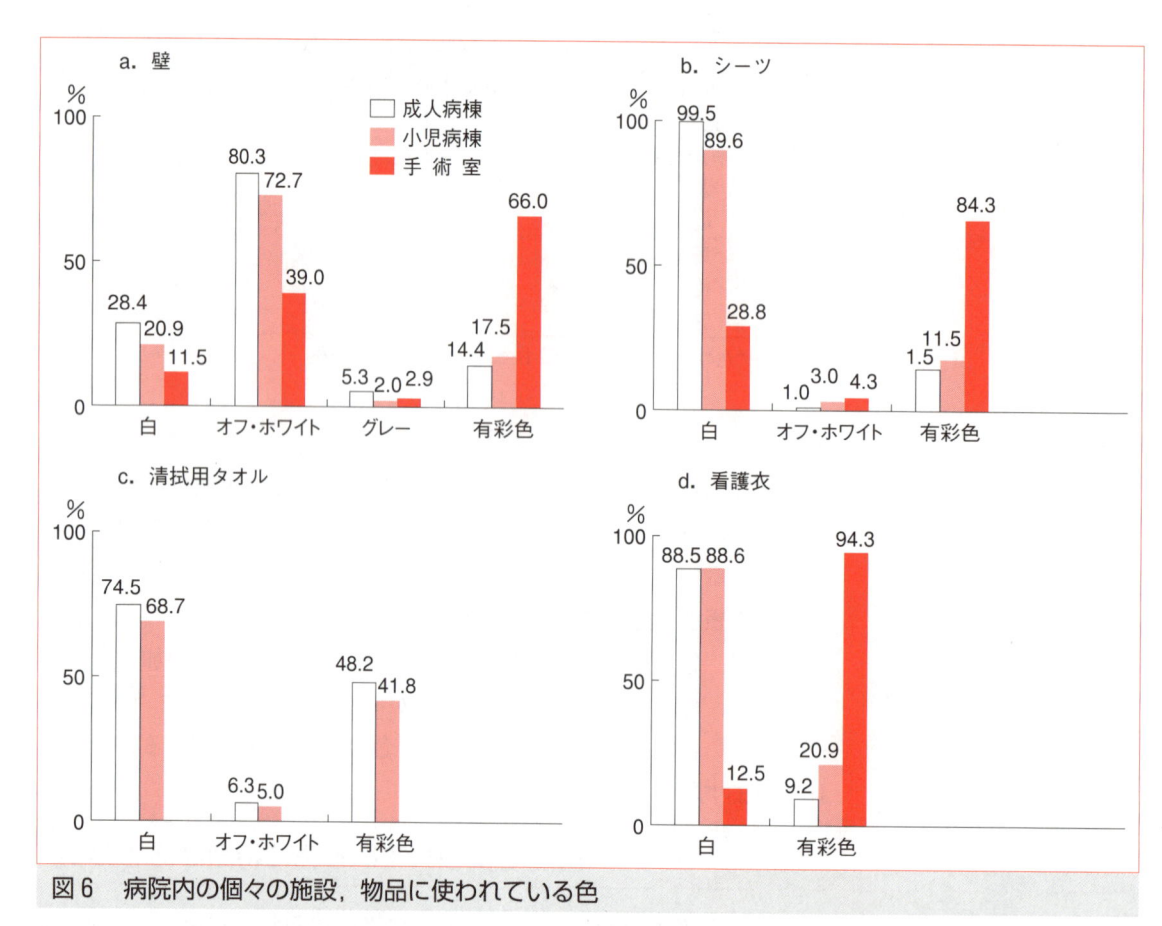

図6 病院内の個々の施設，物品に使われている色

(明神啓子，臼井徳子，田中貴美子：病室の色彩環境としての白の意味を問い直す〈2〉，看護展望，12(1)：61-65，1987．図1(a)，図9(b)，図11(c)，図14(d) をそれぞれ引用)

病院の環境としての色に関する研究は，すでに1980年代後半から盛んに行われてきました。そのなかで興味深いデータのいくつかを紹介しましょう。

まず，全国レベルで行われた大掛かりな調査研究[5]の結果から，病室内の施設や備品に使われている色の出現率をみてみましょう（図5）。これによると，色相では橙や黄色などの暖色，明度の高い色，そして比較的彩度の低い色が多く使われていることがわかります。生活環境としての色は，用途によって暖かい色，軽い感じのする色，やや濁った落ち着きのある色が好ましいということでしょう。

では，個々の施設や物品の色の使用頻度はどうでしょう。図6は明神らによる壁，シーツ，清拭用タオル，それに看護衣の色についての調査結果です[5]。この結果から，病院という場ではオフ・ホワイト（灰色または黄色を帯びた白）の壁で，病室のベッドには白いシーツが掛けてあり，清拭用タオルには白と青またはピンクが使われ，白や淡いピンクや水色の看護衣を着た看護者が行きかっているのが想像さ

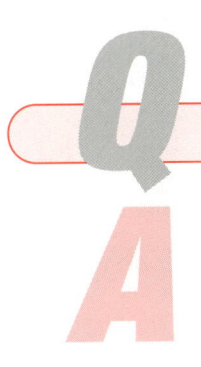

れます。ただ，**手術室**では圧倒的に色彩のある色（よく目立つ，緊張感のある色）が多く使われているようです。

Q&A 看護に生かせる色彩調節とは？

後に（「9. 活動と運動の援助」）ボディメカニクスの説明で，**人間工学**という学問のことを紹介しますが，**色彩調節**というのも人間工学用語の一つです。色彩調節とは，作業空間や機械設備の色を工夫し，作業者に快適な環境を与え作業能率を高めようとすることです[6]。

この項で述べたような光そのものの物理的性質や，ヒトの色認識における生理的・心理的な特徴や現象は，実際，病院建築や工芸デザインなどに広く応用され，生活のアメニティー*や医療効果をあげることに役立っています。こうした知識を看護実践の場に積極的に生かす工夫，つまり看護における色彩調節が看護ケアをより効果的なものにするでしょう。そのためには，音環境と同様，患者さんにとってどんな色環境が療養生活を快適にし，**闘病意欲**を高めるかを考える意識や態度がなくてはなりません。

*居住空間における快適さの意味で，居心地・住み心地のよさ，快適空間などと訳される。

文　献

1) 深井喜代子：5-4章　視覚（深井喜代子，福田博之，襧屋俊昭編：看護生理学テキスト，南江堂，2000，p.111-125.）.
2) 川口孝泰，勝田仁美：第14章　病床環境の調整（坪井良子，松田たみ子編：考える基礎看護技術Ⅱ，第2版，ヌーヴェルヒロカワ，2002，p.226.）.
3) 松岡武：Ⅰ章　色がおよぼす心理・生理作用；色の性質．色彩とパーソナリティー──色でさぐるイメージの世界，金子書房，1995，p.13-40.
4) 野村順一：色の秘密，文春ネスコ，1994，p.109-121.
5) 明神啓子，臼井徳子，田中貴美子：病室の色彩環境としての白の意味を問い直す〈2〉，看護展望，12(1)：61-69，1987.
6) 松岡武：Ⅲ章　色彩調節でできる快適な環境づくり；色彩とパーソナリティー──色でさぐるイメージの世界，金子書房，1995，p.55-76.

8 療養環境③
ニオイ

ヒトの生活とニオイ

　ニオイも光や温度・湿度などと同様に重要な生活環境の一つです。ニオイという感覚は有香物質*の存在よって生じますが，その感受性には個人差があります。

　言葉をもたない動物では嗅覚がよく発達しており，天敵や環境認知の手段，あるいは個体間のコミュニケーション手段として生殖行動や個体保存に重要な役割を果たしています。これに対して，ヒトでは嗅覚はもっぱら生活を豊かに快適にする感覚として発達してきたようです。その反面で，排気ガスや工業廃水など，人間社会が作り出したさまざまな悪臭は環境問題，ひいては健康障害を引き起こす原因にもなっています。そういう意味で，ヒトにとってのニオイは主にQOL（quality of life）に関係する感覚であるということができます。

　そこでこの項では，療養生活を送る患者さんのニオイのケアに取り組むために必要な知識を整理しておきましょう。

*ニオイを感じさせる物質を有香物質とよぶ。有香物質は常温で気体として存在できる限界の分子量300以下の物質で，神経細胞に取り込まれるため，水溶性と油溶性の両方の性質をもっている。味覚の5基本味に対して，原臭は20〜30あるといわれるが，調合香料は5000種にのぼる[1]。

Q ニオイを感じる仕組みとは？

A　ニオイは，鼻孔あるいは口腔から入った有香物質が上鼻甲介と鼻中隔の間にある約2.5cmの嗅上皮（嗅粘膜）に達して生じます。嗅上皮に存在する嗅細胞は嗅線毛をもちますが，ここで粘膜内に溶解した有香物質を受容します（図1）[2]。

　サルの脳を用いた研究でわかったことを紹介しましょう。嗅細胞の興奮は，嗅上皮に接する嗅球にまず伝えられ，前嗅核・嗅結節を経て，一部は前梨状葉から視床背側核を経て眼窩前頭皮質中央後部に投射します。この部位のニューロンは複数の有香物質に応答します（ニオイの鑑賞を司る）。また，一部は扁桃核から無名質を経て眼窩前頭皮

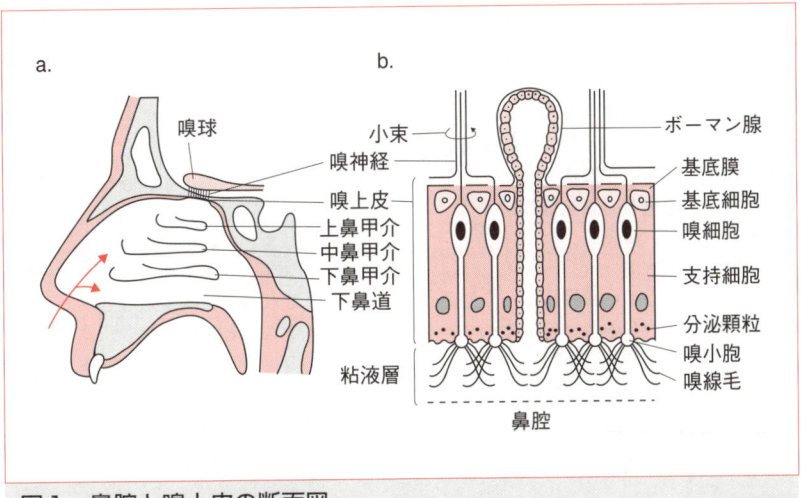

図1　鼻腔と嗅上皮の断面図
a：鼻腔内における嗅上皮の位置と嗅球との関係, b：嗅上皮の構造.
(本郷利憲, 広重力, 豊田順一, 他編：標準生理学, 第5版, 医学書院, 2000. p.289. 図4-109)

質外側後部に投射します。この部位のニューロンの多くは1種類のニオイにのみ応答します（ニオイの識別を司る）。

　ヒトでもサルとほぼ同様の求心路が存在すると考えられます。ニオイの中枢経路にあたる梨状葉や扁桃核は辺縁系の一部です。辺縁系は記憶の中枢であることから，過去のニオイ体験が偏食を生むなど，ニオイと記憶には強い結びつきがあると考えられます。

　また，補足ですが，ヒトにおけるフェロモンについて少し言及しておきます。昆虫のフェロモンはよく知られていますね。**フェロモン** pheromoneとは生体から体外に分泌され，嗅覚刺激として同種の別個体の行動や生理的反応に影響を与える化学物質を意味します。フェロモンには雌雄間の生殖行動に影響を与えたり，仲間を集めたり（集合フェロモン），動物のなわばりを示したり（情報フェロモン）するものがあります。哺乳類にもフェロモンによる個体間のコミュニケーションがあり，鼻腔付近に小さな**鋤鼻器官**(じょびきかん)とよばれる受容器があります。鋤鼻器官からの情報は一般の嗅覚の上行路とは別に，副嗅球から扁桃核を経て視床下部に達します。ヒトでは鋤鼻器官は成長とともに退化すると考えられていましたが，最近その存在が鼻腔内に発見されました[3]。家族内や親しい友人間で月経周期が同期して現われることなどが知られていますが，これはフェロモンのはたらきによると推測されます。ヒトのフェロモンにはどのような物質が相当し，対人間のコミュニケーションにおいてどのようなはたらきをしているのかは今後の課題です。

表1　病室・病棟におけるニオイ（悪臭）の発生源

ニオイ	発生場所	原因物質
尿尿臭	病室・病棟のトイレ 蓄尿場所 病室でのベッド上排泄場面	硫化水素，アンモニア メルカプタン類，サルファイド類 アルデヒド類，インドール類，アミン類，フェノール類など
膿臭	術後の化膿臭 癌患者の患部腐敗臭	嫌気性菌感染による組織の腐敗によって生じた揮発性脂肪酸類
体臭	汗，体臭	尿素とその分解産物，乳酸，酪酸，吉草酸，アセトン，ケトン類
下水臭	下水溝 洗面所や風呂場などの生活汚水	メルカプタン類，インドール類 硫化水素，有機酸など
建築材料臭	室内の内装材のニオイ 家具や装飾材料のニオイ	アルデヒド類，アンモニア類 フェノール類，アルコール類など
薬品臭	消毒薬，外用薬，ビタミン等の代謝臭	アルコール類，フェノール類，アミン類，ケトン類，有機酸など
食物臭	各種食物のニオイが混ざり合って起こる	エステル類，ラクトン類，アルコール類，チオール類など

（川口孝泰，根本清次：入院生活とニオイ環境，看護教育，37(12)：1169，1996．より引用）

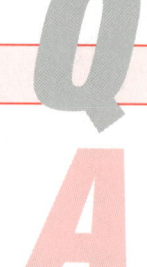

療養環境にはどのようなニオイがあるの？

　健康者と入院患者さんの生活環境の大きな違いは，後者の生活空間が病院という一施設内に限られていることです。特に，高い安静度を強いられている患者さんは，ベッドとその周囲だけの狭い空間で，治療，食事，休息，排泄など日常生活のすべてを営みます。では，入院患者さんはどんなニオイ環境の中で療養生活を送っているのでしょうか。表1は病室・病棟に発生する不快なニオイ（悪臭）をまとめたものです[4]。アルコールやフェノールなどの薬品臭のほか，膿臭，下水臭，トイレ臭など，病院には実に多くの悪臭発生源のあることがわかります。私たち医療関係者は嗅覚の**馴れ**habituation*によってこれらの悪臭に対して鈍感になっているかもしれませんし，勤務時間さえ過ぎれば自分は悪臭から解放されると思っているかもしれません。しかし，患者さんは退院しない限り逃れることはできません。医療関係者だからこそ，患者さんの悪臭環境への配慮が必要だといえるのです。

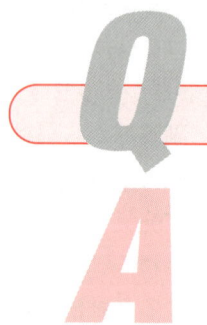

＊反復刺激によって刺激受容や反応が減退する現象を馴れという。これと似た用語の順応adaptationは，刺激が続いているにもかかわらず，受容器あるいは一次求心性神経のインパルスの頻度が次第に減少する現象である。

ニオイはどのように評価するの？

　患者さんのニオイ環境や嗅覚についてアセスメントしようとするとき，できれば標準化された評価尺度を使いたいものです。もちろん，ニオイの評価は主観的なものなので，患者さんが表現する言葉も重要な情報になります。嗅覚の検査には，日常生活で嗅ぐニオイの中から選定された5つの基準臭を用いて行う浅賀らの方法があります（基準嗅力検査）[5]。5つの基準臭とは，A 花のニオイ，B 焦げたニオイ，C 腐敗臭，D 果実のニオイ，そしてE 糞臭で，これらの物質を薄いものから濃いものへ徐々に濃度を上げながら，各ニオイの**嗅覚閾値**（きゅうかくいきち）（→p.70）を

調べます。ニオイを表現できにくいとき，これら5種類のニオイに対する別の表現として，**表2**のような言葉も用いられます[6]。

また，ニオイの強さを表現する方法には，西田らが考案した6段階のスケールがあります（**図2**）[7]。これらの言葉やスケールは研究の積み重ねによって信頼性と妥当性が保証されているので，ケア効果を検証する際の適切で，統計処理に耐えうるデータにもなります。実践の場では，できるだけこうした研究に裏づけられた評価方法を活用する習慣を身につけましょう。

表2　ニオイを表現する言葉

嗅素	ニオイを言い表わす言葉
A	バラの花のニオイ，軽くて甘いニオイ
B	こげたニオイ，カラメルのニオイ
C	古靴下のニオイ，汗くさいニオイ
D	桃のカンヅメ，甘くて重いニオイ
E	野菜くずのニオイ，口臭，いやなニオイ

（吉田正昭：計量心理学的方法による基準臭の探索（高木貞敬編：嗅覚障害；その測定と治療，医学書院，1987, p.176-184.）より引用）

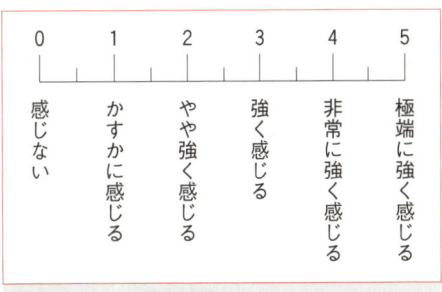

0	1	2	3	4	5
感じない	かすかに感じる	やや強く感じる	強く感じる	非常に強く感じる	極端に強く感じる

図2　ニオイ強度の評価スケール

西田らによるα-6段階強度表示。
（西田耕之助，山川正信，本多常夫，桑田政博：悪臭の濃度と強度の関係について，悪臭の研究，7(34)：9-30, 1978. より引用）

ニオイを利用した看護ケアとは？

以上，ヒトの感じるニオイについて，感覚生理学，発生源，評価方法の側面から整理してきました。では，看護者は実践においてニオイに対してどのような配慮が必要なのか，あるいは，どのようなニオイの活用法があるのかを最後に考えてみましょう。

1. 食欲を促す

前述したようにニオイは食品中の気化物質によって生じます。気化は高温になるほど起こりやすいので，煮物などの食品のニオイが気になる場合は少し冷ましてから勧めてみましょう。**化学的消化***には食物は温かいほうが望ましいですが，口腔内で咀嚼（そしゃく）する間に加温されます。

また，これとは逆に，ニオイは食欲を促す効果もあります。食品のニオイが味を引き立てるからです。市販食品にはシトラス（柑橘），ミント（はっか），ミート系など多くの食品香料（フレーバー）が添加されています[8]。病食に柚子（ゆず）や"かぼす"など天然の香料を加えるのも工夫の一つです。食べ物の話題，色や形状（視覚刺激）やニオイ（嗅覚刺激）は胃液分泌の**頭相**（とうそう）**を促し，食欲を増進します。

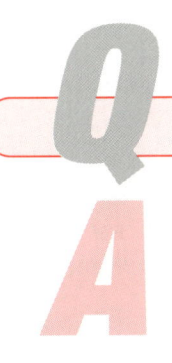

* 消化管内で営まれる，消化酵素がはたらいて起こる物質（食物）の化学反応による消化作用を，化学的消化（または酵素的消化）とよぶ。これに対して，口腔内で咀嚼によって行われる消化作用を機械的消化とよぶ。

** 食物による口腔，咽頭の刺激（無条件反射）や視覚，聴覚，嗅覚などの刺激（条件反射）により消化液が分泌される現象をいう。消化管が消化の準備を始めて待機している状態である。

2. 安楽を促す

*代替療法（だいがえ，と読むこともある）とは漢方や心理療法，あるいは民間療法など，近代西洋医学以外の療法を総称したものをいう。代替医学alternative medicine（または補完医学complementary medicine）とよばれる新しい医療の分野として，実践や研究が行われている。最近よく知られるようになったアロマセラピー（芳香療法）や音楽療法などもその一つである。

最近，ニオイの効果が代替療法*として日常生活や医療に取り入れられるようになりました。たとえば，心地よい香りで短時間の睡眠でも熟睡感が得られた[9]，また，脳内出血後睡眠障害に陥っていた患者さんに芳香療法（アロマセラピー）を施して睡眠・覚醒パターンが改善した（夜間の睡眠時間が延長した）（図3）[10]などの報告があります。また，筆者らは，日本人の好む柑橘類の香りを嗅ぐと刺痛と圧痛が軽減することを実験的に証明しています（図4）[11]。

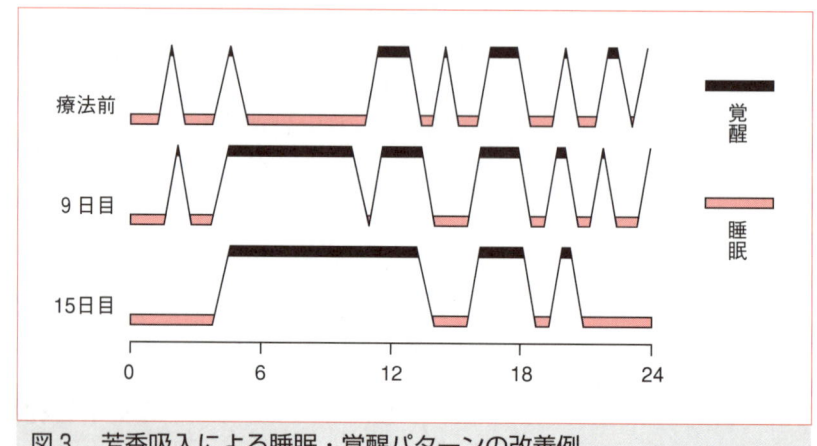

図3　芳香吸入による睡眠・覚醒パターンの改善例

患者は50歳，脳内出血の男性。
（菊池リミ子，近藤留美子，相馬一二三，小笠原孝子：脳血管障害患者の睡眠・覚醒リズム障害に対するアロマテラピーの有用性，日本看護学会誌，6(1)：9-15，1997．より引用）

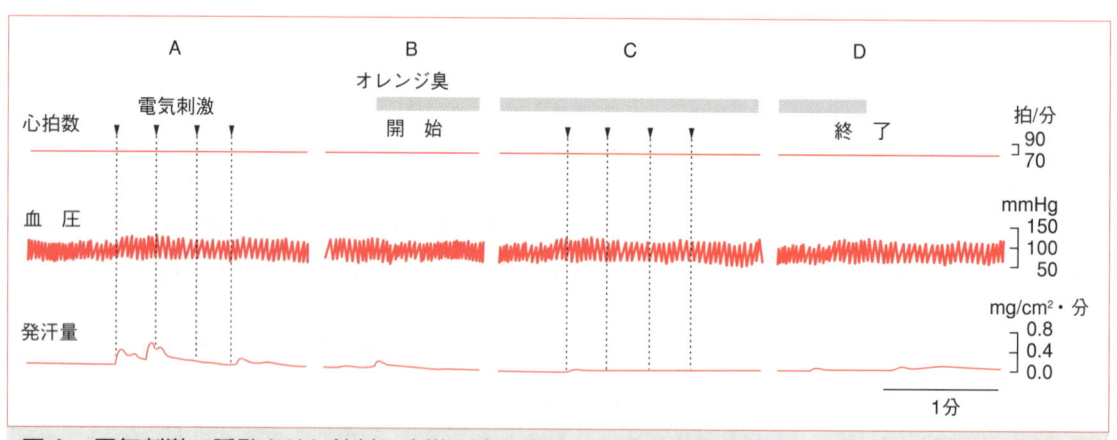

図4　電気刺激で誘発させた針刺し痛様の速い痛みに及ぼす芳香の効果

電気刺激とオレンジ臭で反応がみられた例。30Vの電気刺激を図の矢印の時点で20秒ごとに計4回，前腕部のpricking pain 点に与えた。A：安静時の電気刺激，B：オレンジ臭刺激開始，C：オレンジ臭刺激中の電気刺激，D：オレンジ臭解除。A～Dは不連続。
（深井喜代子，井上桂子，田中美穂，新見明子，兼光洋子：芳香がヒトの痛みの感受性に及ぼす影響，臨牀看護，25(14)：2243，1999．図3を引用）

3. 不快感や羞恥心を排除する

　病室，病棟で最も気になるのは排泄物のニオイでしょう。特に床上（しょうじょう）排泄の際の消臭を行うことはベッド周囲にカーテンを引くこと，消音対策を講じることに加えて必須項目です。大部屋では，患者さんはお互いだからと我慢し合うでしょうが，排泄という他者の生活行為によって自分の生活の一部が制限されるのです。病院という社会での集団生活ではやむをえないことかもしれませんが，排泄による不快感や羞恥心を少しでも軽減する工夫ができるかどうかは看護の質，つまり看護者の資質を問われることでもあります。

　排泄臭の問題は，患者さんがなかなか口に出せないものの常に気にしていることの一つです。そうしたQOLにかかわるデリケートな生活上の問題に，患者さんが気にし始めるよりも前に対処できるケア技術を身につけましょう。香料入り消臭スプレーを消耗備品として病棟に常置するなど，できれば患者さんの個人負担にならないようにしたいものです。

文　献

1) 印藤元一：第Ⅳ部嗅覚，1．ニオイ物質と化学構造（大山正，今井省吾，和気典二編：新編　感覚・知覚心理学ハンドブック，誠信書房，1994，p.1367-1382）．
2) 本郷利憲，広重力，豊田順一，他編：標準生理学，第4版，医学書院，1996，p.276.
3) David L. Berliner, D.L., Monti-Bloch, L., Jennings-White, C, Diaz-Sanchez, V: The functionality of the human vomeronasal organ (VNO): Evidence for steroid receptors, J.Steroid Biochem.Mol.Biol., 58(3): 259-265, 1996.
4) 川口孝泰，根本清次：入院生活とニオイ環境，看護教育，37(12)：1168-1171，1996.
5) 浅賀英世：第Ⅳ部嗅覚，7．嗅覚異常（大山正，今井省吾，和気典二編：新編　感覚・知覚心理学ハンドブック，誠信書房，1994，p.1430-1433.）．
6) 吉田正昭：計量心理学的方法による基準臭の探索（高木貞敬編：嗅覚障害；その測定と治療，医学書院，1987，p.176-184.）．
7) 西田耕之助，山川正信，本多常夫，桑田政博：悪臭の濃度と強度の関係について，悪臭の研究，7(34)：9-30，1978.
8) 印藤元一：第Ⅳ部嗅覚，6．ニオイの嗜好および効用（大山正，今井省吾，和気典二編：新編　感覚・知覚心理学ハンドブック，誠信書房，1994，p.1425-1429.）．
9) 谷沢茂治，菅千帆子，後藤正弘，奥田剛弘：心身へのストレスに対する香りと環境の影響，ストレス科学，15(1)：96-103，2000.

10) 菊池リミ子, 近藤留美子, 相馬一二三, 小笠原孝子：脳血管障害患者の睡眠・覚醒リズム障害に対するアロマテラピーの有用性, 日本看護学会誌, 6(1)：9-15, 1997.
11) 深井喜代子, 井上桂子, 田中美穂, 新見明子, 兼光洋子：芳香がヒトの痛みの感受性に及ぼす影響, 臨牀看護, 25(14)：2239-2246, 1999.

第2章
日常生活の自立を支える技術

- ⑨ 活動と運動の援助；移動
- ⑩ 睡眠(良眠)の援助
- ⑪ 清潔の援助①；清拭
- ⑫ 清潔の援助②；洗髪
- ⑬ 清潔の援助③；入浴・足浴
- ⑭ 清潔の援助④；会陰部ケア
- ⑮ 食生活と栄養摂取の援助；食欲
- ⑯ 体温・循環調節の援助；罨法
- ⑰ 排泄の援助①；排尿
- ⑱ 排泄の援助②；排便
- ⑲ 排泄の援助③；便秘
- ⑳ 褥瘡の予防

9 活動と運動の援助
移　　　動

腰痛は看護者の職業病

　看護者に「持病はありますか」と問うと，しばしば「腰痛がある」という答えが返ってきます。現症に限らず既往症を含めて確認すると，かなり多くの看護者が程度の違いはあれ腰痛を体験したと答えるのではないでしょうか。筆者は看護者の約３割に便秘自覚があることを調査で知ったことがありますが，おそらく腰痛はそれ以上に多い身体症状と思われます。

　病棟にいる間，看護者は立っているか移動しているかで，休憩時間を除いてゆったりと椅子に腰掛けている時間は少ないでしょう。移動といっても１人でワゴンを押すだけの場合のほか，患者さんを車椅子やストレッチャーに乗せて，時にはベッドごと運ぶこともあります。また，ベッドサイドでの清拭時の寝衣交換や体位変換動作，患者さんを車椅子やストレッチャーに移す動作など，歩幅ほどのごく短距離でも身体に大きな荷重を受ける移動動作も頻回にあります。

　体格や筋力にもよりますが，このような移動動作は看護者の身体に相当の物理的負担を，しかも頻繁にかけますから，関節や筋などの運動器に慢性的な障害が出てくる可能性が大きいのです。

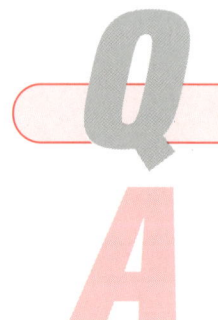

Q 移動動作はなぜ腰痛を引き起こすの？

A
　では，腰痛はヒトになぜ起こりやすいか，考えてみましょう。胎児期，ヒトは子宮内で身体を丸め，羊水中に浮遊しているので，脊柱に負担はかかりません。ところが，出生後，乳児期に座位がとれるようになると，体重比の大きな重い頭部を支える頸椎に彎曲が生じるようになります。そして，２足歩行を始めると，上半身の体重は脊柱最下部，すなわち腰椎にかかり，腰椎が彎曲（腰椎前彎）します[1]。ヒトの脊柱のこのような彎曲は生理的彎曲とよばれます。

　脊椎の椎体間には線維質で弾力性のある椎間板があります。また，

脊柱は下方ほど太くなっています。このような脊柱の解剖学的構成によって，重いものを持ったり，急な**姿勢変化**によって上体に負荷をかけたり，運動や硬い地面を歩くときなどに足にかかる負荷が腰椎部で吸収され，身体のバランスは保たれているのです。

腰椎にかかる**荷重**は，姿勢によって著しく異なることが知られています（図1）[2]。立位のときに腰椎にかかる荷重を100とすると，**仰臥位**では25，**前屈位**では150，**座位**でも140の荷重がかかります。さらに，**側臥位**では75，座位で前屈すると175になるといいます。また，立位の前屈姿勢でものを持つと200以上，さらに，座位の前屈姿勢でものを持つと300近くもの荷重が腰椎にかかることもわかっています。

荷重によるストレスが集中するのは下部腰椎で，第3-4および第4-5腰椎椎間板とその上下の椎体です。椎体骨には弾力性はほとんどありませんが，椎間板は線維性の結合組織でできており，大きな外力を吸収することができます。

椎間板がいくら弾力性に富む組織だといっても，極端に大きな力や長時間のストレスがかかると傷害されます。椎間板には血管分布がなく，脊柱の運動に伴う体液交換によって栄養が維持されています。ですから，同じ姿勢や動作を続けることの多い看護者は椎間板の変性を

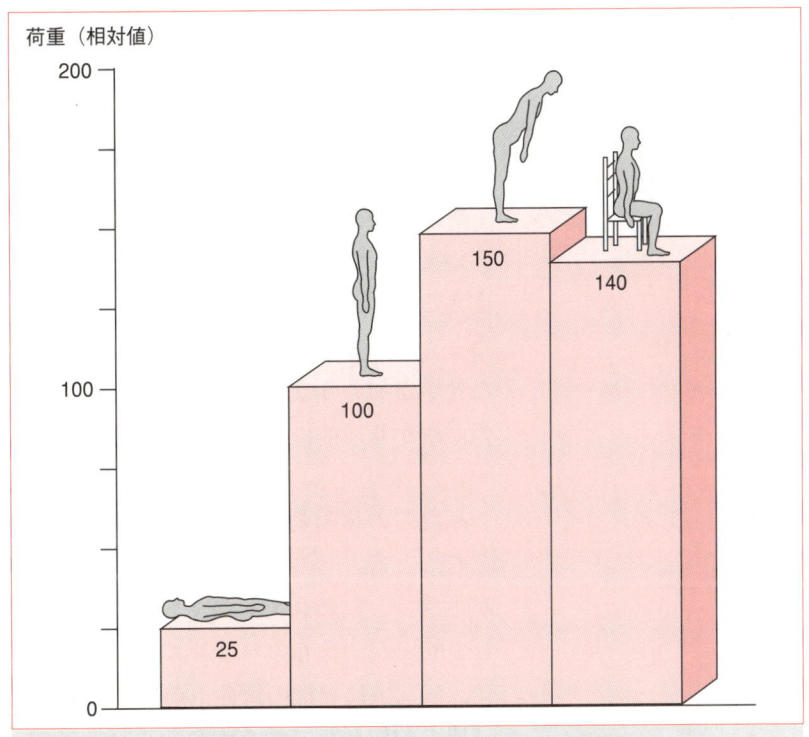

図1　姿勢による第3-4腰椎椎間板にかかる荷重の相違

(Nachemson, A.: The load of lumbar discs in different body positions of the body. Clin. Orthop., 45：107-122, 1966. より引用)

きたしやすくなります。ストレス負荷が大きいと，椎間板が脱出（**椎間板ヘルニア**）し，**脊髄後根**を圧迫するようになります。後根には感覚神経が走っているので，圧迫によってその神経支配領域に痛みが生じるのです。

Q ボディメカニクスって何？

A　看護実践の場では「ボディメカニクスを使って腰を痛めない動作を」などと，特に，看護者自身の作業動作に関して日常よく使われます。この，**ボディメカニクス**とは一体どういうことなのでしょう。

最近よく聞かれる**人間工学**human engineeringは医学（整形外科学やリハビリテーション医学）や体育学などとともに，人間の行動・姿勢・動作などの身体の動きと疲労や安全・安楽の関係を扱う学問領域です。その人間工学の専門用語の一つに，ボディメカニクスbody mechanics（あえて訳せば人体力学となるが，通常このまま使われる）という言葉があるのです。

私たち人間の身体は，骨，関節，筋，腱などいわゆる運動器をもち，これによって身体運動や移動が可能になっています。わかりやすくいえば，ボディメカニクスは「人体の筋・骨格の動作構造を力学的に分析して，その知識を様々な日常生活行動に応用し，できるだけ身体に負担をかけない効率的な動作方法を追究する方法」ということになるでしょう。

Q なぜボディメカニクスは有効なの？

A　看護者が行う移動動作はいつも負荷（外から身体にかかる荷重）を伴います。つまり，患者さんやベッドなどを押す，引く，持ち上げる，支えるなど，どの動作でも物理量としての仕事（物体の移動方向にはたらく力と移動距離の積）には，自分の体重以外の負荷に対する余分な仕事が加わります。そしてストレスを受けやすい腰部に慢性的な負担がかかり，前に述べたような機序で腰痛が生じるようになるわけです。

私たちの移動動作は，**重心の変位**（身体の移動に伴う重心の前後，左右，上下方向の動き）が小さいほうが安定性が高く，腰部への負担が小さいといわれています[3]。私たちは身体を動かすとき，特に意識しませんが，重心のバランスを保つ（重心の変位を少なくする）ように，無意識に脊椎の彎曲（前屈，後屈，側屈など）や膝関節の屈伸を一連の動作として滑らかに組み合わせて行っているのです。さらに，両足を身体の移動方向に開いたり，移動させようとするものを身体の正面に位置させたりすると，身体の**支持基底面積**が広くなり，安定し

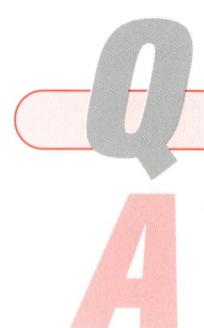

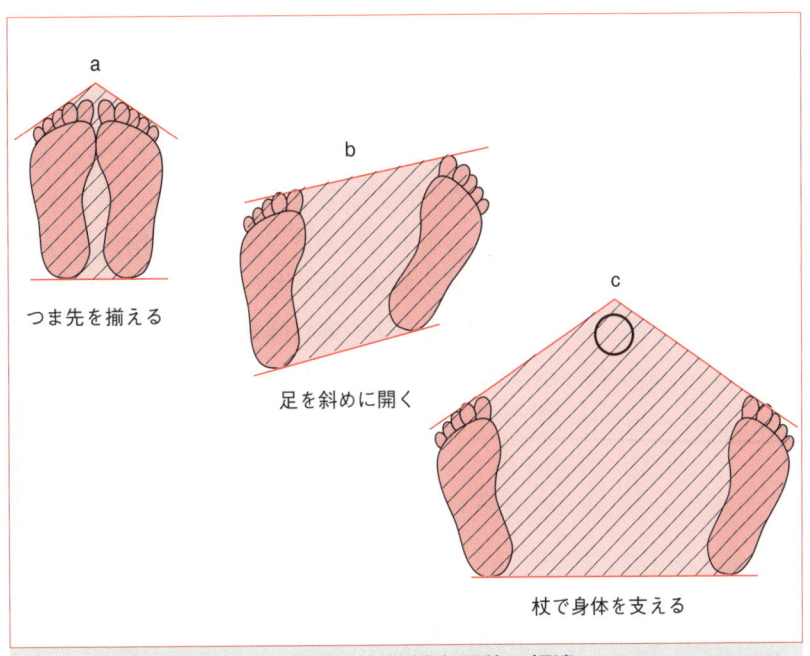

第2章 日常生活の自立を支える技術

図2 足底の位置による身体の支持基底面積の相違（斜線部が支持基底面積）

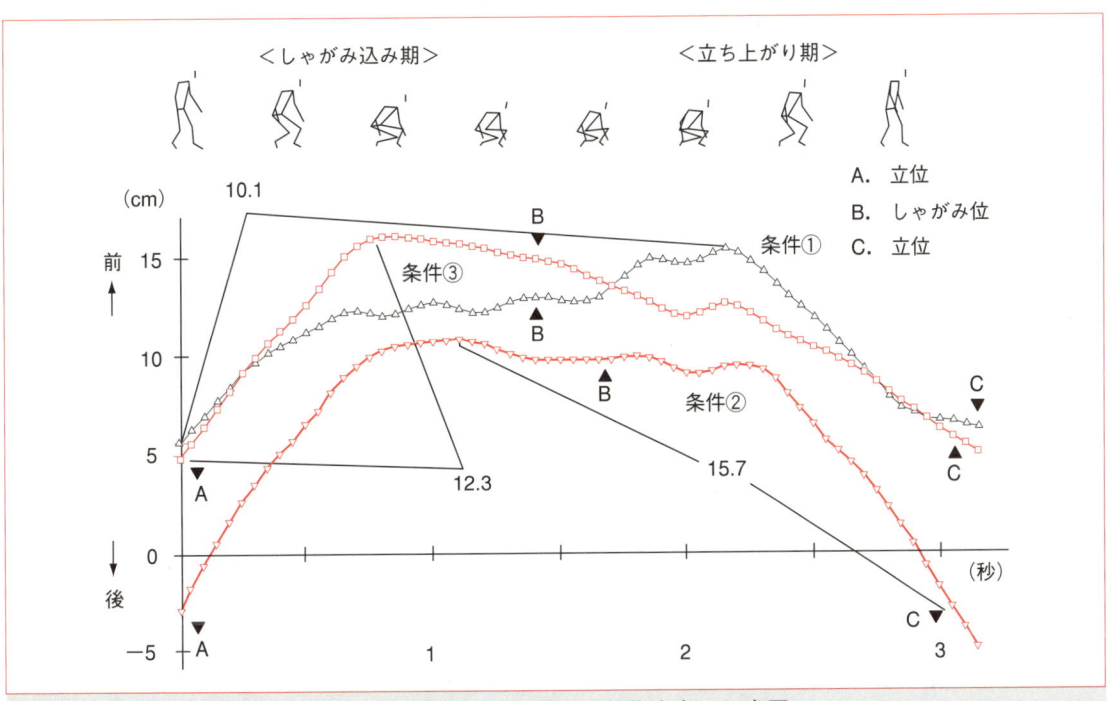

a つま先を揃える
b 足を斜めに開く
c 杖で身体を支える

図3 コルセット装着および手すりの有無による重心の前後方向への変異

A. 立位
B. しゃがみ位
C. 立位

＜しゃがみ込み期＞　＜立ち上がり期＞

条件①
条件②
条件③

移動時の条件①はコルセット（－），手すり（－），条件②はコルセット（＋），手すり（－），条件③はコルセット（＋），手すり（＋）である．横軸は移動開始からの時間（秒）を示す．Aは移動開始時点，Bは最もしゃがみ込んだ時点，Cは完全に立位になった時点をそれぞれ示す．図中の数字は，①～③の各条件で動作を行った場合の，前後方向への重心変位差の最大値を表わしている．
（西田直子，高柳智子：患者の移動動作のエビデンス，臨牀看護，28（13）：2027，2002．を引用）

❾ 活動と運動の援助　移動

た動作を助けます（図2）。また，重心は低いほうが安定しますから，移動動作時は足をやや開くと同時に，膝を軽く屈曲させます。さらに動作時に膝を屈伸させることによって，膝関節でも負荷が吸収されます。こうして下半身全体のリズミカルな動きを伴いながら移動動作を行うことによって，骨格や筋への負担が分散され疲労が軽減されます。

移動動作における腰椎の重要性を，健康者にコルセットを装着してしゃがみ立ち動作を行わせ，動作解析を行った実験データが図3です[4]。コルセットを着け腰椎の自由な前後運動を制限すると，手すりを使わないでこの動作を行った場合には（図3の条件②），予想どおり，重心位置の変位が最大になりました。

こうしたボディメカニクスを応用した動作を心がけることは，看護者自身の負担の軽減だけでなく，移動の援助において最も大切な，患者さんの**安全確保**のためにも必要不可欠な動作なのです。

文　献

1) 深井喜代子：腰痛を探究する，臨牀看護，25(8)：1266-1271，1999.
2) Nachemson, A.：The load of lumbar discs in different body positions of the body, Clin. Orthop., 45：107-122, 1966.
3) 西田直子，木村みさか，堀井たづ子，当目雅代，他：固定装具装着患者における移動動作の安全性に関する研究（課題番号06454621）．平成7年度文部省科学研究費補助金（一般研究(B)）研究成果報告書．
4) 西田直子，高柳智子：患者の移動動作のエビデンス，臨牀看護，28(13)：2024-2033, 2002.

10 睡眠（良眠）の援助

睡眠とは

睡眠sleepは「人間や動物の内部的な必要から発生する，意識水準の一時的な低下現象であり，覚醒可能であること」と定義されます[1]。

現代人は1日に約7時間の睡眠をとるといわれます。睡眠は身体および精神活動の休息の時間であるだけでなく，生存にとって不可欠な生理機能が営まれる時間です。たとえば，睡眠中に成長ホルモンが放出されること，免疫能が高められることはよく知られています。また，質のよい睡眠をとらない限り，脳は高次の情報処理機能を発揮できないこともわかっています[2]。巨大に発達した大脳をもつ人間にとって，睡眠の良否はQOL（quality of life）を左右することにもなります。

この項では，看護者として知っておくべき睡眠の知識と，良眠を促すケアについて整理しておきましょう。

Q 睡眠時には脳はどのような状態なの？

A
脳の電気的活動を頭皮上から連続記録したものを，脳波electro-encephalogram（**EEG**）（またはbrain wave）といいます。図1（a）は睡眠の第1～4段階の脳波を示しています。睡眠が深くなるほど脳波は振幅が大きくなり，低い周波数（Hz）になります。

通常，睡眠の第4段階の終わりに，覚醒時にみられるような低振幅速波（波高が小さく周波数の高い脳波）が現われ，**睡眠サイクル**が完結します。この最後の段階の眠りは，脳波が覚醒時の特徴を示すことから，**逆説睡眠** paradoxical sleep* とよばれています。このとき，人は夢を見ているといわれています。

*逆説睡眠はレム睡眠ともよばれる。これはレム睡眠時に急速眼球運動rapid eye movement（REM）が起こることから名づけられた。レム睡眠期には眼球運動のほか，筋緊張の低下，交感神経や脳の活動亢進がみられる。これに対して，レム期以外の睡眠をノンレム（non-REM）睡眠とよぶ。

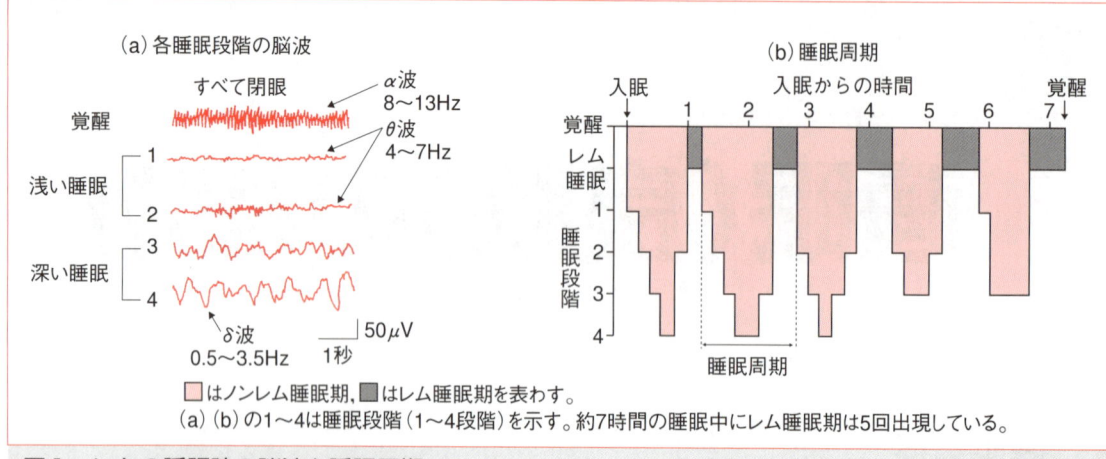

図1 ヒトの睡眠時の脳波と睡眠周期

(a) 各睡眠段階の脳波
すべて閉眼
α波 8〜13Hz
θ波 4〜7Hz
覚醒
浅い睡眠 1, 2
深い睡眠 3, 4
δ波 0.5〜3.5Hz
50μV
1秒

(b) 睡眠周期
入眠　入眠からの時間　覚醒
覚醒
レム睡眠
睡眠段階 1, 2, 3, 4
睡眠周期

■はノンレム睡眠期，■はレム睡眠期を表わす。
(a)(b)の1〜4は睡眠段階（1〜4段階）を示す。約7時間の睡眠中にレム睡眠期は5回出現している。

（深井喜代子，福田博之，欄屋俊昭編：看護生理学テキスト，南江堂，2000, p.70. より引用）

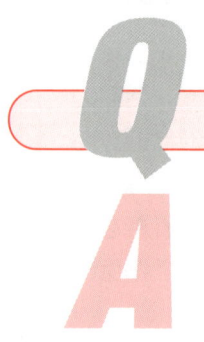

Q 睡眠サイクルとは？　良眠とは？

A　睡眠の1サイクルは約90分，睡眠時間7時間半の平均的な健康人では，1晩に睡眠サイクルを5回繰り返していることになります。そして5回目の逆説睡眠期の終わりか，次の浅眠期に入ったころに自然覚醒すると考えられています。熟睡感のある人の睡眠習慣はこの睡眠サイクルの終わりか始まりごろに覚醒していると推測されます。また，人は睡眠段階の第3または第4の深睡眠期に強制的に目覚めさせられると，いわゆる「寝起きが悪い」状態になります。**図1（b）**に一晩の睡眠の様子を示す**睡眠図**somnogramの一例を示しました。

睡眠サイクルの長さは80〜100分の範囲で個人差があることもわかっています。その人に適した睡眠総時間は，睡眠サイクルの長さによって，おおよそ決まります。私たちは日常生活体験をとおして，自分に適した睡眠時間がわかります。そこから大体の睡眠サイクルの長さを推測できるので，起床時に熟睡感が得られるように調節することは可能です。睡眠サイクルの長さを知らなくても，起床したい時間と，それより30分前に時刻を合わせた2つの目覚し時計を鳴らすことで，毎朝完全覚醒しているという人もいます。この人の場合は，最初のアラームでまず覚醒し（このときの睡眠段階は無関係），アラームを止めてすぐに再び入眠します。30分後，まだ浅眠状態にあるときに2つめのアラームが鳴るので，すっきりと起きられるというわけです。

また，最近の研究によって，光と体温の関係が睡眠に及ぼす影響がわかってきました[3]。夜間，睡眠中には体温が下がり，代謝活動も低下しますが，これは睡眠中に松果体から**メラトニン**というホルモンの

分泌が増えるためです。光と体温のこうした関係は昼行性動物（昼間活動する動物，夜行性の反対）の特徴です。ところが，夜間，睡眠中に明るい照明をつけるとメラトニン分泌が抑制され（光情報を受け取った**視床下部**の指令による），体温は上昇してきます。光照射を止めると，体温は再び下がってきますが，その下降速度は入眠後と同じなので，結局，体温が最低にまで下がる時間は延長します（体温サイクルの位相がずれる）。この状態のヒトが通常の時刻に目を覚ますと，起床後もしばらくは体温が低下し続けることになります。ここで，注意しておかねばならないのは，光照射によって体温サイクルが影響を受ける（最低体温になるまでの時間が延長する）のは，体温の下降期（日没後から明け方までの間）であるということです。また，これとは逆に，体温がある程度下がらないと速やかな入眠が得られにくいことも明らかにされています。体温のサイクルと睡眠のサイクルはそれぞれ独立していますが，正常な場合には同調を保つことによって昼間の活動性と良眠が保証されるといえます。このように，睡眠のケアには患者さんの体温サイクルを知っておくことも重要なのです。

　良質の睡眠とは，適当な睡眠サイクルと睡眠時間によって得られ，目覚めたときに**熟睡感**が得られるような睡眠をいいます。睡眠の質については，入眠がスムーズか，入眠後最低90分はぐっすり眠れているか，目覚め前は夢を見ているか浅い眠りであるか，途中覚醒が少ないか，すっきりした目覚めと昼間は十分覚醒しているかなどを問診して確認しましょう[4]。また，睡眠状態を把握するために，訴えを聞きな

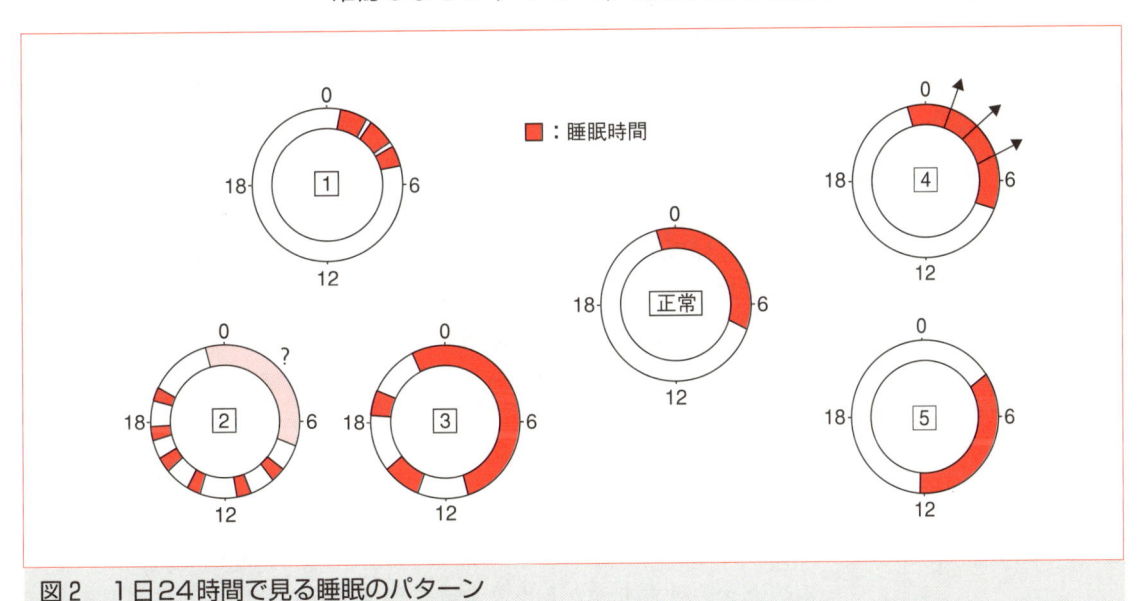

図2　1日24時間で見る睡眠のパターン

24時間時計を頭のなかに描き，どれに当てはまるかを考える習慣をつけると，とらえやすい。パターン4の矢印は途中覚醒のあることを示す。
（立花直子：睡眠ケアのエビデンス，臨牀看護，29(13)：1894，2003．図9を引用）

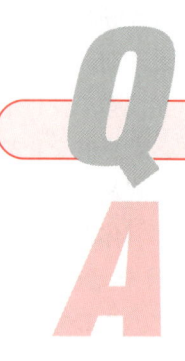

がら患者さんと一緒に**睡眠パターン**を図式化してみるのもよいでしょう（図2）[4]。

Q&A 覚醒と睡眠を助けるケアとは？

心地よい眠りとすっきりした目覚めは，日常生活を快適に過ごすために不可欠な要素です。昼間，心身の活動が活発に営まれると，自然な睡眠欲求が生じ，熟睡することができます。

1. 入眠を助けるケア

患者さんはベッド上の生活を余儀なくされ，日中と睡眠時の安静レベルに大差がないことが多いものです。そこで，精神活動の活発な昼間と，心身の休息のための睡眠時との間に，患者さんが明確な境界を実感するケアが重要です。なぜなら，覚醒と睡眠は**活動**と**休息**の概念に置き換えられる，人間の毎日の基本的な生活リズムそのものであるからです。

まず，入眠時のケアとは口腔ケアと洗顔です。温かい蒸しタオルを使って行う入眠前の顔面の清拭は，ちょうど入浴が脳を覚醒させた後，続けて大きなリラックス効果をもたらすのと一致します。入眠前の足浴の実施も同様の効果があると考えられます。

2. 痛みと睡眠

痛みのある患者さんの場合，入眠時に痛みが増強する可能性が高いことは，案外知られていません。

覚醒の仕組みからもわかるように，入眠時は安静状態で，閉眼していて，自覚できるレベルのほとんどの感覚性入力（なかでも視覚や聴覚，運動感覚など）がないので，痛みのある患者さんは，意識を局所の痛みだけに集中させるようになります。これでは，脳で休息の準備が整っていても，痛みはより増強しうる状態であるといった矛盾が生体内で起こっていることになります。

したがって，痛みのある患者さんには，罨法やマッサージなど就寝前の痛みの予防的ケアをルーチン化して実施するようにしなければなりません。

3. 朝に行うケア

朝に行うケアの歯磨きと，蒸しタオルを使った顔面の清拭は，単なる清潔への欲求を満たしたり食欲を増進させたりする効果があるだけでなく，皮膚や口腔粘膜の刺激によって**覚醒水準**を高め，休息から1日の活動開始の動機づけにもなります。

4. 覚醒と睡眠の規則正しいリズムを作る

　前述したように，患者さんの睡眠パターンをよく観察し，その人に適した**睡眠時間**を調べることで，患者さんの早朝の目覚めを快くするタイミングを知ることが可能です。

　一例として，社会復帰に失敗した精神科入院患者の社会不適応の原因が，患者さんの睡眠パターンを理解していなかったためという興味深いアメリカの事例研究があります。

　その患者さんは退院後，自宅では昼前にしか起床せずダラダラと過ごすので，疾患の再燃が疑われていました。そこで，よく調べてみると，疾患ではなく，その人の睡眠パターンが一般の人とは異なることがわかりました。その患者さんは人口の5％しかいないといわれる10時間以上の睡眠量が必要な人でした。入院中は病院の就寝時刻が早いために気づかれませんでしたが，自宅では家族に合わせて遅い時刻に寝るため，睡眠時間が不足し，昼前にしか起きることができず，周りからはダラダラと過ごしているように見えていたのです。その後，自宅での就寝時間を少し早めたところ，早朝に起きられるようになり，難なく社会復帰できたということです。

　このように，覚醒と睡眠の規則正しいリズムを保証するケアを行うことは，結果的に患者さんの健康的な社会生活を支援することになるのです。

文　献
1) 堀忠雄：ヒト睡眠の基礎（日本睡眠学会編：睡眠に関する基礎知識，2003.）．
　 http://jssr.jp/
2) 井上昌次郎：睡眠研究の重要性，臨床精神医学，24(7)：773-779，1995.
3) 若村智子：病床における明暗環境のエビデンス，臨牀看護，28(13)：1914-1922，2003.
4) 立花直子：睡眠ケアのエビデンス，臨牀看護，29(13)：1887-1896，2003.

11 清潔の援助①
清　　　拭

清拭の目的

　看護計画を実行する際，看護者は実に様々な看護技術を駆使します。看護の対象への直接的な援助行為は「看護ケア」とよばれますが，そのなかでも清潔ケアはたいへん重要です。清潔ケアには，口腔ケア，洗髪，入浴介助，部分および全身清拭，足浴，座浴，陰部洗浄などがありますが，1日1回は実施されることが望ましい清拭は，毎食後に行われる口腔ケアの次に実施頻度の高いケアであるといえます。病床にある患者さんができるだけ健康時の日常生活に近い状態を維持できるよう援助するのが看護の目的です。なぜなら，清潔に対する欲求はすべての生物にとって生きていくための基本的な欲求だからです。

Q 清拭をするとき，注意しなくてはいけないことは？

A　清拭は健康者の入浴行為に相当します。それを援助するわけですから，患者さんは看護者に肌を露出することになります。たとえ看護者の役割とわかっていても，平気な人はほとんどいないでしょう。患者さんができるだけ心地よく清拭を受けられるようにするには，患者さんのプライバシーが清拭中の全過程で保護されていなければなりません。カーテンをクリップで止めて隙間をなくしたり，露出部に絶えず気を配ったり，同室患者に配慮した言葉遣いをするなど，細部にわたる気遣いが必要です。患者さんの羞恥心はそういう気づきにくいところから生じやすく，そのような配慮を怠らない態度は患者さんに安心感を与え，患者─看護者間の信頼関係を生みます。

Q "清潔"以外の清拭の効果って何？

A　清拭中，看護者は患者さんの身体に直接触れます。患者さんに十分理解を得て適切な手技で実施すれば，清拭は患者─看護者間の人間関

＊肌と肌が直接触れ合う親密な交流をいう。ただし、スキンシップは和製造語で、英語ではtouchingと表現する。

係を促進する**スキンシップ**＊**効果**も生むことができます（表1）。

また、こうした精神的効果と同時に、清拭には身体の**マッサージ効果**があることはいうまでもありません。マッサージ効果については後で詳しく述べます。

全身清拭は患者さんの**皮膚**の状態、**皮膚感覚**、**関節可動域**や**筋力**などを観察するよい機会にもなります。全身清拭が毎日適切に行われていれば、**褥瘡**や**皮膚疾患**、**関節拘縮**などの発生を最小限に食い止めることができるはずです。

清拭中に身体の観察を行いながら、食欲や睡眠などに関して会話を進めることで、患者さんの生理的ニーズに関する情報収集もできます。

最後にもう一つ、清拭の効果として見過ごされがちなものに、**ディストラクション**（distraction，**気分転換**あるいは**気晴らし効果**）があります。気分転換は日常的に用いられる言葉ですが、看護ケアにおいても重要なキーワードの一つです。

たとえば、痛みのある患者さんが、好きな音楽を夢中になって聴いているときは痛みを忘れられるというように、注意をほかに向けることによって、一時的に**身体的苦痛**が**緩和**される可能性があります。清拭中は、温熱や圧迫などの皮膚刺激と体動があり、さらに会話もしていますから、気晴らし効果は非常に大きくなることが期待できます。筆者らも、癌患者の痛みが清拭中に軽減するという事例研究を発表しています[1]。このようなディストラクションによる**疼痛抑制機序**は、近い将来、脳生理学によって解明されるでしょう。

表1　清拭の効果

①患者さんの身体の清潔を保つ
②患者―看護師関係を促進するスキンシップ効果
③マッサージ効果
④患者さんの身体の観察のよい機会となる
⑤生理的ニードに関する情報収集ができる
⑥ディストラクション（気分転換、気晴らし効果）がある

Q&A 清拭の手技のなぜ？　あれこれ

清拭の重要な技術ポイントは、清拭中には患者がほどよい**体感温度**を感じられること、また清拭後に十分な**保温効果**をもたらすことです。そのためには、①**適度の温度の湯**を用意し、清拭実施中その温度を保つこと、②**皮膚の露出**を必要最小の範囲と時間にすることの2つが必須です。①②に加えて、③**皮膚マッサージ**（皮膚を圧迫するように拭いて血管や筋組織を刺激すること）の効果を狙って清拭することが大切です。

看護者はこれらのポイントに留意しながらケアを実施するとともに、その**科学的根拠**を知っていなくてはなりません。では、その根拠について考えてみましょう。

Q&A どうして熱いお湯を用意するの？

まず，清拭時の湯温について考えてみましょう。看護技術の教科書には，一般に，清拭用に準備する湯の温度は54℃前後が最も望ましいと書かれています。これは，何を根拠にしているのでしょうか。

人が手を浸け，タオルを絞ることができる湯の温度は50〜52℃といわれています。50℃ぐらいの湯に手を浸けると，だれでも「熱いっ」と叫んで思わず手を引っ込めるでしょう。でも実際には，「熱い」のではなく，「痛かった」のです。その理由は皮膚の解剖生理学的特徴にあります。皮膚には血管のほかに様々な感覚神経が分布しています（図１）。

温覚の神経線維（温線維）は30℃から興奮し始め，約45℃に最もよく反応します。それ以上の温度では反応が鈍くなり（温かいと感じなくなる），代わって**痛覚線維**が反応するようになります（痛くなる）。ちなみに，入浴時の湯の適温は40〜42℃といわれていますね。

痛覚閾値*には個人差がありますが，ほとんどの人の**熱刺激**による**耐痛閾値**（痛みの限界値）が50〜52℃であると考えられるわけです。なお，**冷覚，温覚，痛覚**の**受容器**とも**自由神経終末**であるといわれています。

52℃以上の高温の湯に手を浸けても耐えられる人もいるようですが，これは皮膚痛覚閾値が生得的に高いか，あるいは職業上などの学習によって高くなったか，つまり**痛みの感受性**が低いためと考えられます。

さて，54℃の湯10 *l* をポリバケツに放置すると（室温24℃，湿度60％），10分間で約3℃の割合で湯温が低下します[2]。準備に約10分か

---

* **閾値**（threshold）とは，ある感覚を生じさせる最小の刺激の大きさをいう。ここでいう痛覚閾値とは痛みを生じさせる最小の刺激である。痛覚閾値が低いということは痛覚感受性が高いと同義。

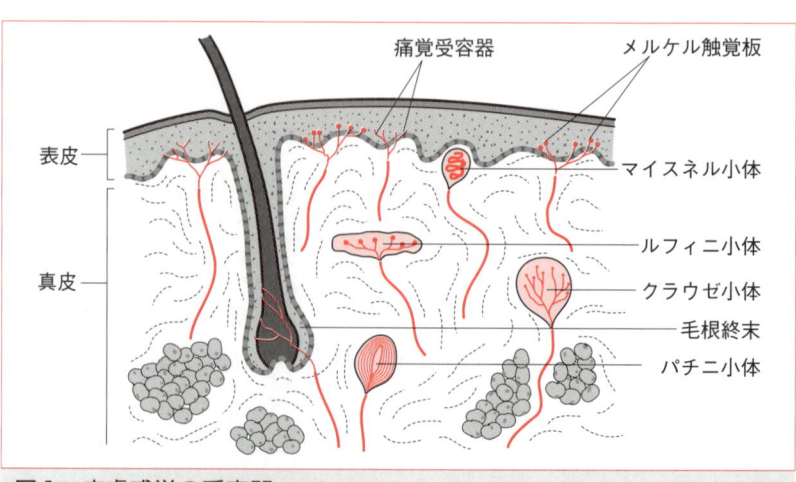

図1　皮膚感覚の受容器

（貴邑冨久子，根来英雄：シンプル生理学，第4版，南江堂，1999，p.105．より引用）

表2　清拭の時間経過と湯温の関係

場所	ナースステーション		病室						
行動	準備			清拭					
手順	必要物品準備完了	54℃の湯の準備	患者の準備	顔面 →	右腕 →	左腕 →	前胸部 →	腹部 →	右足 →…
時間	—	—	10′	45″	45″	45″	45″	45″	45″
合計	—	0′	10′	10′45″	11′30″	12′15″	13′	13′45″	14′30″
湯温（℃）		54	52	52	51.5	51	50.5	50	↓足し湯 52
ウォッシュクロスの温度（℃）				42	41.5	41	40.5	40	42

濡れたクロス

※ポリバケツに湯10Lを用意した場合の目安

かるとすれば，患者さんのところに持っていく頃には，手を入れてタオルを絞れるぐらいになるというわけなのです。

最後に問題になるのは，患者さんの皮膚に当てたタオルの温度です。これは厳密な研究データではありませんが，50〜52℃の湯で絞ったウォッシュクロスは，ほぼ40〜42℃になるといわれています。さらに，身体の1か所を15〜30秒間で拭いたウォッシュクロスを湯に浸けると，湯温は0.5〜1℃下がることもわかりました[2]。表2に54℃の湯温とウォッシュクロスの温度が清拭中にどのように変化するか，データをもとにまとめてみました。

Q 皮膚を露出したまま清拭すると，患者さんのからだにどのような影響があるの？

水1gが蒸発するとき，0.58kcalの**気化熱**（液体が気体に変化する際に必要な熱エネルギー）が奪われます。清拭時，この気化熱の影響が最も大きいのは，皮膚を拭いた直後です。適温で拭いてもすばやく皮膚の湿り気を拭き取って掛け物をしないと，湿り気は水蒸気となって皮膚からどんどん蒸発していきますから，清拭したためにかえって**冷感**を生じてしまいます。

常温下では，無意識のうちに皮膚表面から水分が蒸発し（**不感蒸泄**），この気化熱による**熱放散量**で体温調節を行っています。ですから，清拭時，今すぐ拭かない皮膚部分まで露出すると，そこからも気化熱が奪われ，患者さんは不必要に体温を奪われることになります。これでは看護ケアをする意味がありませんね。

Q 清拭にはどのようなマッサージ効果があるの？

清拭で身体を拭く動作は，**筋線維**に沿って，末梢から中枢へ少し力を入れて行います。これは，**血管壁**や骨格筋を圧迫して組織に緊張と弛緩をもたらす効果があり，**血流**を促進します。また，清拭中の**体位**

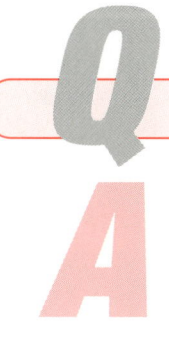

変換や**寝衣交換**は，**関節の屈伸運動**にもなります。**長期臥床**中の患者さんは，**うっ血**や**血栓**，**筋萎縮**や**関節の拘縮**などが起こりやすくなりますから，それらの防止のためにも，毎日の清拭時に温かいタオルで**血管を拡張**させ，皮膚組織や筋のマッサージを行うことは重要な**予防的ケア**にもなるわけです。

文　献
1) 深井喜代子，掛田崇寛，新見明子，他：癌性疼痛患者の痛みの評価と緩和ケア，臨牀看護，25(10)：1555-1562，1999.
2) 深井喜代子，關戸啓子：清拭時の湯温と皮膚温の変化に関する実習．看護教育，40(8)：722-728，1999.

12 清潔の援助②
洗　　髪

洗髪はトータルケア

　清潔ケアのなかで患者さんに最も喜ばれるのは，実は洗髪かもしれません。なぜなら，全身清拭や口腔ケアはほとんどの患者さんにルーチンとして行われ，実施頻度においては健康者と変わりません。しかし，看護ケアとして病院などで行われる洗髪の頻度はどうでしょう。清拭と同じように毎日洗髪を実施している病院は，まずありません。仮にみなさんが入院して，安静の必要性から週1回しか洗髪が許可されないとしたらどうでしょうか。べたついた頭髪，頭皮の"ふけ"，瘙痒感（かゆみ）*，悪臭などの不快体験はだれもあるでしょう。頭部の不潔は他者にもすぐにわかりますから，人と会うのも億劫になりますね。闘病意欲も減退しそうです。
　このように，洗髪は身体の清潔だけでなく，精神衛生のためにも重要なケアといえるのです。この方面の看護研究はわが国では比較的盛んです。そこから得られた研究成果を引用しながら，この項では洗髪というケアを科学的な視点で見直してみましょう。

*皮膚感覚の一種で，常に搔破欲（搔きたい衝動）を伴う。部位覚に乏しい。皮膚痛覚神経がごく軽度に刺激されて惹起されると考えられてきたが，特異的な受容器が存在するという説もある。

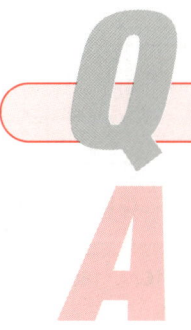

Q ふけ（頭垢）とは？

A 頭皮の特徴は頭毛（頭髪）が密集して生えていることと，皮脂腺や汗腺が多いため，分泌物の量も多いことです。頭皮に分泌される脂質の大半はトリグリセリド（中性脂肪）で，これ自体には頭皮保護作用があります。また，頭皮にはリパーゼを産生する常在菌が生息していて，この中性脂肪をグリセリンと脂肪酸（大部分が遊離脂肪酸）に分解します[1]。この常在菌自体には害はないのですが，その分解産物である遊離脂肪酸は毛包に炎症を起こしやすくしたり，頭皮を刺激してかゆみを引き起こす性質があります。また，遊離脂肪酸は頭皮の悪臭

の原因にもなります。

一方，体表面を覆う**表皮**では，その**基底層**の細胞が次々に変化しながら約30日かけて表面に移動し，**角質化**した古い表皮細胞を脱落（剥離）させて入れ替わります。この表皮角質層の細胞が寿命を終えて剥離したものを**落屑**といいます。体表では落屑は汗や皮脂などと一緒になって**垢**となります。頭皮でも同様の仕組みで垢がつくられるのですが，皮脂腺から分泌される多量の脂質や汗腺からの汗と混じって，いわゆる"**ふけ**"（**頭垢**とも書きます）として頭皮表面に膜状に付着した状態で存在するのです。

Q&A "ふけ"が増えるとどうなるの？

洗髪後"ふけ"は漸次増加し，適度の湿潤と保温，そして栄養が保証された，細菌の繁殖に好適な環境となります[2]。加藤らによって，頭部の皮脂のうち，中性脂肪（トリグリセリド）の分解によってできた遊離脂肪酸量もまた，ほぼ"ふけ"の量と並行して増加することがわかっています（図1）[3]。頭皮に常在する細菌は大半が**ブドウ球菌**ですが，これ自体は通常**病原性**がありません。しかし，前に述べたように細菌が脂質を分解して産生する遊離脂肪酸は，悪臭や瘙痒感，それに炎症の原因になるので，できるだけ"ふけ"が多くならないうちに洗髪する必要があるわけです。

では，洗髪後どれくらいで細菌は増殖してくるのでしょうか。図2

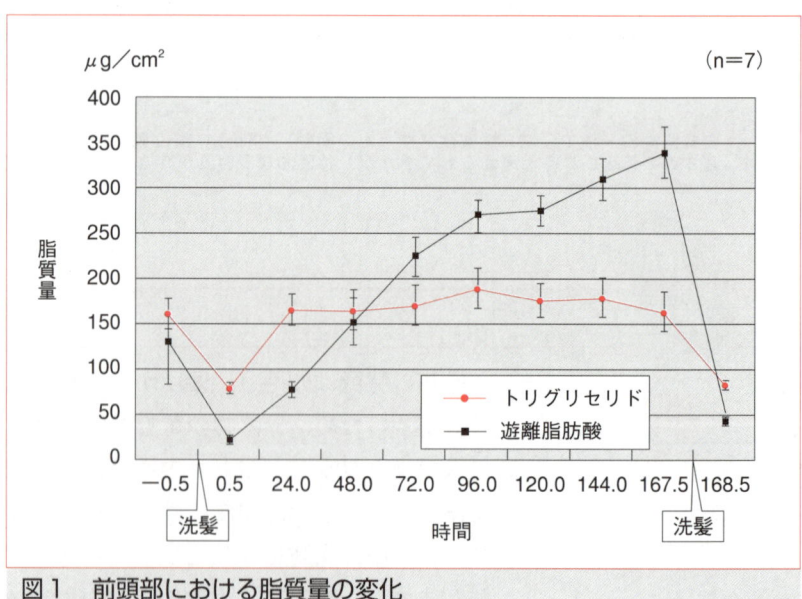

図1　前頭部における脂質量の変化

グラフ上の数値は平均値±標準誤差を表す。
（加藤圭子，深田美香：頭部の皮脂と洗髪；洗髪による頭皮皮表皮脂の変化，臨牀看護，26(3)：418，2000．図5を引用）

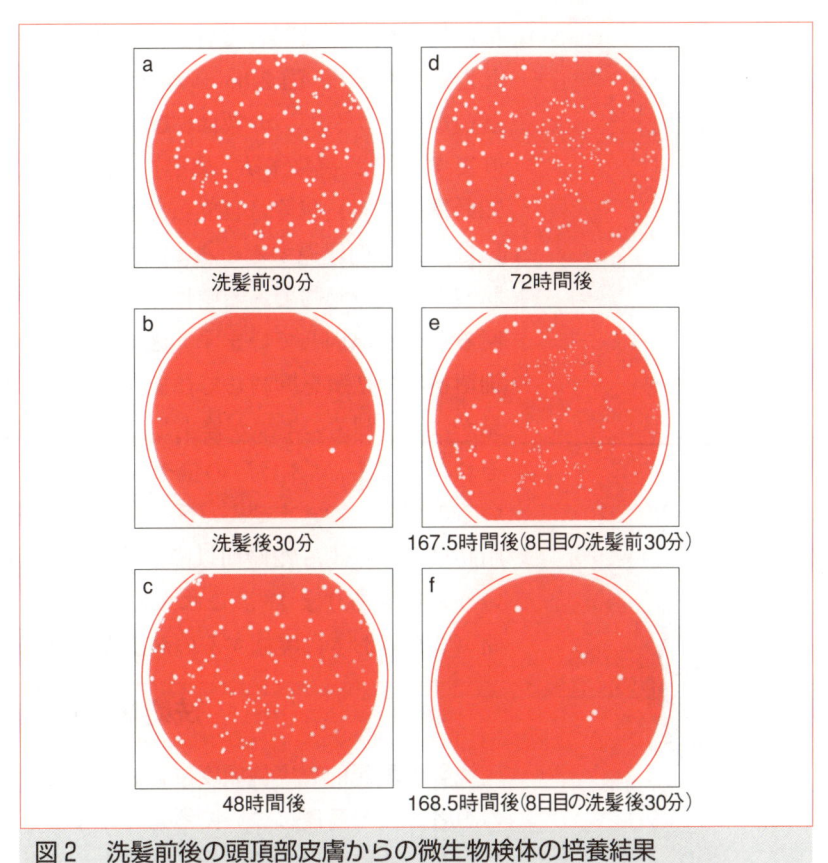

図2　洗髪前後の頭頂部皮膚からの微生物検体の培養結果

a　洗髪前30分
b　洗髪後30分
c　48時間後
d　72時間後
e　167.5時間後（8日目の洗髪前30分）
f　168.5時間後（8日目の洗髪後30分）

（加藤圭子，深田美香：頭部の細菌と洗髪；洗髪による頭皮皮表細菌の変化，臨牀看護，26(4)：576，2000．写真1を改変）

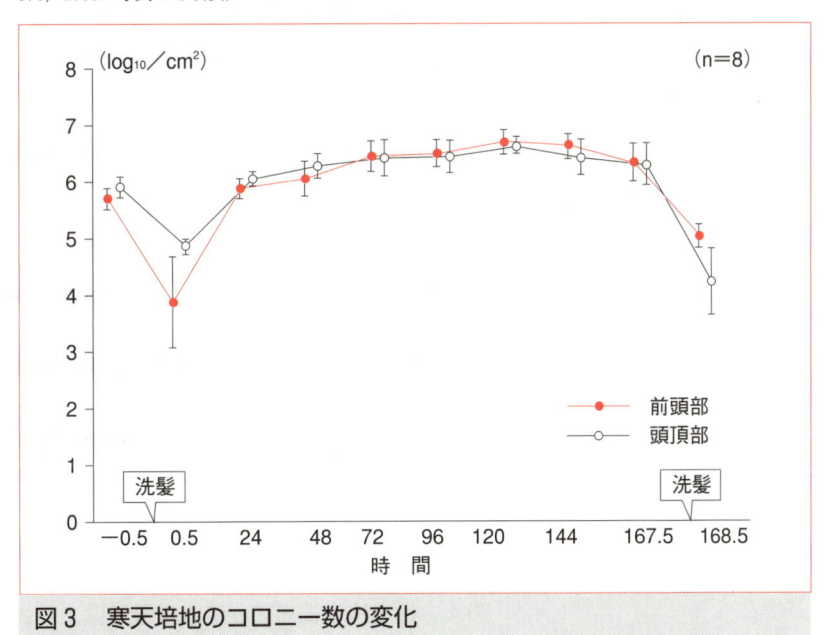

図3　寒天培地のコロニー数の変化

グラフ上の数値は対数変換したもので，平均値±標準誤差を表す。
（加藤圭子，深田美香：頭部の細菌と洗髪；洗髪による頭皮皮表細菌の変化，臨牀看護，26(4)：578，2000．図5を引用）

は洗髪前後の頭頂部の皮膚から採取した微生物検体を寒天培地で培養した結果です[4]。図2 b, fのように，洗髪直後の頭皮には菌がほとんどいない（コロニーの数はbではわずかに3個，fでは5個）のがわかります（「4．感染予防」参照）。その後，次第に細菌数は増えますが，72時間（3日）以降は目立った増殖はみられなくなります（d）。これには，72時間経過するころに細菌が脂質分解によって産生した遊離脂肪酸が頭皮分泌物である中性脂肪（図中のトリグリセリド）の量を上回ることが原因しています（図1）[3]。というのは，遊離脂肪酸は逆に細菌自身の増殖を抑制してしまうので，増殖数と死滅数が相殺されて，見かけ上，細菌の増殖が停止したように見えるからなのです（図3）[4]。それにしても，"ふけ"の量や人体に有害な遊離脂肪酸は増え続けているので安心できません（図1）[3]。その証拠に，遊離脂肪酸量が中性脂肪量と逆転する72時間以降は，頭皮からの悪臭が急激に強くなるという報告もあります[2]。これらの実験結果から，加藤らは洗髪は72時間（3日）おきに実施するのが望ましいと結論しています[2〜4]。

Q&A 洗髪が患者さんにもたらす苦痛は？

洗髪の理想的な実施頻度に結論が出たところで，今度は洗髪実施時の患者さんの苦痛について考えてみましょう。ベッド上でのケーリーパッドや洗髪車による洗髪にしても，洗髪台による洗髪にしても，患者さんは浸水の不安や特定部位の持続的筋緊張による筋疲労で，洗髪中は決して安楽な姿勢が保てているとはいえません。看護者は，洗髪時の患者さんの苦痛を適切に評価することで何らかの対処ができるはずです。

図4は洗髪台で洗髪する際の表面筋電図を記録したものです[5]。表

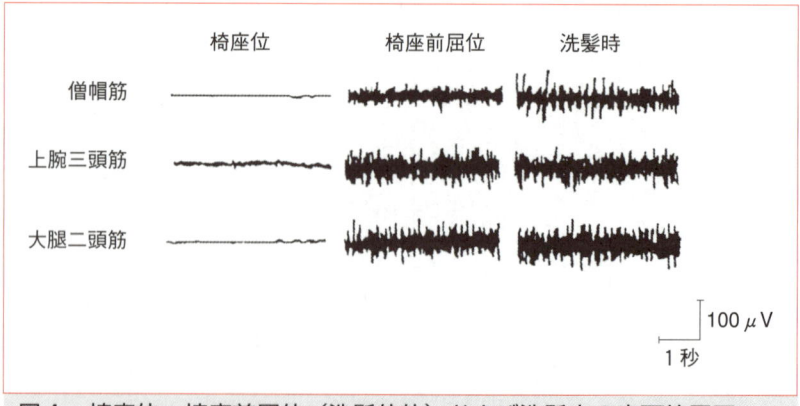

図4　椅座位，椅座前屈位（洗髪体位）および洗髪中の表面筋電図

（深田順子，米澤弘恵，石津みえ子，時々輪浩穏，中村恵子，藤井徹郎，長野きよみ，太田節子，森田チエコ：椅座前屈位洗髪時における筋負担，日本看護研究学会雑誌，21(2)：31，1998．図2を引用）

面筋電図というのは，筋中央の皮膚上に円盤型の表面電極を貼り，筋電図（筋の活動電位：EMG（electromyogram））を導出する方法です。このほかに，筋内部に減菌した針電極を刺入して筋電図を記録する方法もあります。筋肉に活動電位が生じる（筋電図が記録される）ということは，筋収縮が起こっていることを表わしています。

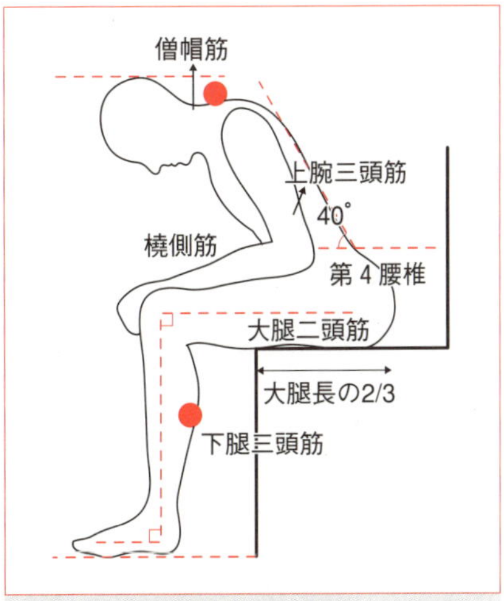

まず，リラックスした椅座位（背もたれに背中を付けて椅子に腰かけた状態）では筋活動はほとんどみられませんが，座位のまま前屈位姿勢をとると僧帽筋，上腕三頭筋，大腿二頭筋いずれも強く収縮する（筋電図波形が大きくなる，つまり収縮する筋線維の数が増し，強縮*が起こること）様子がわかります。さらに前屈位で洗髪を行うと，この図では僧帽筋の活動が増大しているのがわかります。

このような筋電図を5つの筋肉からそれぞれ記録し，その波形を積分（筋電図波形の面積を計算して，筋活動の相対的大きさを評価する方法）した結果をまとめたのが図5です[5]。これによると，単なる椅座前屈位では上腕，大腿，下腿，肩，前腕などの筋に大きな活動がみられますが，洗髪中はこの上にさらに下腿（下腿三頭筋）と肩（僧帽筋）の部位に筋負担が増えることがわかりました。この結果から，洗髪台での洗髪の際には，洗髪中に患者さんが手すりを把持できるようにするなど，力を分散させて個々の筋負担を軽減するような工夫が考えられます。

また，ケーリーパードを使用したベッド上での洗髪では両側胸鎖乳突筋と腹直筋の筋負担が大きいが，円座を補助具としてケーリーパードの下中央に置き，その中心に頭部を載せるようにすると，両筋の負担が有意に軽減することが確かめられています[6]。

今回紹介したような基礎研究（健康者を被験者に実験室などで行う研究）は，洗髪に限らず看護ケアを向上させる貴重なデータを提供してくれます。

図5　椅座前屈位で洗髪したときの筋負担度順位

洗髪時には僧帽筋と下腿三頭筋（●）の筋負担が著明に増大した。
（深田順子，米澤弘恵，石津みえ子，時々輪浩穏，中村恵子，藤井徹也，長野きよみ，太田節子，森田チエコ：椅座前屈位洗髪時における筋負担，日本看護研究学会雑誌，21(2)：30，1998．図1を改変）

*筋は筋に1回の活動電位が生じると，筋収縮が1回起こる。これを単収縮または攣縮（twitch）という。通常の骨格筋の運動では，筋に連続して活動電位が生じ，一つひとつの活動電位に対応して筋は収縮する。このとき，収縮の加重（前の収縮が終わりきらないうちに次の収縮が始まる結果，収縮力が増す）が起こる。これを強縮（tetanus）とよぶ。

文 献

1) 山村雄一，他編：皮膚の構造と機能Ⅲ，中山書店，1982，p.83-95.
2) 加藤圭子，深田美香：頭部の落屑量と不快感；洗髪による落屑量と快感の変化，臨牀看護，26(5)：730-737, 2000.
3) 加藤圭子，深田美香：頭部の皮脂と洗髪；洗髪による頭皮皮表皮脂の変化，臨牀看護，26(3)：414-420, 2000.
4) 加藤圭子，深田美香：頭部の細菌と洗髪；洗髪による頭皮皮表細菌の変化，臨牀看護，26(4)：573-582, 2000.
5) 深田順子，米澤弘恵，石津みえ子，時々輪浩穏，中村恵子，藤井徹也，長野きよみ，太田節子，森田チヱコ：椅座前屈位洗髪時における筋負担，日本看護研究学会雑誌，21(2)：29-37, 1998.
6) 石井範子，千田富義，戸井田ひとみ，平元泉：ケリーパード洗髪における補助具の効果，日本看護研究学会雑誌，17(1)：43-48, 1993.

13 清潔の援助③
入浴・足浴

清潔ケアの付加的効能

　入浴や足浴は代表的な清潔ケアとして日常頻繁に実施されています。身体の一部または全身を水（または温水）に浸す水浴ケアには，保清のほかに，浸水した皮膚面を広範囲に温度刺激するという重要な生理作用があります。皮膚の温度刺激（温刺激または冷刺激）には鎮痛やリラックス効果のあることが知られています。また，浴槽の中で浮力を利用した運動機能のリハビリテーションはよく行われています。

　この項では，入浴や足浴などの，清潔ケアとは別のこうした付加的効能に注目してみましょう。こうした知識をもつことは清潔ケアの質と効果をより高めるのに役立つはずです。

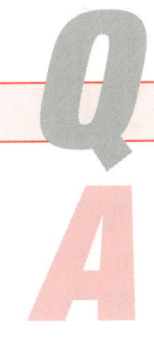

Q 入浴するとなぜリラックスするの？　また湯冷めを防ぐにはどうすればいいの？

A
　風呂に浸かると身体が軽くなり，リラックスした気分になるのはだれでも体験します。これは，水面下の身体の容積に等しい湯の重さ（浮力）だけ体重が軽くなるからでしたね。そして，私たちはその浮力と同じ力（水圧）を体表面でも受けています。重力の影響が少なくなるので，普段，姿勢を保つために働いている筋群（抗重力筋，主に伸筋）の活動は弱まります。つまり，入浴するという行為だけでも筋緊張はほぐれ，皮膚はごく軽くですが，圧刺激を受けていることになるのです。

　温かい湯に浸かれば，当然皮膚に温度刺激が加わります。外気温が冷たい冬季では，入浴には身体を加温して入眠を促す目的も加わります。そのため，適温の湯に浸かる（冬季は41～43℃），湯上がりには部屋を暖かくしてすばやく水分を拭き取る，保温性の高い寝衣を着るなど，湯冷めを防ぐ工夫が必要です。図1は保温性のあるパジャマの体温保持効果を調べた結果です[1]。この実験から，保温性のあるサー

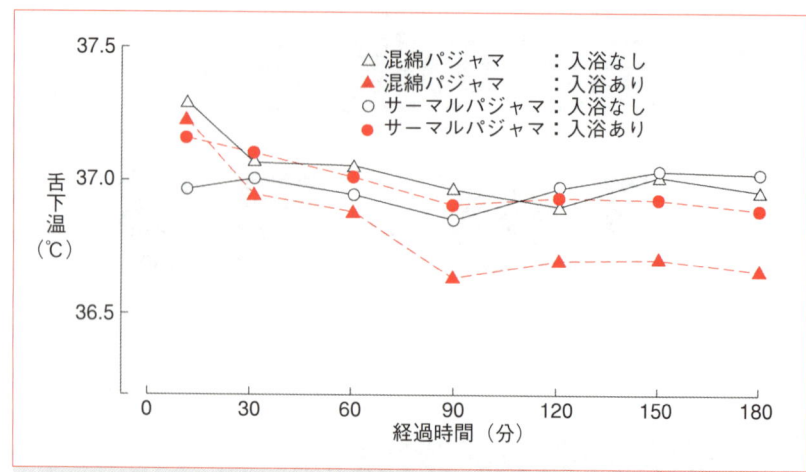

図1 入浴後のパジャマ着用による舌下温の変化

(田中正敏,他:パジャマ着用時の温熱反応の比較実験,日本衛生学会誌,43:557,1988.より引用)

マルパジャマは綿のパジャマに比べて,特に入浴後の保温効果が優れていることがわかりますね。綿素材は**吸湿性**は高いですが,このように保温性に乏しいので,手足が冷えて眠れないと訴える患者さんには,綿の寝衣は避けたほうがいいようです。

Q&A 足浴にはどのような効果があるの?

入浴や足浴には快適な気分にさせる効果がありますが,実際に生体にはどのような反応が起こっているのでしょうか。図2[2)]は足浴を実施した際の**心電図**から**スペクトル解析***によって**自律神経活動**を調べたものです[2〜4)]。aでは空の足浴槽で足浴動作だけをしていますが,動きによる**交感神経活動**(LF/HF)の亢進がわずかにみられる一方,**副交感神経活動**(HF)は動作中減少しています。実際に湯の中で足浴をすると(図2,b),この場合も交感神経活動は一時的に亢進し,同時に副交感神経活動も低下しています(bの足浴中の値)。ところが,副交感神経活動は足浴後しばらく亢進した状態を維持し,いったん低下した交感神経活動も再び亢進することが明らかになりました。

このことは次のように解釈されます。つまり,足浴による温熱刺激は,まず一過性に湯に触れた**皮膚血管**を収縮させ,次いで皮膚および**筋血管**を次第に拡張させます(いずれも交感神経のはたらき)。これによって足部の**血流量**は増加し,効率的な血液の加温が進みます。このとき心拍数はやや緩徐になる(副交感神経のはたらき)ことが確かめられており[2)],足浴で温められた血液がゆっくりと循環して全身が**加温**される仕組みが推測されます。

このほかには,足浴時の交感神経活動が低いほど快適度が高い(こ

*心拍動のリズムは一見規則正しくみえるが,厳密にいうと"ゆらぎ"とよばれるわずかな変動がある。これを呼吸性不整脈とよぶ。これは,吸息時に胸腔内陰圧が高まり心臓への静脈還流が増加すると,反射性に頻脈を起こす機序(ベインブリッジ反射)によって起こる。呼吸性不整脈には迷走神経(副交感神経)が関与することがわかっているので,心拍動のリズムを解析することによって交感神経と副交感神経の活動状態が評価できるはずである。この原理を利用した自律神経活性解析法がスペクトル解析である。この解析法では,1拍ごとの心電図R波の間隔(R-R間隔)の変動を計測し,周波数帯域とパワー(出現率に相当する概念)の関係を調べる。

*相関関係とは2つの変動する数（変数という）の間に成立する一定の関係をいう．身長と体重のように2つの変数が相伴って増加するような場合には，正の相関関係があるという．

のような二者関係を負の**相関関係**＊があるという）というデータも得られています[5]．

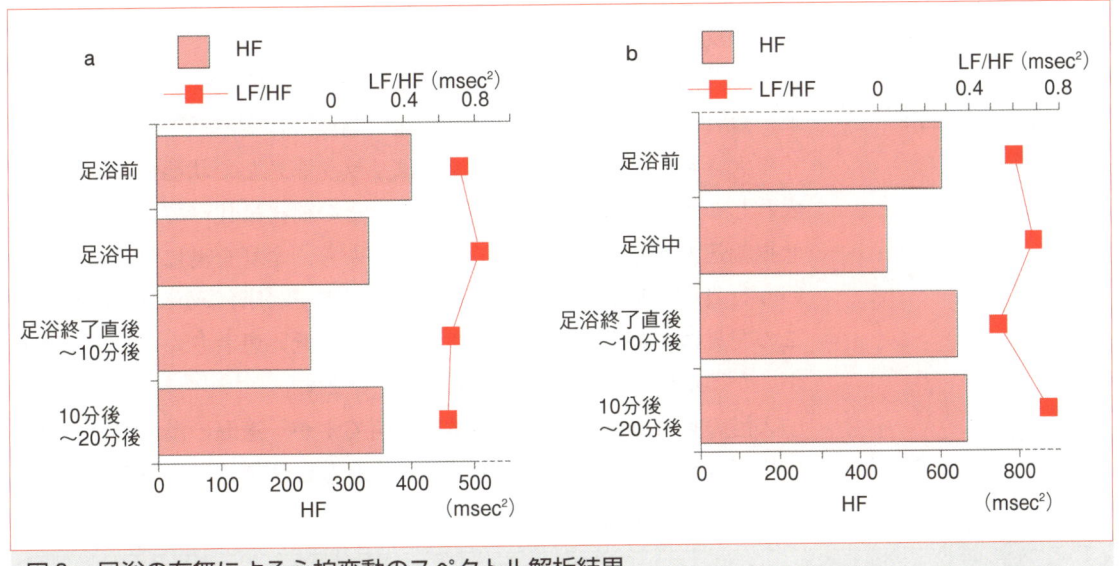

図2　足浴の有無による心拍変動のスペクトル解析結果

aは対照（足浴動作のみ），bは湯温42℃での実際の足浴．HFは副交感神経の，LF/HFは交感神経のそれぞれ活動指標を表わす．
（香春知永：足浴ケアが生体に及ぼす影響（小松浩子，菱沼典子編：Evidence-Based Nursing 看護実践の根拠を問う，南江堂，1998，p.8-9.）．図1-8, 9を引用）

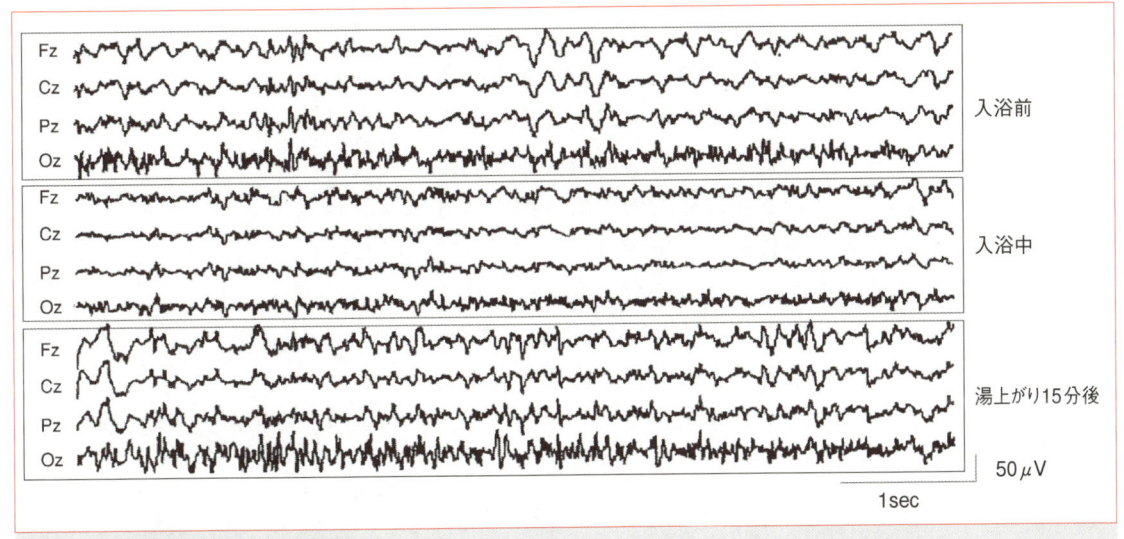

図3　入浴前後のヒトの脳波

被験者は健康な女子学生．上から，入浴前，41〜42℃の湯温の浴槽に5分間入浴中，湯上がり15分後の各脳波．なお，Fz, Cz, Pz, Ozは脳波記録電極の国際標準配置部位を示す（頭皮上正中線上に前から順に隣接して並ぶ点．Czは頭頂部に当たる）．
（楊箸隆哉，藤原孝之：入浴が及ぼす生理・心理作用．I．脳波の周波数解析，日本看護研究学会雑誌，19(2)：45, 1996. 図4を引用）

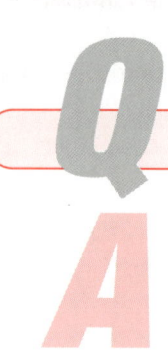

Q 入浴は脳を目覚めさせる？

A　みなさんは入浴するとぐっすり眠れるように感じませんか？　風呂に入ると本当に眠くなるのでしょうか。これも，入浴中に脳波を調べた研究[6]で確かめておきましょう。図3[6]がその結果です。脳波はヒトの頭皮上から脳の電気的活動を連続記録したものです。脳波の波形は振幅（高さ）と周波数（1秒間の波の数）で特徴づけられます。

　一般に，低振幅速波（小さくて速い脳波）は覚醒状態の，高振幅徐波（大きくてゆっくりした脳波）はリラックスした状態や深い睡眠を表わします。図3によると，入浴中はその前後に比べてはっきりした低振幅速波が観察されます。このことから，全身を湯に浸ける入浴という行為は，脳に覚醒反応を引き起こすことが明らかになりました。この発見は，寝たきり状態や意識レベルの低い患者さんにとって入浴がいかに重要な刺激になるかを教えています。

　入浴の覚醒効果と催眠の関係は不明ですが，適温の湯に浸ったときの快適度が高いこと[6]と関連があるのかもしれません。看護生理学領域での今後の研究課題です。

Q 臨床的には，入浴にはほかにどのような効能があるの？

A　以上，入浴や足浴の生理作用を述べてきましたが，こうした作用に基づく様々な臨床的効能が知られています。最後にそのいくつかを紹介しておきましょう。

　部分浴の一つに殿部または陰部を湯または水に浸す座浴があります。座浴は入浴できない患者さんに局所の保清目的で実施されます。患者さんの安静度によっては，安全・安楽に実施するには工夫が必要です。また，座浴でも皮膚刺激作用を利用したケアが可能です。たとえば，出産後の会陰切開痛のある産婦に冷水座浴を用いて非常に効果的であったという報告もあります[7]。

　また，足浴をすると血液中の血栓溶解関連因子が増加するという

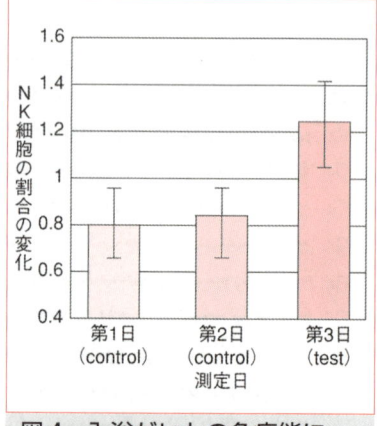

図4　入浴がヒトの免疫能に及ぼす影響

被験者は健康女性4名で，午前，午後の2回の採血データの平均値。実験は1日目と2日目は夜間に，3日目は昼間（2回の採血の直前）に入浴した。
（井上都之：入浴と細胞性免疫機能の関連性についての検討，第20回日本看護科学学会学術集会講演集，2000, p.61. より引用）

＊ナチュラルキラー細胞（natural killer cell）：がん細胞やウイルス感染細胞を捜し出して破壊するリンパ球。細胞傷害活性が（抗原曝露なしで）自然に備わっているため，この名がある。ストレスや感情変化などで容易に細胞活性が変化することが知られている。

報告があり，足浴の血栓予防効果が期待されています[8]。

さらに，入浴すると血液中の**NK細胞**＊の数が増加することから，入浴に生体の**免疫力**を高める効果があることも示唆されています（図4）[9]。

こうした看護ケアの効能は，日々の実践に応用されることをとおして，さらにその真価が確証されていきます。よいと思われるケアは積極的に実践することが，看護の進歩につながります。

文献

1) 田中正敏，他：パジャマ着用時の温熱反応の比較実験，日本衛生学会誌，43：557，1988.
2) 香春知永：足浴ケアが生体に及ぼす影響（小松浩子，菱沼典子編：看護実践の根拠を問う，南江堂，1998，p.1-11）.
3) 早野順一郎：心電図R-R間隔変動のスペクトル解析（日本自律神経学会編：自律神経機能検査，第2版，文光堂，2001，p.57-64.）.
4) 佐伯由香：評価技術のエビデンス：循環動態と快適性，臨牀看護，29(13)：2113-2122，2003.
5) 楊箸隆哉，西田礼子，石川（篠原）千津，坂口けさみ，大平雅美，木村貞治，藤原孝之：足浴が及ぼす生理・心理的影響(2)；心拍変動解析の結果から，日本看護研究学会雑誌，20(3)：398，2000.
6) 楊箸隆哉，藤原孝之：入浴が及ぼす生理・心理作用．Ⅰ．脳波の周波数解析，日本看護研究学会雑誌，19(2)：43-50，1996.
7) Lafoy, J., Geden, E.A.：Postepisiotomy pain；warm versus cold sitz bath, J. Obstet. Gynecol. Neonatal Nurs., 18(5)：399-403，1989.
8) 杉崎一美，橋爪永子，永見桂子，村嶋正幸，松陰宏：「足浴」の血栓予防効果に関する検討；静脈うっ血刺激による血流・血管皮細胞関連因子の変化，日本看護研究学会雑誌，23(3)：133，2000.
9) 井上都之：入浴と細胞性免疫機能の関連性についての検討，第20回日本看護科学会学術集会講演集，2000，p.61.

14 清潔の援助④
会陰部ケア

会陰部ケアの目的

　骨盤底表面の尿生殖器と肛門を含む部位を，看護では陰部とよぶことが多いのですが，正しい解剖学用語は会陰部です。そこで，この項では一貫して会陰という用語を用いることにします。

　会陰部は身体の中でも特に個人的な部位で，同部の保清を他者に委ねることはまずありません。会陰部のケアは幼児期に躾として排泄訓練に乗じて親から教育されるものです。しかし，歯磨きや洗顔のようなセルフケアと違って，会陰部のケアが果たして適切に行われているかどうかはわかりにくいものです。妊婦さんが産褥期に指導を受けて初めて正しい会陰部ケアの方法を知る場合もしばしばあります。

　この項では，会陰部の解剖生理，感染予防，ケア技術の観点から会陰部ケアについての知識を整理しておきましょう。

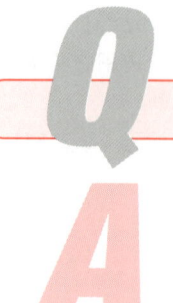

Q 会陰部とは？

A 　まず，会陰部の形態を体表解剖学的に確認しておきます。会陰perineumとは体幹下面で，前方は恥丘（皮下脂肪組織の豊富な，陰毛に覆われた部位），後方は殿部と仙骨，左右は陰部大腿溝（大腿と陰部の境界部）に囲まれた部位です。

　図1は，骨盤（恥骨と坐骨）と尾骨に囲まれた骨盤下口の会陰部領域を殿部方向から見た図です。この図に示したように，肛門前端を通る水平線で会陰部を二分し，その前方部を尿生殖三角（会陰尿生殖部），後方部を肛門三角（会陰肛門部）とよぶことがあります[1]。会陰尿生殖部には発生学的な違いから男女で異なる形態の生殖器が位置し，身体の中で最も性差のある部位であるといえます。すなわち，男性の会陰尿生殖部には陰茎と陰嚢，女性では陰核，小陰唇，外尿道口，腟口などがあります。一方，会陰肛門部にはほとんど性差がなく，体表解

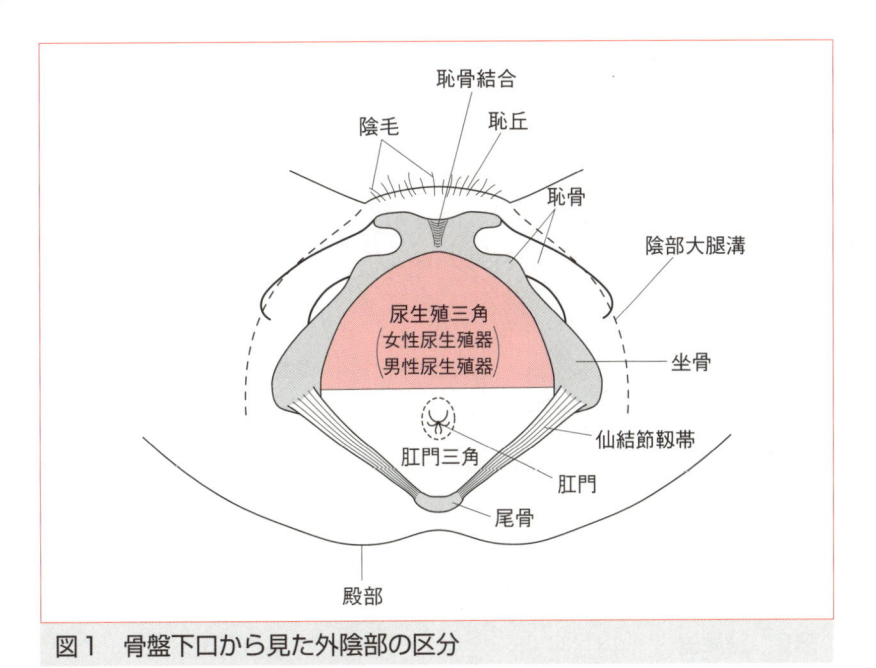

第2章　日常生活の自立を支える技術

図1　骨盤下口から見た外陰部の区分

剖学的には肛門と肛門周囲の皮膚から成っています。肛門周辺の皮膚は色素沈着が強く，皮脂腺や汗腺があり，毛が生えています。

Q 会陰部の保清は感染症を予防するために重要なの？

A　ここで，感染予防の観点から，会陰部に開口する器官の特徴を整理しておきます。まず，外尿道口ですが，これは女性では尿道の，男性では尿道と前立腺の開口部です（**図2**）。尿路としての尿道をさかのぼると，膀胱，尿管から腎臓に至ります。この経路には，外尿道口にある外尿道括約筋（横紋筋），尿管と膀胱の境界にある内尿道括約筋（平滑筋），そして尿管口の弁機構（尿管が斜めに膀胱に開口）という，膀胱から尿管への機能的な逆流防止機構は備わっていますが，微生物感染には無防備な状態といえます。特に，女性の尿道は約 **4 cm** と短いので，男性（約 **20cm**）に比べて尿道炎，膀胱炎などの **尿路感染症** が起きやすい構造といえます。男性にはこのほかに前立腺炎がありますが，これも尿路感染症の一つです。

　外尿道口から侵入した細菌は膀胱という絶好の温床で増殖します。そして，膀胱内に細菌感染が起こると，尿管を経由して腎臓へと感染が容易に上行する危険があります。

　適度の水分を摂り，一定量の尿（成人では1日約1.5l）を排出していれば，尿路に侵入したほとんどの細菌は尿と一緒に排出されます。適量の水分摂取と排尿があり，会陰部の清潔が保たれていれば，健康者には尿路感染が起こることはまれです。

| a 女性の泌尿器 | b 男性の泌尿器 |

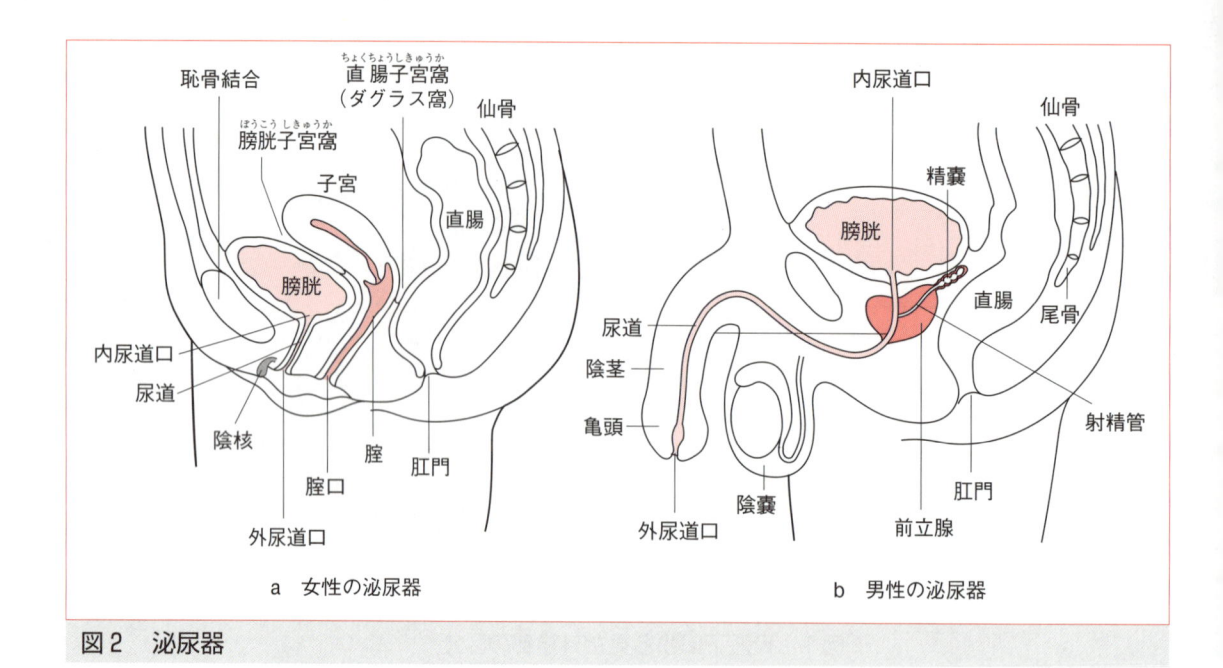

図2　泌尿器

これに対して，腟と腸には**感染防御機構**が備わっています。すなわち，腟には**腟桿菌**が常在していて腟粘膜のグリコーゲンを分解して乳酸を産生するため，腟内が酸性（pH4.2〜5.0）に保たれるので細菌が増殖しにくくなっているのです。これはヒトに備わった一種の母性保護機能であるといえるでしょう。また，肛門に続く腸内には多くの腸内細菌が常在しています。そのうちの一つの乳酸菌にはこれまで整腸作用があることが知られていましたが，最近，免疫系を賦活するはたらきがあることもわかってきました。

こうしてみると，会陰部では外尿道口からの感染の危険性が最も高いといえます。そして，尿路感染の原因菌の大半が**大腸菌**であることを考えると，排泄後の会陰部の保清がいかに大切かがわかるはずです。

Q 会陰部ケアの留意点は？

A 会陰部には泌尿器および生殖器の開口部と肛門が隣接しているので，健康者でも保清を怠っていると，排泄物による悪臭や皮膚の炎症，また尿路感染などを起こす場合があります。特に，おむつ使用を余儀なくされているADL（activities of daily living）の低い患者さんや寝たきりの高齢者では，清拭や排泄ケアの際に会陰部のケアも併せて行い，消臭や感染予防に努めましょう。

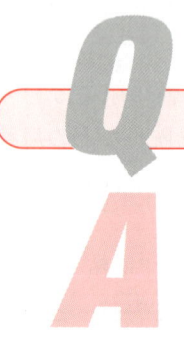

図3に会陰部清拭の留意事項をまとめておきました。これは一見よく知られた手順ですが，排泄や分泌のために不潔になりやすい会陰正中部（外尿道口，腟口，肛門が直線上に位置する）を最初に拭き，次

第2章 日常生活の自立を支える技術

a. 女性　　　　　　　　　　b. 男性

陰嚢の裏面　　亀頭部と外尿道口を洗う

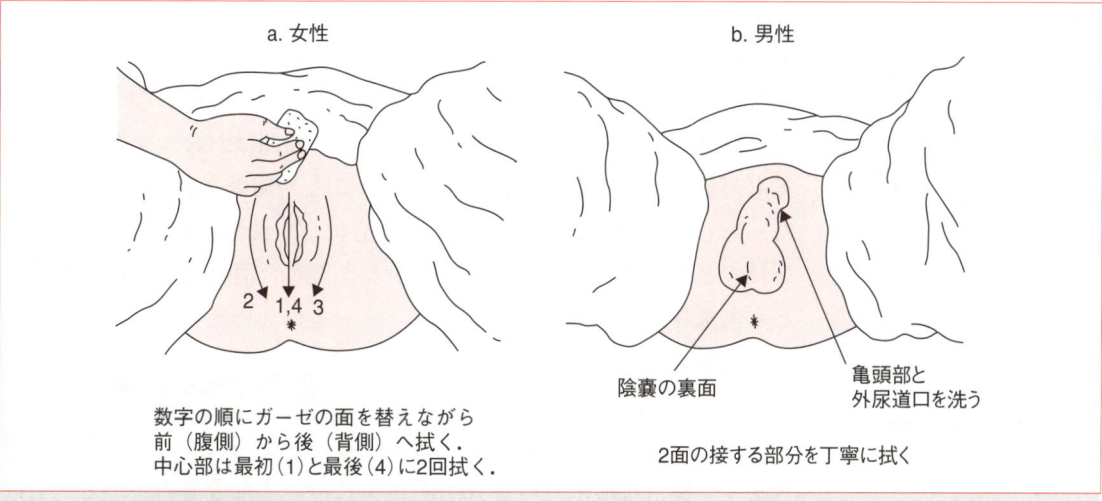

数字の順にガーゼの面を替えながら
前（腹側）から後（背側）へ拭く．
中心部は最初（1）と最後（4）に2回拭く．

2面の接する部分を丁寧に拭く

図3　会陰部清拭の留意点

（岡田淳子：基礎看護学③基礎看護技術〈新体系看護学18〉，メヂカルフレンド社，2002，p.267．図3-45を引用．）

に左右を，そして最後にもう一度正中部を，それぞれ上から下方向へ（腹側から背部方向へ）計4回拭くようにします。女性の場合（a）は特に，外尿道口と肛門が近接しているので注意が必要です。会陰部用のタオルを使う場合は，タオルの清拭面を必ず汚れていない新しい面に替えるようにします（計4回替える）。導尿の場合にはヒビテン綿球を使いますが，外尿道口を中心に，これと同様の手順で計4個の綿球で無菌的に拭きます。また，男性（b）では会陰部皮膚と接触する陰嚢の裏面も注意深く拭き，清拭後は乾いたタオルで湿気を取り除いておきます。この部分に湿気があると接触による皮膚摩擦が大きくなり，皮膚炎の原因になるからです。

Q 会陰部の洗浄効果とは？

A 会陰部の清拭時やおむつ交換の際には，できるだけ洗浄（**陰部洗浄**）も実施したいものです。会陰部を微温湯で洗い流すことには，汚れを拭き取るよりも皮膚刺激が少なく，より早く汚れが落ちるという利点があります。これは洋式トイレで会陰部を洗浄するのとまったく同じですね。おむつをしている場合には，おむつカバーが防水シーツの役目を果たすので，むしろ簡便に実施できます。おむつをしていない場合にも，防水シーツに重ねたおむつまたは産褥用のパッドなどを殿部の下に敷くようにすれば，排水用の便器を腰背部に置くより患者さんの負担は少ないはずです。先端に細いノズルを付けたポリ容器などを用いて，流水量を調節しながら効果的な洗浄を行いましょう。そして，洗浄後は皮膚をよく乾燥させてから着衣してもらうようにしましょう。

⓮ 清潔の援助④　会陰部ケア

＊緑茶の抗菌作用は緑茶に含まれるカテキン（緑茶タンニン，タンニンは渋柿などの植物がもつ渋みの成分）による。カテキンにはこのほかに，抗アレルギー作用，血圧上昇抑制作用，抗がん作用など多様な有用性があることがわかってきた。

会陰部の洗浄効果は臨床研究によって検証されています。たとえば，長期臥床中で尿失禁のある患者さんでは，失禁による皮膚汚染が原因で褥瘡をきたす場合がありますが，こうした場合でもおむつ交換ごとに会陰部の清拭（洗浄を含む）を行うと，夜間はおむつ交換をしなくても褥瘡のできる菌体量には達しないことが確認されています[2]。また，おむつ交換時に会陰部を石けん清拭し，洗浄に白湯でなく緑茶＊を使うと，局所の細菌発生数が減少し，優れた消臭効果が得られることも実証されています[3]。

Q&A 座浴の鎮痛効果とは？

最後に，会陰部ケアの一つである座浴 sitz bath について言及しておきます。座浴は殿部だけを10分程度湯に浸ける部分浴の一つで，会陰部の保清だけでなく，痔や膀胱炎，カンジダ症や会陰部の瘙痒症にも効果的だといわれています。通常は椅子の上などに置いた座浴槽に腰掛けて実施しますが，洋式便器に装着できる座浴槽もあります。

一方，座浴には鎮痛効果のあることが看護学者のLaFoyらによって明らかにされています[4]。彼らは出産時の会陰裂傷の痛みに対する冷水および温水座浴の効果を，主観，浮腫，および血腫の評価によって調べました。その結果，冷水，温水ともに鎮痛効果が認められましたが，冷水座浴では浮腫の軽減効果が大きいことがわかりました。

また，医師のShafikら[5]は，肛門裂創（手術中の副損傷または出産による）や痔核（痔静脈にできた静脈瘤）で肛門部痛に対する座浴の効果を調べ，座浴が内臓反射を引き起こすという興味深い報告をしています。彼らは45〜50℃の湯で10分間座浴を実施し，その鎮痛効果を内・外肛門括約筋の筋電図と直腸内圧の記録によって調べました。その結果，鎮痛効果は湯温が高いほど大きくなり，また長時間（最大70分間）持続しました。そして，鎮痛が起こっているときには内肛門括約筋が弛緩すること，この弛緩に伴って直腸内圧も減少することがわかりました。座浴によって直腸温が変化しなかったことから，彼らは，内肛門括約筋の弛緩は温熱刺激による直接効果ではなく，体性─内臓反射＊によると考えたのです。この項の主題とは関係ありませんが，この実験は，座浴が便秘にも効果的であることを教えていますね。

＊体性感覚線維を求心路とし，自律神経を遠心路とする自律神経反射の一つ。つまり，皮膚や筋肉に温熱刺激や機械的刺激を与えることによって，反射性に自律神経機能が変化するような現象のこと。代表的なものには体温調節反射（寒冷刺激による血管収縮）や射乳反射（児の乳頭・乳房の吸飲刺激による乳汁分泌）などがある。

看護者は会陰部ケアを清潔ケアの一つとして，またすべての対象への保健指導の一環として捉え，知識と技術を備えておきましょう。そして，より効果的なケアを探究する態度も忘れないようにしましょう。

文献

1) 星野一正：7. 会陰の部位. 臨床に役立つ生体の観察；体表解剖と局所

解剖,第2版,医歯薬出版,1987,p.195-239.
2) 奥井識仁:おむつ交換に関する細菌学的検討,看護実践の科学,26(10):77-79,2001.
3) 木村久美子,福士いし子,小野千賀子,高杉奈公子,須藤和子:緑茶による陰部洗浄の除菌と消臭の効果,弘前市立病院医誌,9(1):34-37,2000.
4) LaFoy, J., Geden, E.A.: Postepisiotomy pain: warm versus cold sitz bath, J. Obstet. Gynecol. Neonatal Nurs.,18(5):399-403, 1989.
5) Shafik, A: Role of warm-water bath in anorectal conditions; The "thermosphincteric reflex", J. Clin. Gastroenterol., 16(4):304-8,1993.

15 食生活と栄養摂取の援助

食　　欲

食欲を促すケアを探ろう

　本項では人間の基本的ニードの一つである食べること，なかでも食べたいという欲求（食欲）を取り上げます。

　食行為は健康者の成長や活動に欠かせないだけでなく，療養中の患者さんにとっても病気の治癒を早める重要な要素です。身体の自然治癒力とは，創傷や炎症の修復過程や免疫力を指します。それらに必要な細胞の増員は体外から取り入れる栄養によって可能になります。食事は副作用のまったくない最良の薬といってもよいでしょう。患者さんの食欲を促し，食行動を援助するのも看護者の大きな役割です。

　この項では，食事のケアに必要な基本的知識として，食欲の起こる仕組みと，それに影響を与える様々な要因に注目してみましょう。

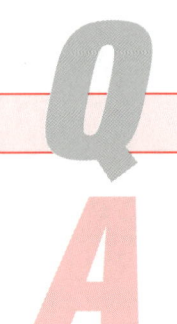

Q 口腔内の組織とはたらきとは？

A　口腔の壁は口腔前庭（口唇の内側と歯・歯茎で囲まれた狭い空間）と固有口腔（上壁は口蓋，下壁は口底，後部は咽頭に通じる口峡）から成っていて，組織学的にはすべて重層扁平上皮*（→p.91）です。

　口腔壁は口腔粘膜ともよばれ，多数の口腔腺をもっています。口腔粘膜には触覚・圧覚，温度感覚，振動感覚，痛覚，そして味覚（口峡部の苦味）などの感覚受容器が存在します。

　口腔壁で囲まれた口腔内には歯列と歯槽（歯茎），そして舌があります。歯槽には味覚以外の感覚が，舌にはそれらすべての感覚がそれぞれあり，苦味の一部を除くすべての味覚は舌の味蕾に存在する味細胞から生じます（図1）[1]。味には4基本味（甘味，塩味，酸味，苦味）があり，舌前半部には甘味と塩味，舌後方縁部には酸味，舌根部および咽頭後壁では苦味が感受されます。最近では第5の味覚として，「だし」のうま味成分（グルタミン酸ナトリウム，イノシン酸など）

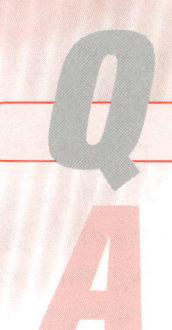

が同定されています。

味覚とは？ 食欲はなぜ起きるの？

味覚は舌の味蕾にある味細胞で受容され，**延髄**から**視床**を経由して**前頭葉**で認知され，**大脳辺縁系**で記憶されます（図2）[2]。**嗅覚**にも眼窩前頭野や扁桃体に至る経路があり，味覚と嗅覚は強く関連しています。この図の伝導路はサルの例ですが，ヒトを含む霊長類ではほぼ同じと考えられています。

a 味蕾

b 舌表面の味覚の分布と神経支配

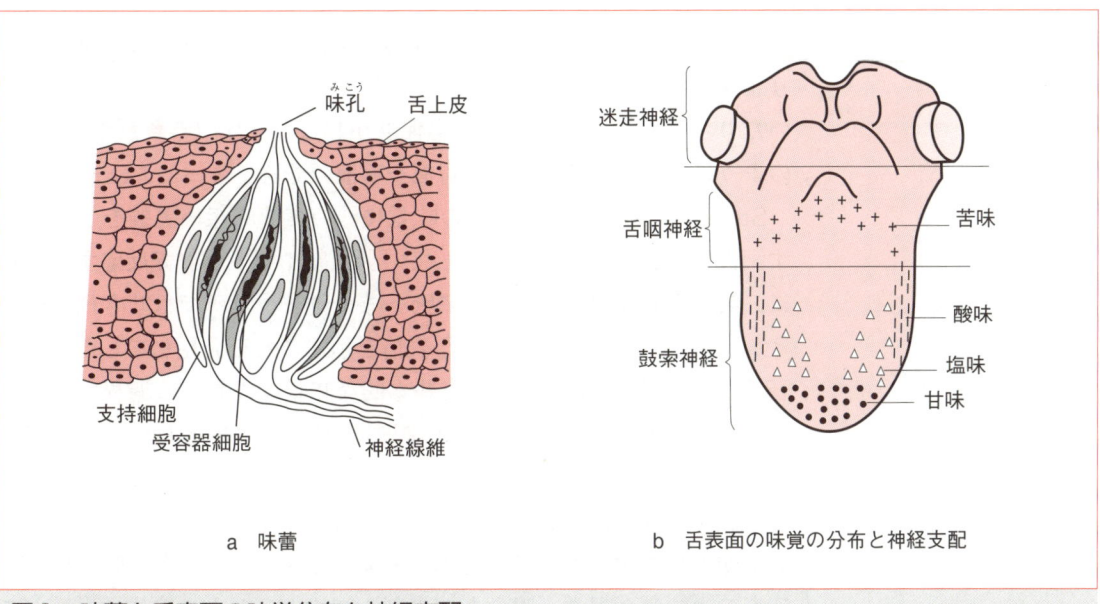

図1 味蕾と舌表面の味覚分布と神経支配

（貴邑冨久子，根来英雄：シンプル薬理学，改訂第4版，南江堂，1999，p.102-103．より引用）

* 上皮は体表や体腔内面，内臓の内面などを覆う組織である。
上皮には扁平上皮，円柱上皮（胃や腸などの消化管内腔面），移行上皮（尿管や膀胱の粘膜），線毛上皮（気道粘膜など）の4種類があり，腺をつくるものや刺激の受容部であるものもある。
口腔内壁は扁平上皮のうちの重層扁平上皮（数層から十数層の細胞から成る強靱な上皮）で覆われている。体表や，食道・直腸下部・腟などの内壁も重層扁平上皮である。これに対して，単層扁平上皮は単層の細胞から成る薄い上皮で，漿膜や肺胞などがそれである。

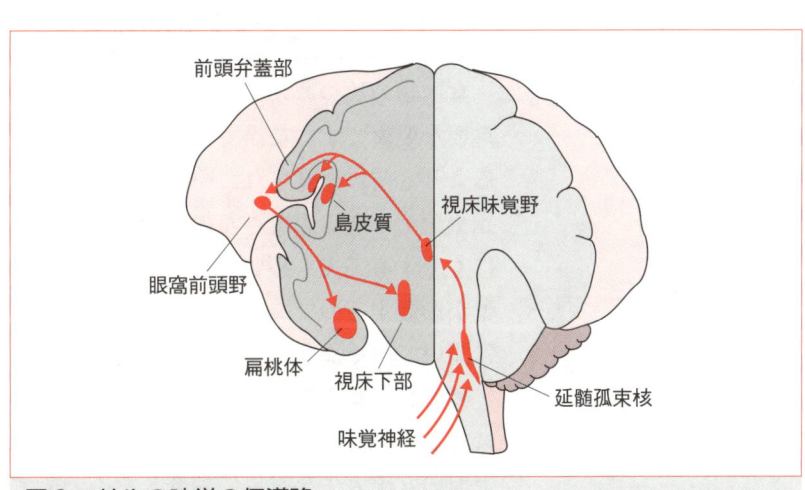

図2 サルの味覚の伝導路

（山本隆：おいしさの知覚（山野善正，山口静子編：おいしさの科学，朝倉書店，1994，p.26.）．図2.11を抜粋）

動物には生きていくために必要な栄養を積極的に摂取しようとする本能行動が備わっています．お腹がいっぱいになると視床下部の満腹中枢にあるグルコース受容ニューロンが活発に活動して，空腹中枢のはたらきを抑制し，食べ過ぎを防いでいます．逆に，お腹がすいて血糖値が下がると，このニューロンのインパルスが減少するので，満腹中枢からの抑制が解除されて空腹中枢の活動は再び活発になり，摂食行動が起こるわけです．一方，長時間食物を食べないと胃の強い収縮が起こり，時に腹鳴を伴って空腹が自覚されるのはだれもが体験することだと思います．

　食物が口に入ると反射的に消化液（唾液および胃液）の分泌が起こります（無条件反射）．また，おいしそうな食事を見たり，献立を聞いたりするだけでも同様に分泌促進が起こります（条件反射）．後者のように大脳皮質が関与する胃液や唾液の分泌を頭相とよびます．

　Steiner（1987）[3]は新生児の味覚について興味深い実験をしています．彼は，新生児が甘味に対して吸啜反射（きゅうてつ）や嚥下反射で反応するほかに，笑うような表情を見せること，また逆に，苦味では吐き出す動作と鼻に皺（しわ）を寄せるなどの不快な表情を示すことを発見しました（顔面表情反射）．出生時のこうした基本的な味覚は成長する過程で様々な食体験の影響を受けて（記憶と学習），個人の嗜好（しこう）として発達していくのです．

　空腹が生理的に自覚されたときに生じる，栄養を取り込もうとする欲求が食欲です．食欲は食行動を誘発します．食欲や食行動を促進するものは味覚や視覚，嗅覚などの刺激ですが，個人の食生活習慣がこれらに少なからず影響するのです．

Q ニオイと視覚は食欲とどのように関係する？

A　食べ物の放つニオイや，色や盛りつけなどの外観もまた，食欲には重要な要素です．なかでも，食品の不快なニオイは，食べ物が口に入るよりも前に知覚され，一気に食欲を減退させてしまいます．食欲不振や悪心（おしん）のある患者さんの場合は，食事を少し冷ましてニオイが立ちにくくする工夫も必要でしょう．嗅覚も味覚同様，過去の食体験の記憶が影響するので，患者さんの嫌いなものに関する情報は体験とともに聞いておくようにしましょう．

　食べ物や献立の色合いも食欲に大きく影響します．ヒトが食品の色に対して抱くイメージが表1にまとめられています[4]．これは20年以上前の女子大生を対象に調査したものですが，現代の日本人も大体同じような傾向を示します．つまり，赤，緑，黄緑，黄色などの暖色系は食欲をそそる色として，逆に青や紫の寒色系は食欲を減退させる色と

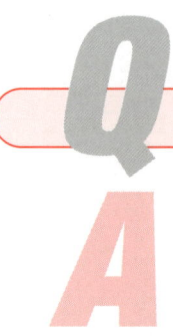

して認識されるようです。また，年齢別に色が食欲促進に影響するかどうかを尋ねた別の調査では，成人以上の年齢層で食欲に色が関係すると答えていました（図3）[5]。この結果からも，食体験が人の嗜好に影響を与えることがよくわかります。また，国際比較すると，好まれる食品の色は洋の東西を問わず暖色系でほぼ一致していました。ところが，嫌われる色には差があり，日本人や韓国人は青が，米国人では紫が最も嗜好度の低い色だったということです[4]。こうした傾向は**食文化**の違いを反映するものでしょう。

また，色の名称と実際の色の対応は文化によって異なるといわれています[4]。色紙などを使って患者さんが表現する色を確認することも必要です。

表1 食品の色に対するイメージ

色	イメージ（頻度%）	回答数
赤	甘い 41，食欲をそそる 24，暖かい 19，甘酸っぱい 17	249
オレンジ	甘酸っぱい 27，酸っぱい 20，暖かい 15，さわやか 13，甘い 13，新鮮 13	297
茶	コーヒー・紅茶 46，渋い色 30，食欲減退 13，暖かい 12	184
黄	酸っぱい 38，さわやか 19，新鮮 16，明るい 15，食欲をそそる 7，甘い 6	307
黄緑	新鮮 43，さわやか 32，食欲をそそる 14，歯ざわりがよい 11	275
緑	野菜 44，新鮮 32，さわやか 18，食欲をそそる 6	417
青	食欲減退 43，色が悪い 23，冷たい 21，苦い 13	243
紫	食欲減退 43，毒々しい 22，苦い 19，渋い色 17	244

対象：女子大生309名，緑に対する回答数が最も多い。
（畑明美，川染節江：色（山野善正，山口静子編：おいしさの科学，朝倉書店，1994，p.238.）．表6.3を引用）

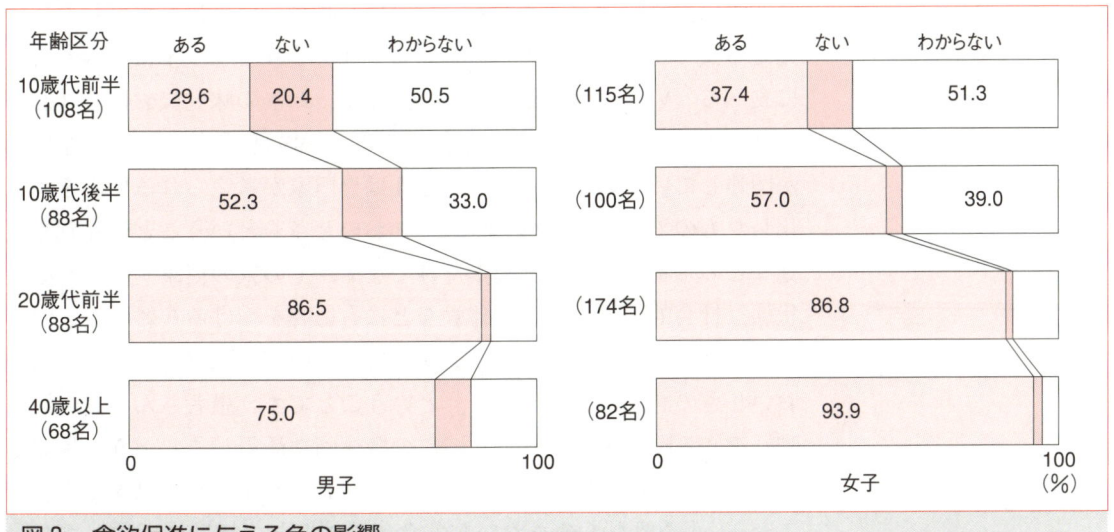

図3 食欲促進に与える色の影響

1990年に実施した年齢別調査。
（川添節江：助成研究の報告1，（財）味の素食の文化センター，1991，p.93．より引用）

Q テクスチャーとは？

A ところで，栄養学の一分野である食品学では，口腔内の感覚を**テクスチャー** textureと表現します。テクスチャーは食べ物の口の中での硬さや粘性，温度，噛んだときの音などの物理的な総合感覚のことを意味する便利な言葉です。「食感」とか「歯応え」「舌触り」「喉ごし」などもテクスチャーの一部です。

日本食には実に多様な食品形態があり，日本人のテクスチャーは西洋人より複雑だといわれます[6]。食品のテクスチャーは，成長発達において歯の力や歯列にも影響します。現代人は昔に比べて軟らかい食品を好んで食べるので顎が発達しにくく，その結果，歯並びが悪くなっていることが問題になっています。ただ，**嚥下困難**のある患者さんには，嚥下しやすい食品形態（プリンや茶碗蒸しなど）を優先的に考慮しなければならないのはいうまでもありません。

最近，時間を有効に使いたいなどの理由で，家族が別々に，しかも自分の好きなものだけを調理して食べるという家庭が増えているそうです。健康的な食習慣を養い，家族の団欒を楽しむという，食行為がもつ本来の目的は忘れ去られた感があります。一方で，忙しい現代人に多い「はや食い」も健康上問題視されるようになってきました[7]。こういう環境で生活する患者さんが適切な食行動をとれるよう援助することは，今後看護者のより重要な役割になっていくはずです。

Q 「おいしさ」とは？

A 空腹は食欲を起こしますが，自分の好物や，いかにもおいしそうに見える食べ物は私たちの食欲をいっそうそそります。単に生きるために食べるという**本能行動**を超えた意味が，ヒトの味覚における「おいしさ」の概念にはありそうです。では，「おいしさ」にはどんな要素が関連しているのでしょうか。**図4**は専門家が考えられる要素を図式化したものです[8]。これによると，「おいしさ」ということは味覚や視覚などの生物学的な感覚要素だけでなく，その人の健康レベルや心理状態，社会的習慣や文化，体験などにも影響を受ける複雑な概念であることがわかります。そして，これからいえる重要なことは，「人のおいしさの評価は修正しうる」ということです。患者さんの食生活や嗜好を知る際の手がかりとしてこの概念図を活用しましょう。患者さんの食習慣上の問題点と，解決の糸口が見えやすくなるはずです。そこから，「必要なものをおいしく食べること」の援助を工夫しましょう。

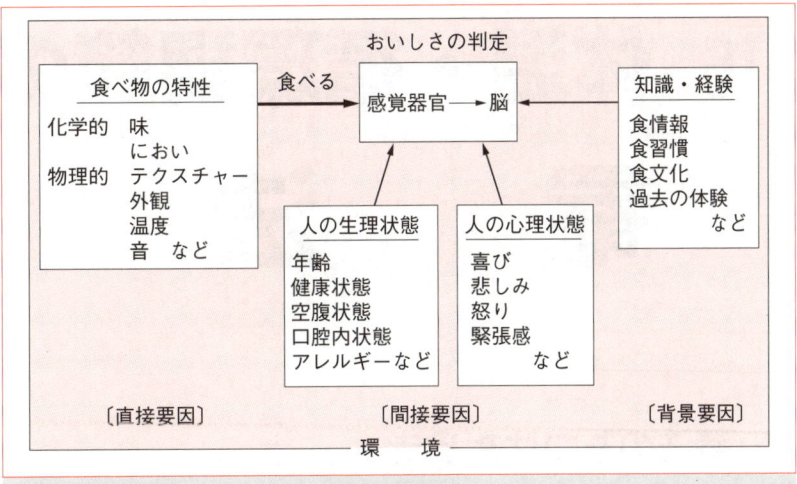

図4 食べ物のおいしさを構成する要因

（島田淳子：臨床栄養，77(4)：367-375，1990．より）

文　献

1) 貴邑冨久子，根来英雄：シンプル生理学，改訂第4版，南江堂，1999，p.102-103．
2) 山本隆：おいしさの知覚（山野善正，山口静子編：おいしさの科学，朝倉書店，1994，8-44．）．
3) Steiner, J.E.：What the neonate can tell us about umami, In Umami；A Basic Taste,（eds. Kawamua, Y. and Kare, M. R.），Marcell Dekker，1987，p.97-123．
4) 畑明美，川染節江：色（山野善正，山口静子編：おいしさの科学，朝倉書店，1994，232-263．）．
5) 川添節江：助成研究の報告1，（財）味の素食の文化センター，1991，p.93．
6) 山野善正，中沢文子：テクスチャー（山野善正，山口静子編：おいしさの科学，朝倉書店，1994，p.186-231．）．
7) 齋藤やよい：食行動と環境（小松浩子，菱沼典子編：Evidence-Based Nursing看護実践の根拠を問う，南江堂，p.23-34，1998．）．
8) 島田淳子：臨床栄養，77(4)：367-375，1990．）．

16 体温・循環調節の援助

罨　　　法

罨法のもつはたらき

　罨法は炎症や充血をとるために，水や湯，または湿布*で患部を冷やしたり温めたりする治療法の一つです。実際，消炎・鎮痛目的で医師の処方箋によって行うことも，また，運動器の理学療法の一つとして実施されることもあります。しかし，罨法はまた，適度な皮膚の温度刺激によって入眠を促すなど，対象の安楽を図るために看護者が主体的に実施できるケアでもあります。

　湯たんぽや氷嚢は簡単に作れますが，なぜそのように作るのか，また，罨法にはどのような効果があるのか，あるいは危険性はないのかなどについて，皆さんはどれだけ知っているでしょうか。

　この項では，罨法の実施にあたって看護者がもっておくべき知識を整理することにしましょう。

*湿布は罨法の一種で，水や湯，あるいは薬液などに吸湿性のよい布を浸したものを絞って用いる方法と，パップpap（巴布）とよばれる糊状にした薬剤を布や紙につけたものを用いる方法とがある。それぞれ皮膚の炎症部に貼って罨法を行う。パップ剤としては生薬（動物や植物の細胞または分泌物，あるいは鉱物などから作った薬）が使われる。薬剤の種類によって，温湿布（温罨法剤）または冷湿布（冷罨法剤）になる。

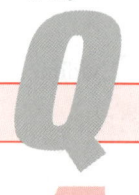

Q 氷枕に空気が残るとどうなるの？

　A　ではまず，罨法の技術的なことに少しふれておきましょう。私たちの日常生活では，病院で使うような温枕や氷枕を目にすることはありません。家庭では温罨法は電気毛布，冷罨法はアイスノン（商品名）の類が代役をつとめているでしょうから，大半のみなさんは学内実習で初めて温枕や氷枕を見たことでしょう。これらの用具は簡単に準備できて経済的ですから，看護実践の場では，やはり将来も罨法の主役となるはずです。

　さて，みなさんが氷枕を作るときに難しいのは，適量の氷と水を入れた後，最後に空気を追い出してから留め金で口を止めるところでし

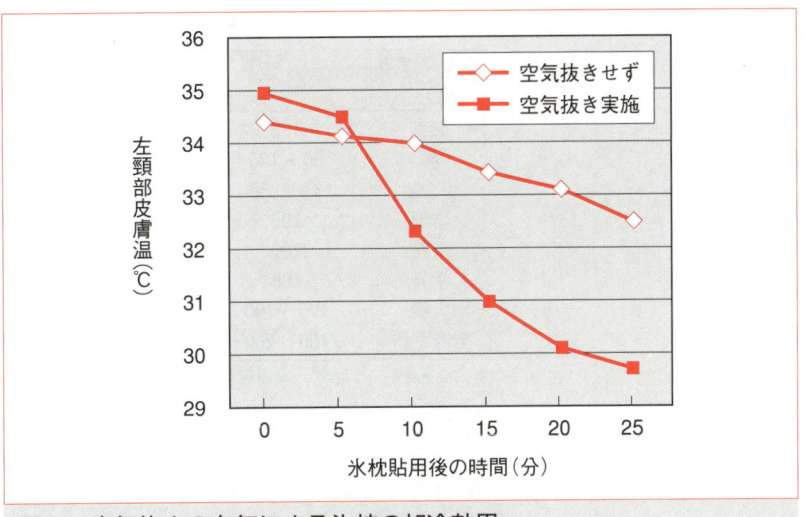

図1　空気抜きの有無による氷枕の加冷効果

ょう。2個の留め金を交互に止めて水漏れを防ぐ理屈はわかりやすいですが，では，なぜ氷枕に空気が残っていてはいけないのでしょうか。空気が入った氷枕では，空気が氷枕の上のほうに集まるので，枕として安定が悪くなることはすぐにわかりますね。また，解熱させたい身体部分，つまり項部から後頭部に密着するのは，空気のたまった部分ということになります。果たして，これで肝心の**加冷効果**は得られるでしょうか。

では，このことを実際に試した実験結果を，**図1**で見てみましょう。これは**空気抜き**をした氷枕（■）としなかった氷枕（◇）をそれぞれ貼用した後，後頸部の皮膚温がどのように変化するかを表わしたグラフです。その違いは一目瞭然ですね。空気を追い出した氷枕では25分間の貼用中に皮膚温は約5.5℃下がっていますが，空気が入っているとわずか2℃しか下がりません。後頸部に接するのは空気が集まった容器の上の部分ですから，このような氷枕では加冷効果は得られず，患者さんはかえって不快感を感じるかもしれません。氷枕を作る際の空気抜きがいかに大切であるかがわかりますね。

Q&A　温度を知覚する身体部位はどこ？

ヒトは**体表（皮膚）**に広く分布する**温度受容器**で温度を知覚しています。温度受容器には**温受容器**と**冷受容器**があり，体表上の**温点**，**冷点**の直下にそれぞれ存在しています（**表1**）[1]。表1でわかるように，冷点のほうが温点より多いことと，体表部位によってやや**分布密度**が異なることがわかります。いつも外界にさらされている顔面に次いで胸部の冷点分布が多く，**胸郭内**に**心肺臓器**が納められていることを考

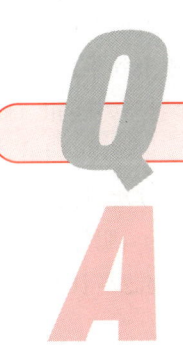

表1　皮膚感覚点の体表分布

部位＼感覚点	痛点	冷点	温点	触・圧点
顔面	180	8〜9	1.7	50
鼻	50〜100	8〜13	1	100
口腔1)	37〜350	4.6未満	3.6未満	7〜35
胸部	196	9〜10	0.3	29
前腕	200	6〜7.5	0.3〜0.4	23〜27
手背	188	7.5	0.5	14
大腿	175〜190	4〜5	0.4	11〜13
全身平均	100〜200 2)	6〜23 3)	0〜3 3)	25 4)

表中の数字は1 cm^{2}あたりの感覚点の分布密度を示す。

(市岡正道(1982)：第15編　体性感覚（門田尚幹，内薗耕二，伊藤正男，他編：新生理学上巻，第5版，医学書院，p.731．表15-4）より抜粋。ただし，1)山田守他（1952），2)v Frey（1986），3) Strughold（1924），4)v Frey（1899）．
（深井喜代子，福田博之，襧屋俊昭編：看護生理学テキスト，南江堂，2000，p.103．表5-2を引用）

えると，人体の合理的な仕組みに驚嘆させられます。これには腹部と背部のデータがありませんが，**腹部**や**胸部**など**体幹部**の冷点分布は**四肢**と比較してやや多いことが推測されます。このことは経験的には何となく感じられますが，私たちはケアの専門家として，このような温度感覚に関する細かい基礎知識をもっておくことが必要です。

温罨法の効能と根拠は？

　湯たんぽ*や温枕の安全で心地よい**保温効果**はだれもが知るところです。図2は湯たんぽ貼用中（足底から10cm離して置く）の皮膚温の変化を，湯たんぽなし（対照）の場合と比較したものです2)。25分間に2℃と非常に緩徐ですが確実に加温され，わずかながら腋窩温にも上昇傾向が現われています。このとき，被験者は「心地よい全身の暖かさを体感する」と言っています。この現象は，温罨法で**温熱刺激**された皮膚の血管が拡張し，加温された血液が比較的ゆっくり循環すること（**血管拡張**による**血流低下**）で身体に保温効果が生じるために起こると考えられています3)。

　また，温罨法の**鎮痛効果**もよく知られています。術後痛の緩和（温熱刺激そのものと，痛みで緊張した術創の**筋弛緩**の相乗効果），**癌性の深部痛**など局所の痛みの緩和（温熱刺激効果），**注射痛**の緩和（血管拡張効果と温熱刺激効果）などが代表的なものです。

　温罨法はさらに**腸蠕動**を**亢進**します。筆者らが手がけた研究では，電気毛布を掛けて30分ぐらい経つと，**腸音**bowel sounds（腸蠕動を反映する腹腔内の音）が非常に高頻度に発生することが確認されました（図3）4)。

　温罨法で注意しなければならないのは，**低温熱傷**です。40℃くらいの温枕でも，長時間皮膚に直接当てると熱傷が生じる原因になります。

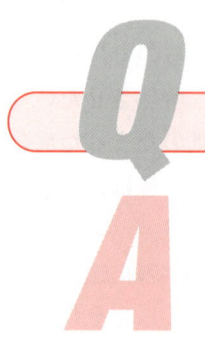

*たんぽ（湯婆）とは金属または陶（やきもの）製の器で，中に60〜70℃の湯を入れて足などを温めるのに用いる生活用品。通常，湯たんぽとよぶ。湯たんぽは長時間高温を保つので経済的である（湯温は8〜10時間で40℃まで下がる）。

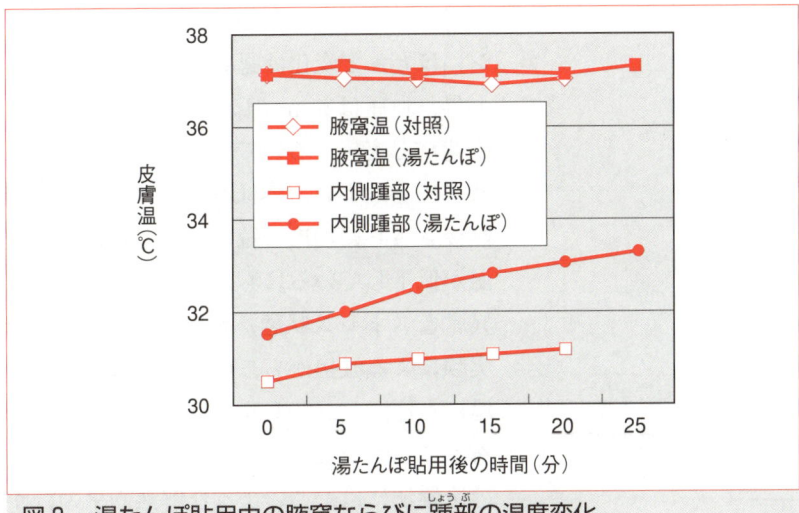

図2 湯たんぽ貼用中の腋窩ならびに踵部の温度変化

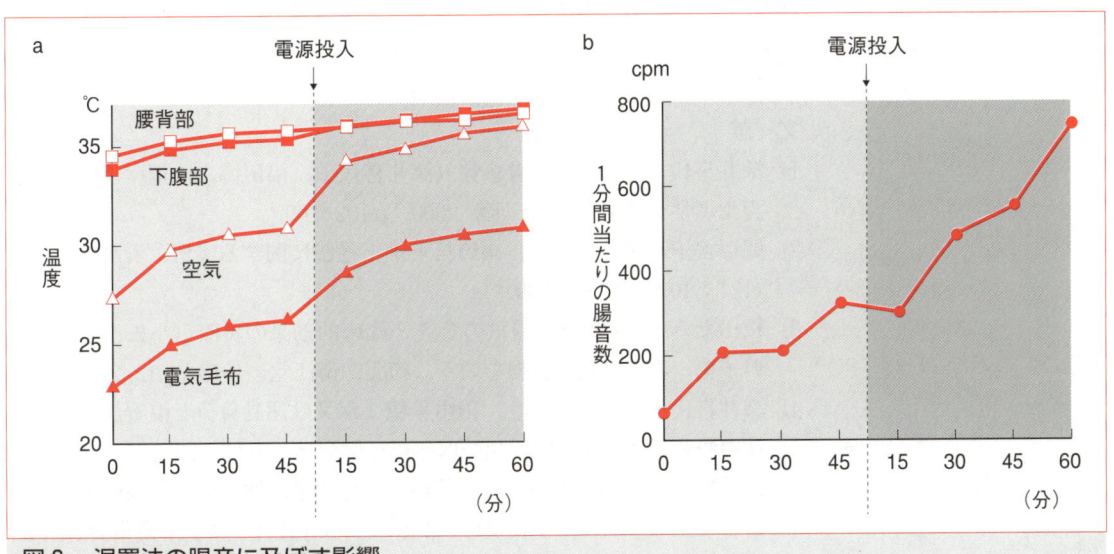

図3 温罨法の腸音に及ぼす影響

（aは電気毛布の電源投入前後の温度変化を示す。横軸の波線より左側は臥床後の時間，右側は電気毛布の電源投入後の時間を，縦軸は温度をそれぞれ表わす。□：電気毛布に接した腰背部の皮膚温，■：左下腹部皮膚温，△：離被架空間の温度，▲：電気毛布の温度。bは腸音発生数の平均値の変化を示す。縦軸は1分間当たりの腸音数。
（深井喜代子，阪本みどり，田中美穂：水又は運動負荷と温罨法の健康女性の腸音に及ぼす影響，川崎医療福祉学会誌，6(1)：99-106，1996．より引用）

Q

温罨法はあくまで布などの**保温媒体**による**熱伝導**，寝具空間内での**熱対流**を利用して行うという原則を守りましょう。

冷罨法の効能と根拠は？

A

学生の実験結果によると，冷罨法では，後頭部への氷枕のみ（1点），後頭部と頸部（2点，頸部へは氷頸），後頭部と両鼠径部（3点，鼠径部へは氷嚢）の各クーリング方法とも，25分間の実施で加冷してい

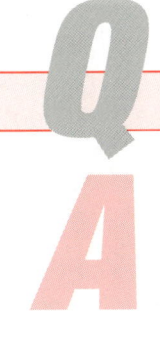

る局所の皮膚温は5〜10℃低下しましたが（**図1の■**），バイタルサインにほとんど変化は認められませんでした（このときの腋窩温は0.6℃上昇，血圧は5 mmHg未満で変動）[2]。この実験では平熱の健康者に冷罨法を実施するのですが，主観的訴えは，8℃以上の局所皮膚温の低下で心地よい冷感は不快感（痛み）に移行しました。筆者らも，解熱後もさらに加冷し続けると逆に寒冷によるストレス誘発鎮痛（皮膚温が低下しているにもかかわらず自覚的には暖かさを感じる，生体の異常なストレス状態）が起こる危険性を指摘しています[5]。こうした実験による証拠から，冷罨法中はバイタルサインとともに局所の皮膚温にも注意し，30℃を下回る低温にならないよう観察を継続すべきであることが提案されました。

　冷罨法には，このような解熱効果のほかに鎮痛効果があります。筆者らの研究から，冷罨法の鎮痛効果は他のケア（温罨法，マッサージ，注意の転換，音楽療法など）に比べて最も強力であることが明らかにされています[6]。

文　献

1) 深井喜代子：5章 2.皮膚感覚（深井喜代子，福田博之，襟屋俊昭編：看護生理学テキスト，南江堂，2000，p.102-109.
2) 關戸啓子，深井喜代子，山口三重子：罨法に関する実習，看護教育，40(12)：1090-1094，1999.
3) 松田たみ子：第2章　清拭の意義と臨床的効果の実際（小松浩子，菱沼典子編：看護実践の根拠を問う，初版，南江堂，1998，p.12-22.）.
4) 深井喜代子，阪本みどり，田中美穂：水又は運動負荷と温罨法の健康女性の腸音に及ぼす影響，川崎医療福祉学会誌，6(1)：99-106，1996.
5) 深井喜代子，井上桂子，田中美穂，新見明子，關戸啓子：局所冷刺激によって生じる痛みと生体反応，第19回日本看護科学学会学術集会講演集，1999，p.136-137.
6) 深井喜代子，大名門裕子：注射痛に対する看護的除痛法の効果の実験的検討；マッサージ，温罨法，冷罨法の手背部皮膚痛覚閾値に及ぼす影響，日本看護研究学会雑誌，15(3)：47-55，1992.

17 排泄の援助①
排　　　　尿

排泄という概念

　あなたは寝床での排泄（床上排泄）を経験したことがありますか？　病気やけがで一度でも床上排泄を経験したことがある人は，それがいかに困難なことであるかがわかるでしょう。また，床上排泄を体験したことがない人でも，自宅とは様式の違うトイレを使ったり，野外での排泄を余儀なくされたりするとき，とまどいを感じた記憶はないですか？

　排泄は生理的ニードの一つで，人間にとって不可欠な，つまり当たり前の日常生活行動（activities of daily living，ADL）でありながら，このように，普段と違う排泄姿勢を強いられたりプライバシーの保証がなかったりすると，突然難しい行為になってしまいます。その理由の一つには，一般に，他のADLに比べて排泄行動に関する知識や情報が少ないことがあげられます。つまり，排泄は悪臭や羞恥心を伴う個人的な行為なので，頭髪や歯の手入れのように，日常会話の中で話題にのぼることはほとんどありません。むしろ，他者の排泄行動に関心を払うことはタブーですらあります。授業中にトイレに行きたいと手を挙げる児童に教師が「行儀が悪い，躾ができていない」とたしなめたという話まで聞かれるほどです。

　排尿や排便の際には，内臓平滑筋（排尿反射系，排便反射系）と同時に，中枢神経系の指令によって骨格筋（排尿・排便姿勢で協同運動する筋群）が一定の順序と様式で一連のダイナミックなはたらきをします。つまり，行為としての排泄行動には内臓反射機構（排尿反射と排便反射）のほかに姿勢反射をつかさどる運動プログラムが関係しています。排泄に関与する内臓反射，姿勢反射の中枢はともに脳幹（橋・延髄）に存在します。そして，これらの反射中枢は，最終的には尿意・便意を認知した大脳皮質の指令で始動します。内臓反射，姿勢反射ともに，自然な，つまり生理的・生得的な反射なのです。ところが，ヒトのように大脳皮質が高度に発達すると，「排泄したくない」あるいは「排泄しない」という意志，すなわち大脳皮質からの強い指令によって，これらの反射は抑制されてしまいます。これが床上排泄を困難にする原因の一つになっているのです。

　ところで，看護モデルでは，排尿も排便もどちらもトイレを使用して行う行為で，

排泄 excretion という言葉でひとまとめに考えます。これは日常生活上の考え方と同じです。一方，生物学的には排尿と排便はまったく異なるもので，一緒に扱われることはまずありません。患者さんの立場に立てば，どちらも同じ下の世話ですが，ケアを提供する者はプライバシーだけでなく，それぞれのケアに関係する身体の解剖・生理学をよく理解していなければなりません。そこで，まず，この項では排尿ケアを取り上げ，看護モデルと生物学モデルの両面から解説していくことにします。

Q 床上での排尿はなぜ困難なの？

A 尿路系に異常があって排尿困難をきたしている患者さんの場合は別として，一番の理由はやはり羞恥心でしょう。患者さんにとって，ベッド上が生活の場のすべてです。つまり，ベッドは「治療を受ける場」であるとともに，食事や睡眠などあらゆる「日常生活行為が行われる場」です。また，余暇を楽しんだり，家族や友人と会話を楽しむ「社交の場」でもあります。自力歩行が不可能な患者さんの場合，ベッドはときにトイレでもあるわけです。

床上排泄を余儀なくされることによって生じる羞恥心とは，具体的には，①殿部とその周辺の露出，②排泄中に生じる音，③排泄物の臭気など，プライバシーの侵害にかかわることです。

なかでも①の問題は，ベッド上でも解決しやすいものですが，②，③は床上排泄では特に配慮が必要です。普段，私たちはトイレで「流水の音」が流れる装置を使用することで排泄時の音を遮断したりしますが，病室では大きな音を利用する方法は適当とはいえません。むしろ音そのものを出さないようにする工夫（たとえば水溶性のティッシュを外陰部に当てがい，尿線を面にするなど）が必要です。また，臭気を軽減する工夫も重要になります。実際，若い女性の患者さんのなかには脱臭剤や芳香剤を常備している人も多いですね。

床上排尿を困難にしているこのほかの理由として，排尿姿勢の問題があります。排便姿勢と同様，排尿姿勢は排尿に大きな影響を及ぼします。通常，排尿するときには，下肢を地面につけた座位で腹圧をかけ，膀胱収縮を促しやすい姿勢をとります。ですから，柔らかい寝具の上で仰臥位のまま腹圧をかけることは，羞恥心に十分配慮したとしても，実はたいへん難しいのです。そこで，少なくともセミファーラー位以上の姿勢で両膝を立て，さらにベッド柵を把持してもらうなど，排尿体位の工夫が必要です。

また，カーテンを引き，排尿体位がとれ，防臭対策も防音対策もしているはずなのに，どうしても尿が出ない（外尿道括約筋の緊張が高

くなる）場合があります。これには，排尿したくてもできない，すなわち，大脳皮質が排尿反射を抑制してしまうような別の原因が必ずあるはずです。患者さんがシーツへの尿漏れを心配しなくて済むよう，防水シーツは適切に敷かれているか？　患者さんに不安を抱かせない十分な説明はできているか？　確認してみましょう。効果的な方法として，外陰部に少量の微温湯を注いで尿道口の弛緩を促す方法もあります。微温湯はあらかじめ当てがっていたティッシュを伝って外尿道口を刺激し，患者さんがお湯だか自分の尿だかわからないような温かい感覚を持続的にもつようになったら，尿が出てきた証拠でしょう。このように，看護ケアを実施する場合には，そのときの患者さんの気持ちを理解してちょっとした工夫をすると奏効することがしばしばあります。

おむつ性尿失禁はなぜ起こるの？

"おむつ性尿失禁"[1]という言葉を知っていますか？これは，見当識障害のある寝たきりの高齢者などに，介護環境が整わないためにやむなくおむつを使用するようになった場合，使用前に比べて尿失禁の頻度が高くなることをいいます。おむつを使用するようになると，患者さんは介護者に遠慮して尿意を知らせずにおむつに排尿するようになります。一方，介護者もついおむつに頼って排尿を促す時期を遅らせがちになる結果，おむつに失禁させてしまうことが起こります。これが習慣化すると，患者さんはおむつへの排尿に抵抗がなくなり，やがて排尿後にしか介護者に知らせなくなります[2]。私たちは，意識的に尿意を調節して社会生活を送っています。ところが，おむつは意識による尿意の調節機能を破綻させてしまうほど，危険なものなのです。

おむつの使用はあくまで非常手段で，患者さんも介護者もおむつに依存するのでなく，おむつはいずれはずすべきものと考えて介助する必要があることを，おむつ性尿失禁は強く警告しています。

なぜ排尿することが必要なの？

筆者は毎年学生の健康調査をしていますが，1日の排尿回数が4回以下の学生が約2割もいます。排尿の意義を知っているみなさんなら，この事実を聞いて驚いたことでしょう。

通常膀胱内は無菌状態ですね。ところが，いったん細菌が侵入してくると，貯尿期というのは約37℃の温かい尿がたくさんたまった細菌の繁殖に好都合な環境でもあるのです。尿意が生じても，膀胱壁の受け入れ弛緩（容量が増えた分だけ平滑筋が弛緩して膀胱内圧を一定に保つ機構）によって，排尿は我慢できます。外尿道口から腎臓までは

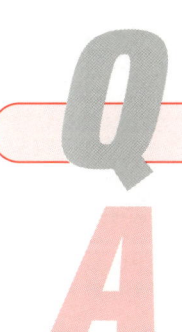

尿を介して直結していると考えていいでしょう。細菌の尿路感染を促すことにつながりかねません。尿意は必要以上に我慢すべきではありません。

これに対して，排尿回数を減らすためにあえて水分を控えている，という人もいます。実はこれも誤った考えで，少量の濃度の高い尿が長時間膀胱内にあると，尿路に沈殿物や**結石**ができやすくなります。適度の水分を摂り，適量の排尿があることは，**体液バランス**が保たれるだけでなく，**生理的な膀胱洗浄**が行われるという効果も生むのです。

身体に不要な老廃物や，過剰な水と電解質は腎臓で尿中に移行し，体外に排出されます。つまり，生命活動の**恒常性**は尿の成分と量が調節されることによって維持されているのです。

排尿はなぜ起こるの？

尿は**腎臓**で生成され，その尿が**尿管，膀胱，尿道**を経て体外に排出するまでの経路を**尿路**といいます（図1）。尿管の**平滑筋**は胃や腸などの消化管と同じように**蠕動運動**して尿を膀胱に輸送します。**尿管口部**では，尿管が**膀胱壁**に斜めに陥入していて，尿の逆流を防いでいます。

ここで，留意しなければならないのは，尿路のうち，**外尿道口**付近にある**外尿道括約筋**が**陰部神経支配**の**横紋筋**（**随意筋**）であることです。**排尿反射**が始まらない限り，外尿道口は陰部神経のはたらきで常に閉鎖されています（外尿道括約筋が収縮している状態）（**図2**）[3]。このことは，排尿中に意識的に括約筋を収縮させて尿線を止めること（意識的に尿流出を止めること）ができることでも確認できます。

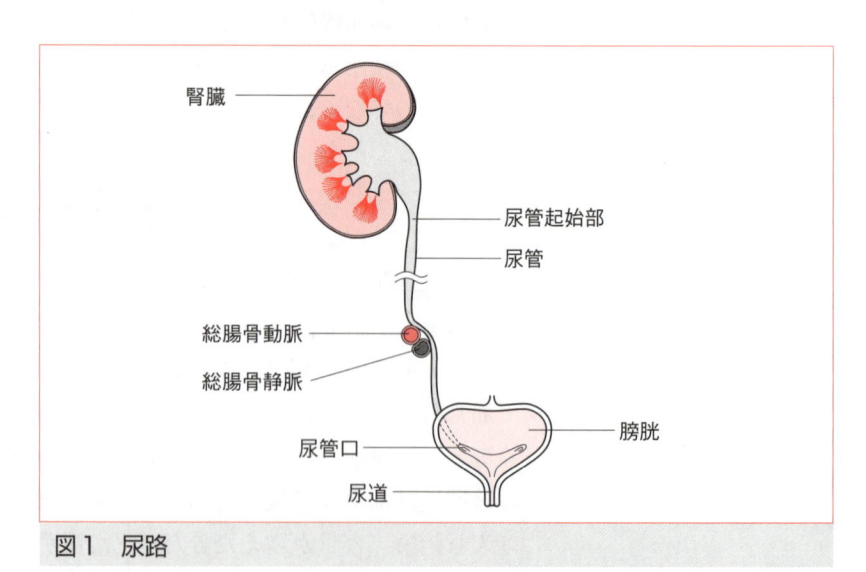

図1　尿路

（越智淳三訳：解剖学アトラス，文光堂，1999，p.349．より一部改変）

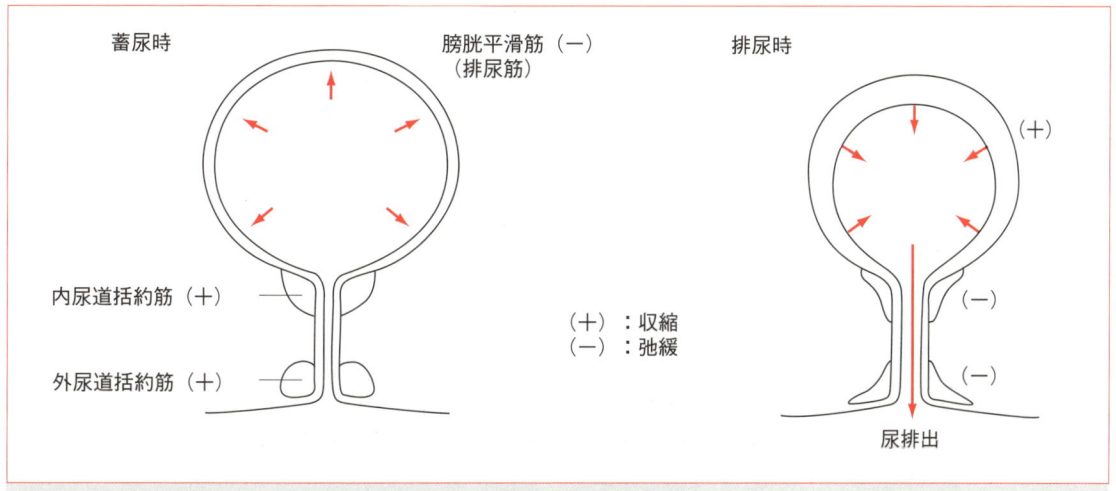

第2章 日常生活の自立を支える技術

蓄尿時　膀胱平滑筋（一）（排尿筋）　排尿時

内尿道括約筋（＋）
外尿道括約筋（＋）

（＋）：収縮
（一）：弛緩

尿排出

図2　正常排尿者における蓄尿時と排尿時の膀胱・尿道の状態
（深井喜代子：3章　Lesson8　尿失禁（菱沼典子編：ケーススタディ看護形態機能学，南江堂，2003，p.53．）．より引用）

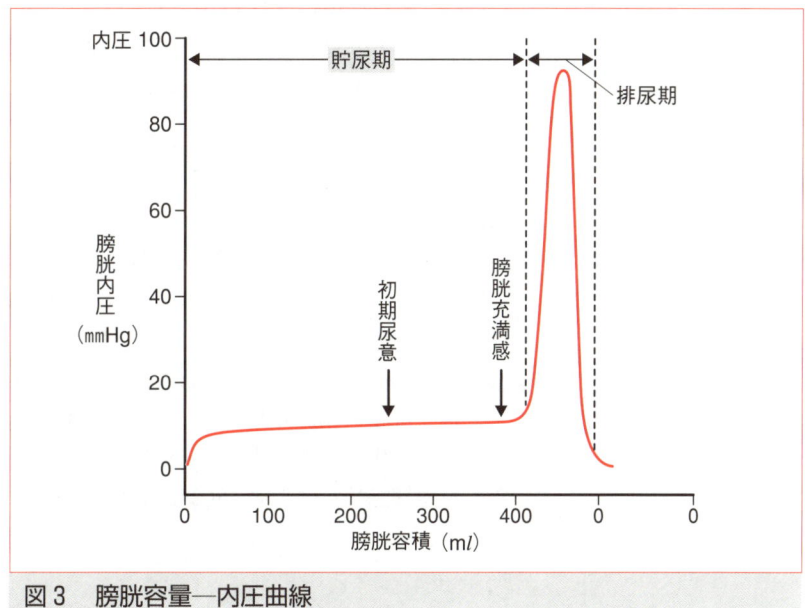

図3　膀胱容量─内圧曲線
（福田博之：排尿（入来正躬，外山敬介編：生理学2，文光堂，2000，p.874．）．より引用）

　膀胱内に尿がたまる**貯尿期**（**図3**）では，膀胱壁が少しずつ弛緩するので，尿量が増えても膀胱内圧はごくわずかずつしか上昇しません。**膀胱容量**が約250ml，内圧で10mmHgを超えると**尿意**が生じます。そして，膀胱容量が400ml近くになると，**膀胱充満感**を覚え，排尿可能な環境下で**排尿行為**が開始されます。このとき，膀胱壁が収縮し，内および外尿道括約筋が弛緩して膀胱内の尿が一気に排出されます（**排尿期**）。このときの**膀胱内圧**は90mmHg以上に達します（**図3**）。
　貯尿期に膀胱内圧が徐々に上昇しても，通常は尿道内圧も並行して上昇するので，尿は膀胱内にたまります（**図4**）。排尿行為の準備が

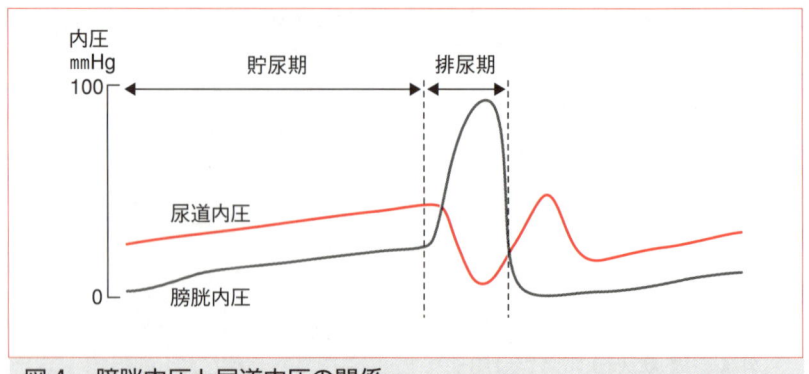

図4 膀胱内圧と尿道内圧の関係
（福田博之：排尿（入来正躬，外山敬介編：生理学2，文光堂，2000，p.878.）．より引用）

整い，大脳からの我慢の司令が解けて排尿反射が起こったときは（排尿期），**図4**のように，一時的に膀胱内圧と尿道内圧が逆転して，外尿道口から一気に尿が排出されるわけです。

排尿ケアでは，大脳皮質からの抑制を解除し，排尿反射を促進させること，すなわち，羞恥心を排除するような心理的アプローチがポイントです。

文 献

1) 竹内孝仁：施設入所者尿失禁の対策；老人福祉施設におけるおむつ性尿失禁，廃用症候群の予防について，Geriatric Medicine，33(2)：201-205，1995.
2) 岡山寧子：オムツ性尿失禁とは何か（深井喜代子，福田博之，襧屋俊昭編：看護生理学テキスト，南江堂，2000，p.313-314.）．
3) 深井喜代子：3章 Lesson 8 尿失禁（菱沼典子編：ケーススタディ看護形態機能学，南江堂，2003，p.50-56.）．

18 排泄の援助②
排　　　便

排便のケアで大切なこと

　この項では，一般的な排便のケアを取り上げます。人間にとって排便も排尿と同じ理由で，トイレ以外の場所，特に床上で行うことはたいへん困難です。
　排便行為自体の援助ということのほかに，排便習慣の適切な評価，それに便秘患者の下剤コントロールの援助にも注目し，それらのケアの根拠を考えてみましょう。

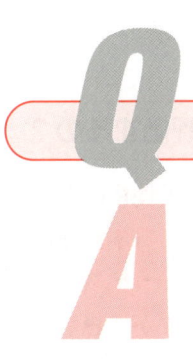

Q 排便習慣を把握することはなぜ大切なの？

A　排便のケアに当たっては，患者さんの**排便習慣**を適切に把握しておくことが大切です。健康な人では，約9割に1～2日に1回，排便があることが知られています。経口摂取した食物は，**蠕動運動peristalsis**（内容物を**口側**から**肛門側**へ運ぶ消化管平滑筋固有の運動）によって消化管内を移動し，12～24時間で**S状結腸**に，24～72時間で直腸に達します。食物はその間に**消化・吸収**され，大腸では主に水分が吸収されて便の形ができあがります（図1）。

　正常排便があったかどうかは食欲や体調に影響します。便秘のために排ガスが少なく**下腹部の膨満感**があったり，頻回な**下痢**のために肛門の痛みや脱水・虚脱感が生じて社会生活に支障をきたしたりする場合もあります。このように，排便についてはタブー視されがちですが，健康生活と排便習慣の関係は「快食・快眠・快便」という俗語があるほど，密接なのです。

　ただ，排便習慣にも個人差があります。毎日排便がないと**便秘**だともいえませんし，逆に，日に何度も排便があっても，ごく少量の硬便の場合は便秘症と判断されることもあります。要は，入院前の患者さんの日常生活での排便習慣を適切に評価したうえで，規則正しい排便習慣に導くケア計画を立てる必要があるということです。

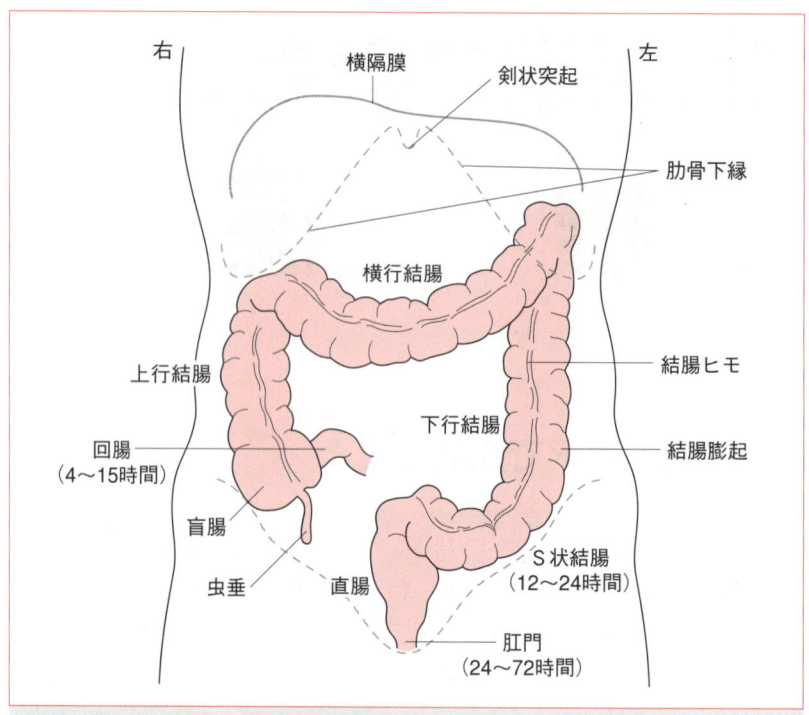

図1　大腸の構造と食物通過時間

Q&A 排便習慣はどうやって評価するの？

通常，排便習慣は，**排便頻度**，**便硬度**，**排便量**と**下剤使用頻度**などで判断できますが，短時間に信憑性の高い評価ができる**日本語版便秘評価尺度**（Constipation Assessment Scale, CAS）というテスト形式の質問紙もあります（表1）[1]。質問紙は自己記入式ですが，患者さんだけでなく，付き添いの家族などに回答してもらってもほとんど同じ回答が得られます。また，便の硬さをその形で表現した**便形スケール**も便利です（表2）[2]。

表1　日本語版便秘評価尺度（CAS）の質問項目

番号	質問項目
1	お腹が張った感じ，ふくれた感じ
2	排ガス量
3	便の回数
4	直腸に便が充満している感じ
5	排便時の肛門の痛み
6	便の量
7	便の排泄状態
8	下痢または水様便

各項目ごとに問題なし（0点），やや問題あり（1点），大いに問題あり（2点）で採点し，総得点がおおむね5点以上の場合，看護上の問題となる便秘である。

（深井喜代子，杉田明子，田中美穂：日本語版便秘評価尺度の検討，看護研究，28(3)：202．1995．表2より抜粋）

表2　便の形の評価

番号	便の形
1	下痢様，水様，排出速度が速い
2	粥状，平面が平坦，排出速度がやや速い
3	粥状の，起伏のある表面
4	形が崩れかけた
5	筒状でなめらかな表面
6	表層に裂け目のある筒状
7	深い裂け目のある筒状
8	破片状，または兎糞状

項目は軟便から硬便の順に並んでいる。項目番号をそのまま得点化して評価する。健康者の便はおおむね5の形に該当する。

(Davies, G. J., Crowder, B. R. & Dickerson, J. W. T. : Bowel function measurements of individuals with different eating patterns, Gut, 27 : 164-169, 1986. より引用)

このようなテスト形式の質問紙を使って便秘などの身体症状を評価すると，データが**数量化**されるため**統計処理**がしやすくなり，**ケア効果の査定**がより**客観的**に行えるようになる利点があります。

ただ，ここで注意しておかなければならないのは，**臨床研究**などで**評価用具**として用いることができる質問紙は，看護用具の開発研究などと同様，十分な検証を経て完成されたものであるということです。

Q 床上での排便はなぜ困難なの？

A 排泄は非常に個人的な行為で，排尿のケアでも述べたように，他者から完全に遮断された空間で遂行するものです。床上での排便の場合も，**羞恥心**，**臭気**や音などには排尿時と同じような細かい配慮が必要です。特に，臭気対策は必須です。また，患者さんの多くは自分の排泄物を医療関係者以外に見られることを，身体局所の露出よりも嫌だと感じていることも，看護者は認識しておくべきでしょう。排便終了後の後始末は完璧にやりたいものです。

排便行為にかかわるこれらの精神的ケアに加えて，より自然に近い排便姿勢の確保も重要な要素です。可能ならば，腹圧（後述）をかけやすい体位がとれるよう，ベッドの角度を調節します。

Q 排便はどのような仕組みで起こるの？

A 排便も排尿と同じく，便の排出そのものは反射的に起こります。**排便反射**[3]は次のようにして起こります。

まず，大腸の**蠕動運動**によって，排便時以外は空虚である**直腸**付近まで便が移送されてきます。やがて便は量を増して直腸壁を伸展し，その内圧が40～50 mmHg（直腸内容約150ml）に達すると，その信号が大脳皮質に送られて**便意**が生じます（図2）[4]。便意は排便欲求とい

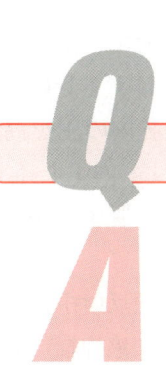

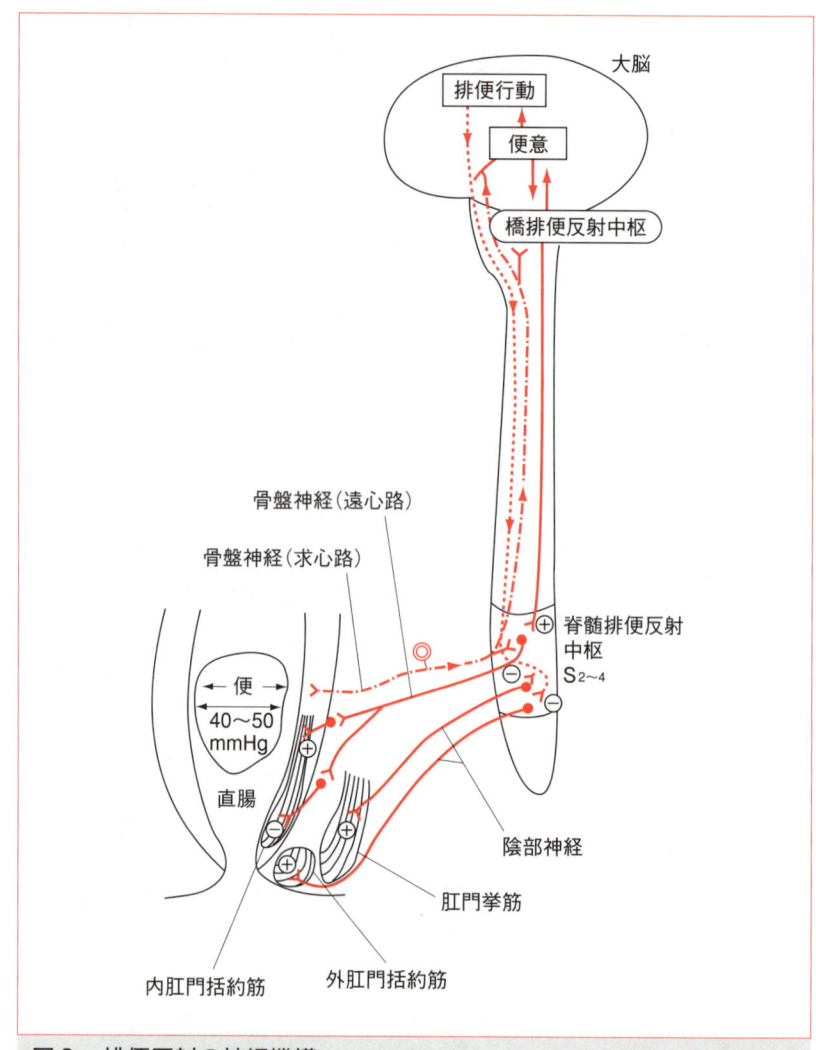

図2 排便反射の神経機構

(真田弘美,紺家千津子:11章 消化と吸収（深井喜代子,福田博之,襯屋俊昭編:看護生理学テキスト,南江堂,2000, p.271.）．図11-29を引用）

う**臓器感覚**ですが，直腸に急激な強い伸展刺激があった場合，下腹部痛（**内臓痛**）として認識されます。このとき，私たちはトイレに行って排便姿勢をとり，これにさらに**腹圧**をかけて**骨盤腔**内の圧を高め（約100mmHg），排便反射のスムーズな遂行を助けます。内圧上昇は，**吸息位**で**横隔膜**と**腹筋群**を同時収縮させて起こします。腹圧をかける一連の動作は**いきみ** strainingとよばれます。

便意があり**排便行動**が起こると，**脳幹**の橋にある排便反射中枢が脊髄排便反射中枢に指令を送り，ここから骨盤神経（副交感神経）を介して直腸収縮と内肛門括約筋の弛緩が起こります。それと同時に排便反射中枢からの指令は**外肛門括約筋**（随意筋，骨格筋）のはたらきを

抑制しますから，結果的に便は直腸から肛門外に排出されます。

このように自然排便では，①まず便意があり，②次に排便可能な環境を整え（反射を抑制する要素を排除する），③さらに腹圧を加えて，④排便反射を助け，行為が完遂します。

したがって，患者さんがベッド上での排便を余儀なくされる場合，②へのアプローチ（臭気やプライバシーへの配慮）に加えて，少しでも腹圧がかけやすいよう，できるだけ座位に近い姿勢で殿部に便器を当てるようにしたいものです。術後，便器を使うことが予測される場合は，術前オリエンテーションの中にベッド上で便器を当てる床上排泄訓練を計画しておくことも大切でしょう。

Q 排便ケアにはどのような根拠があるの？

A ここで，排便ケアの解剖生理学的根拠を押さえておきましょう。まず，図1のように，下行結腸は腹部の左側に位置しています。したがって，肛門から浣腸液を注入後，患者さんにはしばらく左側臥位でいてもらうと液が腸内に浸潤しやすい体位になるわけです。

また，浣腸器を肛門から挿入する場合，挿入しにくいのはなぜでしょうか。肛門周囲は外肛門括約筋という骨格筋（随意筋）が常時収縮して肛門は閉鎖しています。ところが，排便時には反射（後述）によって括約筋は弛緩し，便が排出されます。随意筋ですから，患者さんが緊張すればするほど収縮し肛門はより硬く閉じます。そこで，肛門から浣腸器や坐薬を挿入するときは，①リラックスした会話で筋緊張を緩める，②肛門管を軽く刺激して肛門管粘膜反射（即時的に排便反射を誘発する反射，乳児などでこより浣腸としてよく実施される）を起こす，③浣腸器の先端に潤滑油を塗布するなどの工夫が必要でしょう。

また，下剤による排便コントロールでは，看護者の指導的役割は重要です。規則正しいリズムで適度の硬さ（表2の5の形）の排便があるよう，CASや便形スケールで評価しながら下剤の種類と量を決めていきましょう。下剤の過剰使用で下痢になると低カリウム血症をきたし，腸蠕動が抑制され便秘になります。下剤乱用によってこのような便秘と下痢の悪循環を繰り返すやせ願望の若い女性には，食生活など日常生活習慣全般にわたる指導が必要といわれています。

文 献

1) 深井喜代子，杉田明子，田中美穂：日本語版便秘評価尺度の検討，看護研究，28(3)：201-208，1995．
2) Davies, G.J., Crowder, B.R. & Dickerson, J.W.T.：Bowel function mea-

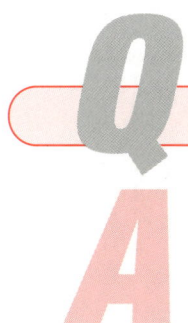

surements of individuals with different eating patterns, Gut, 27：164-169, 1986.
3) 深井喜代子：大腸と肛門, 臨牀看護, 27(13)：1983-1995, 2001.
4) 真田弘美, 紺家千津子：11章 消化と吸収（深井喜代子, 福田博之, 襧屋俊昭編：看護生理学テキスト, 南江堂, 2000, p.271.）.

19 排泄の援助③
便　　　秘

便秘ケアに看護の専門性を

　入院患者さんの訴えのなかで，便秘は常に上位を占めています。慢性的な便秘であっても，それ自体が病気ということはまれなので，下剤使用による対症療法的な対応で済まされる傾向があります。一方，市販の下剤は入手しやすく，健常者のなかの自家療法による潜在的な下剤乱用者の存在も否定できません。

　便秘は食欲や生活行動，精神面など，私たちの活発な日常生活の営みに支障をきたす原因になります。毎日の生活のなかでの問題だからこそ，便秘のケアで活躍しなければならないのは私たち看護者です。ここでは，便秘ケアの専門家として，看護者がもつべき知識と技術を整理しておきましょう。

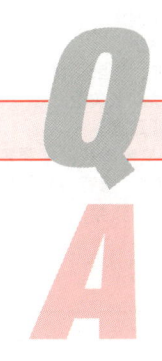

Q ヒトはなぜ便秘になるの？

A　動物に便秘はないのにヒトにはなぜ便秘が起こりやすいのでしょう。これにはヒトが立って歩くようになったことが原因の一つとも考えられます。四足歩行動物では内臓は脊椎に対して並列に並んでいますが，直立歩行するヒトでは内臓，特に上部消化管は下部消化管の上に垂れかかっています。空腹時はほとんど影響ありませんが，食後数時間，特に大腸は胃や小腸の重みで圧迫され，蠕動運動(ぜんどううんどう)が鈍くなることが考えられます。

　しかし，消化管に器質的異常のない健康なヒトが便秘しやすい最も重要な原因は，社会生活のなかでやむなく排便を我慢すること，つまり便意の抑制です。私たち人間は成長の過程で，生来備わっている自然な排便反射を意識的に抑制する習慣を身につけてしまっているのです。また，食後に起こる最も有効な排便反射である胃―大腸反射は，

朝食を摂らないヒトでは起こりにくくなります。

便秘の種類は？

　一口に便秘といっても，その原因によっていくつかに分類されます。これは便秘のケアを考えるとき，留意しておかねばなりません。便が停滞する部位が大腸（上行結腸からS状結腸までを指す）にあるか直腸にあるかで，表1のように大別されます。便秘の原因には**蠕動不良**，腸壁の過緊張（**痙攣**_{けいれん}），**大腸狭窄**など，様々なものがありますが（図1），それを誘発する諸因子も実に多様です（表1）。便秘の分類法には，このほかに，便秘の原因が器質的なものか，機能的なものかによって区別する方法もあります。

過敏性腸症候群とは？

　ここで注意しておきたいのは，便秘傾向者に潜在する**過敏性腸症候群**という病気です。これは慢性の腹痛を訴えて消化器外来を受診する患者さんの半数以上を占め，欧米の調査では，この病気の人は人口の3割いるともいわれています[1]。この項で取り上げたのは，この病気

表1　便秘の分類

大別	種類	原因	誘発因子
大腸性便秘	弛緩性便秘	大腸壁の緊張低下（蠕動不良）	・中枢神経機能障害 ・腸壁の神経機能障害（交感神経過緊張） ・栄養不良，貧血，老衰による衰弱 ・ビタミンB_1，Ca，K欠乏
	痙攣性便秘	腸壁痙攣による通過遅延	・腸壁の神経機能障害（粘膜過敏・副交感神経異常興奮）
	機械的通過障害	大腸の狭窄	・大腸の腫瘍，瘢痕（憩室炎や結核）
直腸性便秘	排便困難症（常習性便秘）	便意抑制による直腸充満	・環境変化などによる生活リズムの乱れ ・痔や分娩後の肛門部痛による排便恐怖
	その他	排便反射不良	・脊髄疾患など

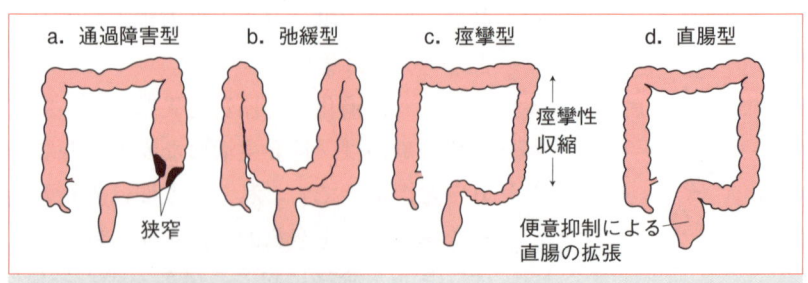

図1　便秘の種類と大腸の状態

（真田弘美：消化と吸収（深井喜代子，福田博之，襟屋俊昭編：看護生理学テキスト，南江堂，2000，p.277.）．図11-36を一部改変）

の典型的な症状に，①排便に伴う腹痛，②便秘と下痢（しばしば水様便）の交替性便通異常，③腹部膨満や膨満感，などがあるためです。

過敏性腸症候群は，消化管の器質的障害がみられない点では潰瘍性大腸炎とは明らかに異なっています。病態生理的には，①腸管平滑筋機能の異常亢進，②消化管ホルモンの過剰分泌，③自律神経系の過緊張など，消化器系の機能異常が原因と考えられています。また，この病気の患者さんには，精神的ストレスを抱えている人が多いのも特徴的です。

便秘傾向をもつ人のアセスメントを行う場合，過敏性腸症候群の疑いも視野に入れて注意深く観察するようにしましょう。

便秘を測る方法は？

便秘の評価方法については「18. 排泄の援助②」の項で紹介しました。問診によって患者さんから直接排便頻度や排便量，便の硬さ，腹部膨満感などの自覚症状を知ることはできますが，主観や記憶に頼るため，データの信頼性が必ずしも高いとはいえない場合があります。そこで，便秘の重度を数量化した日本語版便秘評価尺度（CAS）[2]や便形スケール[3]を使うようにすると，ケアの効果が非常にわかりやすくなります（表2）。患者さんに毎日排便日誌を記録してもらったり，看護者が直接排泄物を観察したりすることも大切です。

便秘ケアの方法は？

前にも触れたように，便秘のなかでも最も多い直腸性便秘は，日常生活習慣を見直すことで改善される可能性が大きいのです。日常生活指導というのは看護者の大切な役割の一つでしたね。この基本は，患者さんができるだけ健康時に近い生活を送れるよう援助していくことです。模範的な生活行動や態度を強要するのではなく，患者さん自身の健康時（たとえば便秘で困っていなかったとき）の生活パターンを，患者さんと一緒に振り返り，できる範囲で入院生活をそれに近づけよ

表2　便秘の評価方法

	評価の種類	評価方法	データの種類	
1	便秘自覚	自己申告	主観的	質的
2	排便頻度	記録	客観的	量的
3	便硬度	自己申告	主観的	質的
		スケール評価	主観的	量的
		水分含量測定	客観的	量的
4	下剤使用	自己申告	主観的	質的
		使用頻度・量	客観的	量的
5	CAS評価*	テスト形式	客観的	量的

＊日本語版便秘評価尺度による評価

表3 便秘ケアの種類と方法

	ケアの種類		根　拠
1	食事指導	規則正しい食事	胃―大腸反射の誘発（特に朝食）
		食物繊維摂取	消化管内容の増加による排便反射誘発
2	水分摂取		消化管輸送時間の短縮？
3	運動	散歩，ジョギングなど	全身の血流増加で蠕動亢進
		腹筋強化体操	腹圧強化（排便補助動作）
4	腰・腹部温罨法		腹腔内の血流増加で蠕動亢進
5	腹部マッサージ		大腸の機械的刺激で蠕動亢進
6	排泄教育		大脳による便意，羞恥心の抑制除去

うとするやり方です。つまり，便秘を招来していると考えられる原因を，起床から就寝までの生活行動からチェックしていくのです。入院など環境の変化による一時的な便秘の原因は，安静の必要性からくる運動不足，食生活の変化（病食が合わないなど），検査や治療による生活時間の拘束（便意抑制），病気への不安（精神的ストレス）が少なからず関係しています。

表3にあげたような便秘のケアは，皆さんには一見常識的にみえるかもしれませんね。個々の説明は省きますが，これらのケアはすべて看護学者による地道な研究によって，その根拠（エビデンス）がほぼ実証されたものです[4)～6)]。私たち看護者は，このように研究によって裏づけされた科学的根拠のあるケアを実施するという態度をもつことが必要です。

重い便秘にどう対処する？

重症の便秘は，脊髄損傷や意識レベルが低いなどの原因で寝たきりになった患者さんによくみられます。このような患者さんでは排便反射が非常に起こりにくく，腹圧をかけることもできませんから，定期的に下剤を用いて排便が促されます。看護者の重要な仕事は，排便状態をそのつどよく観察して，患者さんにできるだけ負担の少ない下剤の種類と量を決定することになります。

しかし，その前に大切なのは看護ケアです。たとえ意識がなくても，寝たきりでも，表3にあげたような腹部マッサージや腹部または腰背部の温罨法，それに運動に代わる体位変換や腰背部のタッピングなど，消化管運動を促進するケアは可能なはずです。毎日の排泄ケア計画に積極的に取り入れるようにしましょう（図2）。

最後に，筆者の研究グループが最近見出した便秘ケアの方法を紹介しておきましょう[7)8)]。これは，腸洗浄で腸内容物を一掃し，腸内環境を正常に戻すというやり方です。今のところ，比較的ADL（日常生活活動）自立度が高く，経口食が可能な患者さんに適用できるだろうと

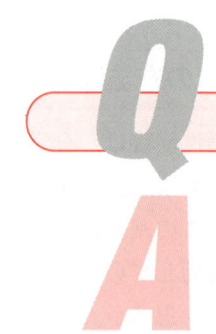

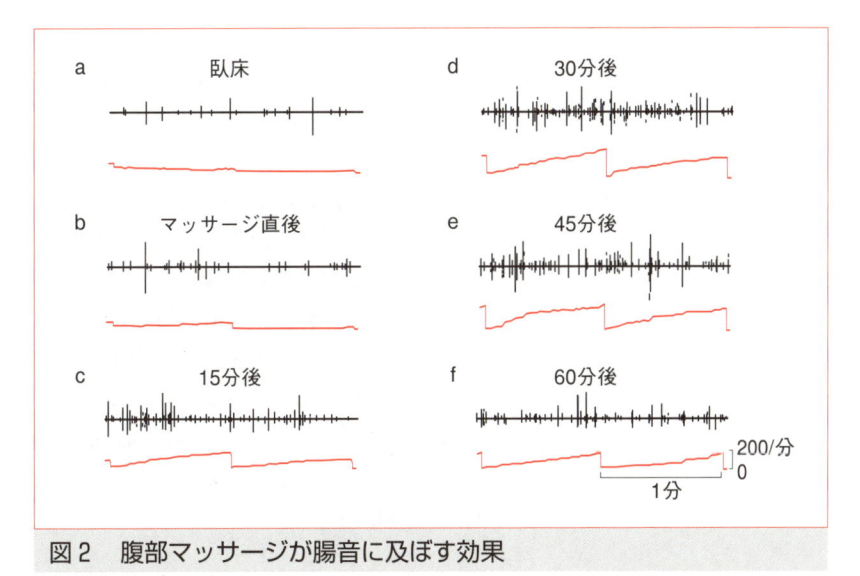

図2　腹部マッサージが腸音に及ぼす効果

（岡崎久美，米田由美子，深井喜代子，他：腹部マッサージが腸音と排便習慣に及ぼす影響，臨床看護研究の進歩，12：116，2001．図3より引用）

考えています。このメカニズムは，大腸に常在する細菌が産生する低分子の脂肪酸（**短鎖脂肪酸**）に腸管運動促進作用があることが知られていますが，強度の便秘のヒトは何らかの原因でこの細菌分布が異常をきたした（短鎖脂肪酸産生細菌が減少した）とする仮説に基づいています。つまり，まず，腸洗浄することによって異常をきたした腸内の**常在菌**を一時的に排除し，その後，普通の食生活をすることによって常在菌は数日で分布するようになり，腸内環境が異常をきたす前の状態に回復するという考えです。生物学的証拠がいくつかあるほか，筆者らも研究結果を報告しています[7) 8)]。

　看護ケアの基本は，できるだけ**日常生活習慣**を修正し，対象の健康レベルを向上させることです。言い換えれば，ヒトの身体に本来備わっている正常な（生理的な）はたらきを活性化させるということです。便秘のケアにおいても，下剤使用を安易に優先せず，身体に負担の少ないケア計画を工夫するよう心がけましょう。

文　献

1) 川上澄：過敏性腸症候群（朝倉均，馬場忠雄，鈴木裕一編：臨床生理学シリーズ⑥腸，南江堂，1990, p.186-195.）．
2) 深井喜代子，杉田明子，田中美穂：日本語版便秘評価尺度の検討，看護研究，28(3)：201-208，1995．
3) Davies, G. J., Crowder, B.R. & Dickerson, J.W.T.：Bowel function measurements of individuals with different eating patterns, Gut, 27：164-

169, 1986.
4) Fukai, K., Hitomi, H, Tsukahara, T.：Effect of fluid intake on bowel habits in the elderly, Kawasaki Journal of Medical Welfare, 1(1)：115-122, 1995.
5) 深井喜代子，阪本みどり，田中美穂：水または運動負荷と温罨法の健康女性の腸音に及ぼす影響，川崎医療福祉学会誌，6(1)：99-106, 1996.
6) 岡崎久美，米田由美子，深井喜代子，他：腹部マッサージが腸音と排便習慣に及ぼす影響，臨床看護研究の進歩，12：113-117, 2001.
7) 深井喜代子，阪本みどり，清水恵子，他：大腸洗浄が排便習慣に及ぼす影響，臨床看護研究の進歩，12：109-112, 2001.
8) Sakamoto, M., Fukai, K.：Effect of colonic irrigation on the bowel habits of constipated young women, Kawasaki Journal of Medical Welfare, 9(1)：9-14, 2003.

20 褥瘡の予防

褥瘡は看護の恥

　これまでみなさんは褥瘡のできた患者さんに接したことがありますか？　褥瘡のごく初期は皮膚の軽い発赤程度ですが，悪化すると組織は黒く壊死を起こし，骨にまで創傷が達します。寝たきりの患者さんの場合，悪条件が重なると褥瘡は一晩でできてしまいます。しかし，いったんできた褥瘡が完全に治癒するには相当の時間がかかります。年齢や疾患に関係なく，長期臥床中の患者さんはいつも褥瘡の危険にさらされています。「褥瘡をつくるのは看護の恥だ」といわれるほど，褥瘡は看護者のケア能力を問われる問題です。それだけに看護者の関心は高く，研究で裏付けられた根拠（エビデンス）が褥瘡ケアに生かされています。

　この項では，褥瘡のできる原因，予防法，それにケアについて要点を整理しておきましょう。

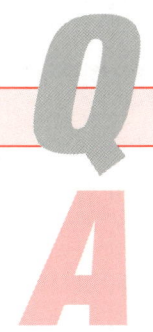

Q 褥瘡はどこに，なぜできるの？

A　褥瘡が寝たきりの患者さんの仙骨部にできているのを教科書や雑誌などでよく見かけるでしょう。図1に種々の体位でどのような部位に褥瘡ができるかを示しました[1]。仰臥位では仙骨部に次いで踵部，側臥位では大転子部に次いで外果，座位では坐骨結節が最も起きやすい部位です。これらに共通する点は骨突出部位であるということです。皮下組織や筋肉の少ないこうした部位では狭い面積に大きな圧がかかるため，長時間たつと血管は虚血，閉塞を起こし，さらに進行すると組織は壊死に至ります。

　褥瘡のできる根本原因は人間の体重，つまり重力にあります。ちなみに，無重力下なら褥瘡はできません。体重は地面（床面）に接している部位にかかります。立っているときは足底面で，寝ているときは腰部や背中の突出部を中心とした面で全体重を支えています。しかし，

日中私たちは絶えず動いているので足底の**血流**は保たれます。睡眠中でも**体動**や**寝返り**を繰り返すので，殿部や背部に集中して体重がかかることはありません。
　では，表皮以下の組織には圧がどのようにかかっているのでしょう。図2にその様子を示しました[2]。褥瘡は表面から深部に進行すると思われがちですが，実はその反対で，皮膚表面は身体にかかる圧の円錐形の頂点に当たる部分で，図2に示したように深部に行くほど広い範囲に，しかも高い圧がかかっています。つまり，褥瘡初期の皮膚の**発赤**は深部組織の損傷が表面にまで拡大したことの現われなのです。

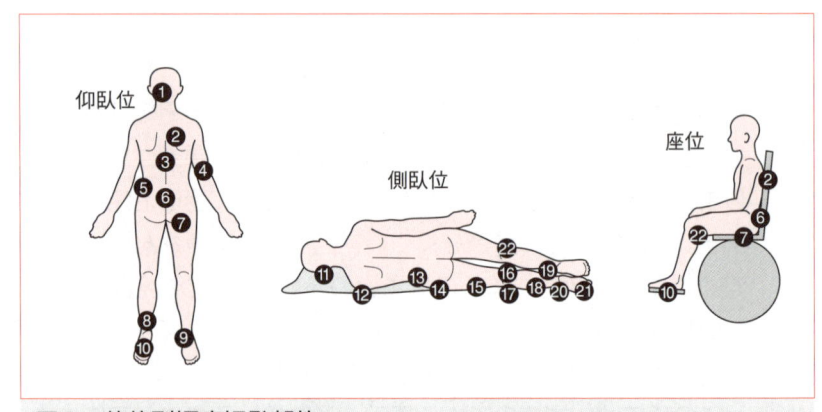

図1　体位別褥瘡好発部位

1：後頭骨（外後頭隆起），2：肩甲骨，3：棘突起，4：肘部，5：腸骨稜，6：仙骨，7：坐骨，8：踵腱部，9：踵骨足底部，10：足底，11：耳介，12：肩峰，13：前腸骨棘，14：大転子，15：大腿側面，16：膝部（内側），17：膝部（外側），18：下腿側面，19：内果，20：外果，21：足指部，22：後膝部
(Trelease, C.C.：Developing standards for wound care, Ostomy/Wound Manage, 20：46, 1988. より引用)

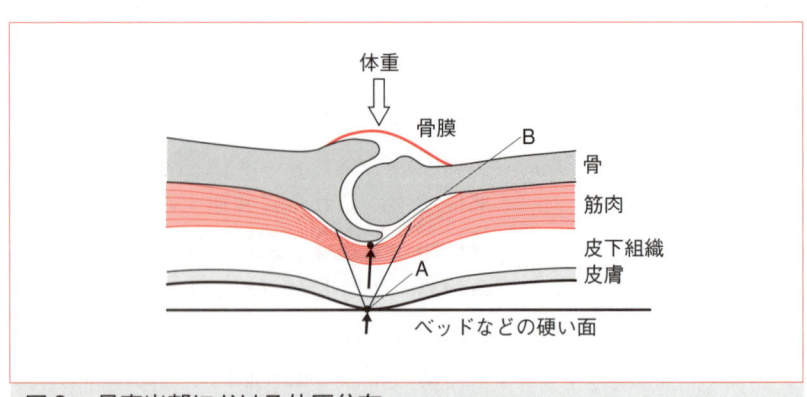

図2　骨突出部における体圧分布

骨の深さB点にかかる力は皮膚表面A点にかかる力よりも大きい。
(Reuler, J. B., et al.：The pressure sore；Pathophysiology and principles of management, Annals of Internal Medicine, 94(5)：661-666, 1981. より引用)

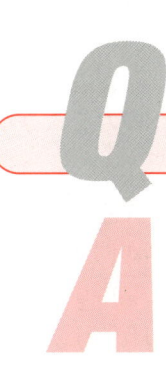

「ずれ」とは何？

褥瘡は自力で動けない臥位の患者さんにできやすいのですが，実はこうした患者さんでは座位でも褥瘡は容易にできてしまうのを知っていましたか？　たとえば図3のセミファーラー位の例を見てください。ベッドが傾斜しているため，身体はズルズルと足元方向に下がっていきます。このとき，骨と筋肉は体重のかかる下方に移動しようとしますが（重心の移動），仙骨部の皮膚と皮下組織は摩擦力によって止まろうとします。「ずれ」はこれらの矛盾する方向の力によって生じるのです。

この「ずれ」の力は皮膚以下の組織を伸展します。そして，その中を走行する血管も引き延ばされるので，血管は細くなり血流が減少します。「ずれ」が長時間続くとやがて血管は閉塞していき，褥瘡の原因となるのです。身体の不自由な人がずり落ちそうな姿勢で座っていたら，直ちに姿勢を整える援助をしましょう。座位での適切な姿勢は股関節，膝関節，足関節をともに90度に保持することといわれていま

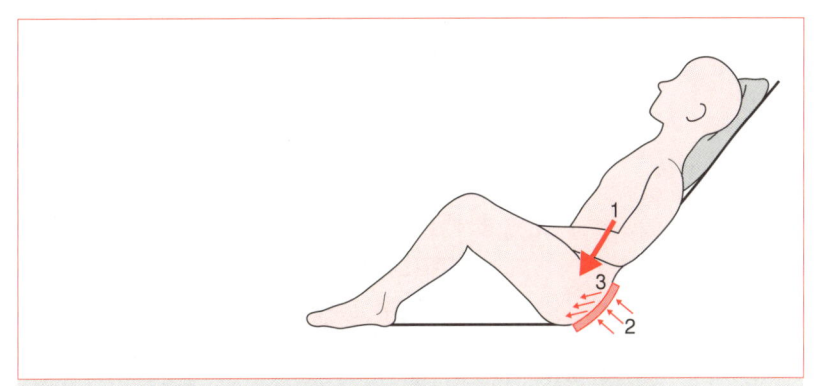

図3　セミファーラー位における体重，摩擦，ずれの関係
1は体重，2は皮膚とベッドとの間の摩擦，3は1, 2によって生じる「ずれ」の力。

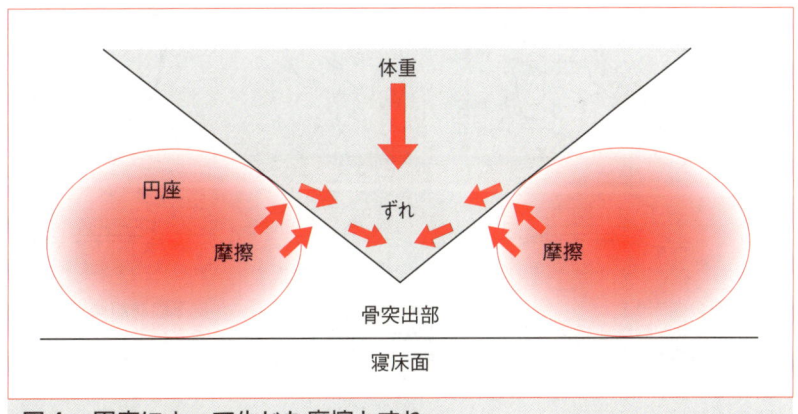

図4　円座によって生じた摩擦とずれ

す[3]。この姿勢によって最も体重のかかる坐骨突出部への力を大きな面積の大腿後面に**分散**することができるわけです。

ところで，褥瘡予防のために円座（ドーナツ型のクッション）が用いられることがありますが，最近，この円座によるずれが問題視されています。円座は身体の骨突出部位にあてがい，同部に集中する体圧をできるだけ周囲の広範囲な皮膚に分散する目的で使われます。ところが，円座中心部の円座と接しない皮膚は，円座に体圧がかかればかかるほど円座周辺に向かって引っ張られることになります（図4）。円座に接している皮膚に「ずれ」や摩擦が生じるだけでなく，中心部の皮膚は**伸展**されて血流が悪くなってしまいます。このため，円座は褥瘡予防には適さないと考えられるようになりました。

Q&A 褥瘡のステージ分類と危険因子とは？

図5はよく知られている褥瘡の進行度（**ステージ分類**）です。図2で説明したように，第1度でも深部はより損傷が進んでいるわけですから，放置すれば第2度以上へ急激に進行する危険性があります。それに，神経組織が分布する皮下組織が損傷を受けると（第3度），患者さんは痛みを訴えなくなります。どんなケアでもそうですが，全身のきめ細やかな**観察**がいかに大切かがわかりますね。長期臥床患者さんの**全身清拭**の必要性・重要性を思い出しましょう。

ここで，褥瘡発生の**危険因子**（risk factor）をまとめておきましょう。まず，①患者さんの**可動性低下**，活動性低下，それに**感覚低下**によって局所に持続的に圧がかかること，②**栄養不良，加齢，循環不全**などの**内的因子**，それに，③皮膚の**湿潤**，摩擦，ずれなどの**外的因子**など

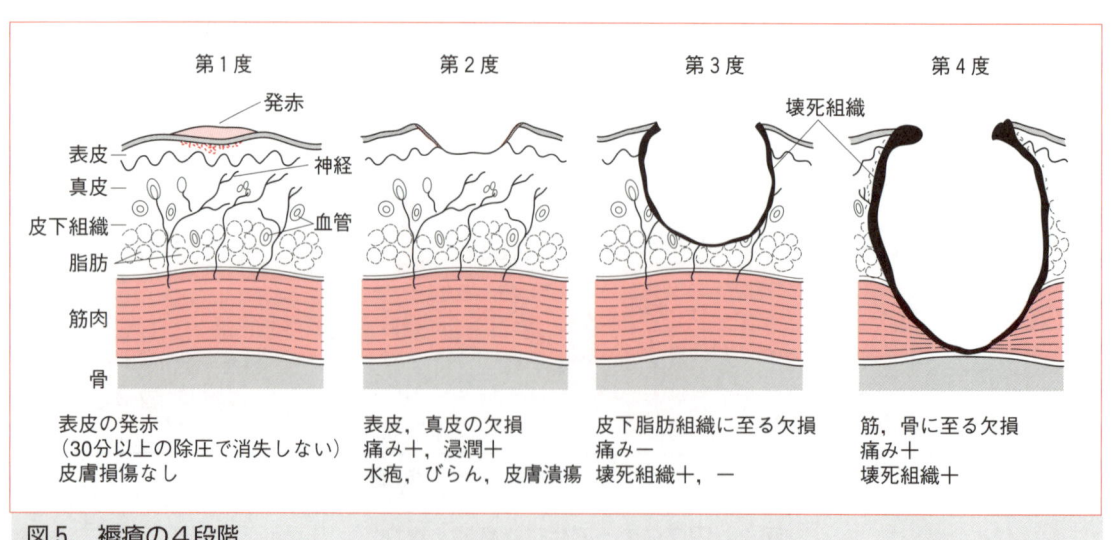

	第1度	第2度	第3度	第4度
	発赤		壊死組織	
	表皮の発赤 （30分以上の除圧で消失しない） 皮膚損傷なし	表皮，真皮の欠損 痛み＋，浸潤＋ 水疱，びらん，皮膚潰瘍	皮下脂肪組織に至る欠損 痛み－ 壊死組織＋，－	筋，骨に至る欠損 痛み＋ 壊死組織＋

図5　褥瘡の4段階

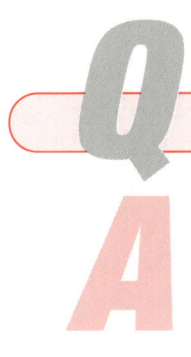

です。これらが組織の耐久性に影響して褥瘡が進行していきます[4]。

褥瘡ケアのポイントは？

さて，できてしまった褥瘡は組織的なケアによって治癒を早めることが可能です。まず，ステージ分類に沿った標準的なケアと治療について紹介しておきましょう[4]。第1度では，全身の観察とともに体位変換周期の検討や除圧の工夫，清拭（注：発赤部のマッサージは禁忌），閉鎖性ドレッシング（創部密閉型の化学包帯，後述），第2度では創計測と観察，水疱はつぶさず，びらんは生理食塩水で洗浄（新生組織を破壊するので創感染がないときは，消毒液は使用しない），閉鎖性ドレッシング，第3度では滲出液の性状の観察，感染の有無の検査と治療，デブリードメント（壊死の拡大防止のための壊死組織の外科的切除で医師が実施），第4度では第3度への対応に加えて骨髄への感染予防措置（イソジンシュガーの使用など），形成外科的療法（血管

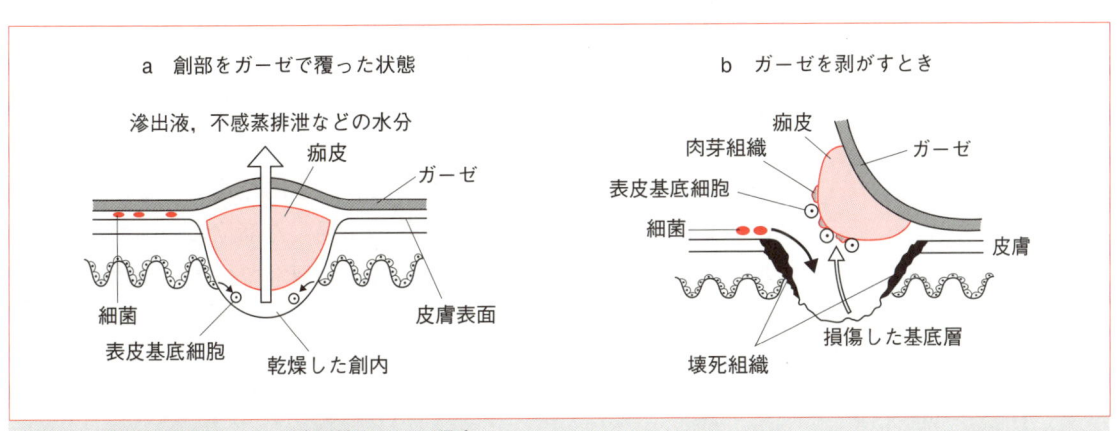

図6　褥瘡の処置にガーゼを使わない理由

(柵瀬信太郎，塚田邦夫，徳永恵子：第2部　治療とケアの基礎．褥創ケアの技術，別冊ナーシング・トゥデイ(3)，1995，p.44．図10を引用)

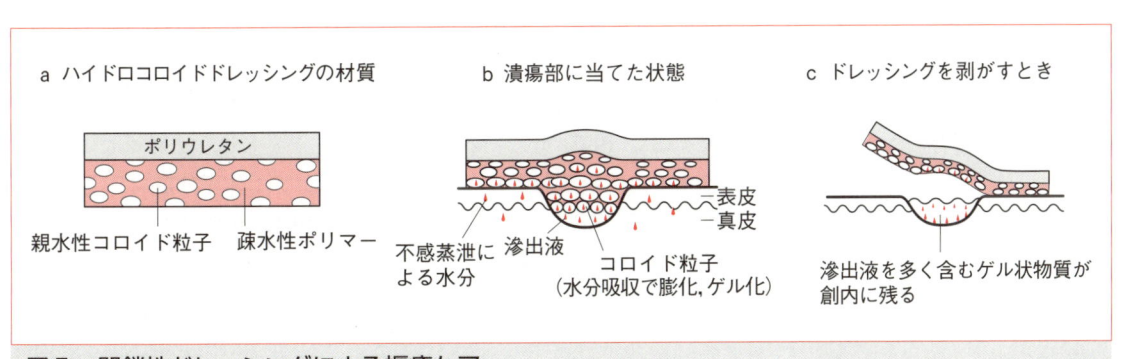

図7　閉鎖性ドレッシングによる褥瘡ケア

(柵瀬信太郎，塚田邦夫，徳永恵子：第2部　治療とケアの基礎．褥創ケアの技術，別冊ナーシング・トゥデイ(3)，1995，p.45．図12を一部改変)

のついた患者自身の健康組織の移植），などです[4]。

　ここで，創部の湿潤を保ちながら褥瘡ケアを行う閉鎖性ドレッシングが大切な理由を説明しておきましょう。まず，図6を見てください。ガーゼを創部に当てがうと，創部の滲出液や**不感蒸泄**（皮膚からの発汗によらない水分蒸発）はガーゼに吸収され大気中に蒸発していきます（図6-a）。ガーゼを剥がす際には図6-bのように，水分喪失に伴って**痂皮**（かさぶた）がガーゼに付着してしまうので，新生組織（**肉芽組織**と表皮の**基底細胞**）が痂皮と一緒に剥がれてしまいます。これではかえって創部の損傷を助長していることになります。

　そこで，最近では図7のような閉鎖性ドレッシングを用いるようになりました[4]。その素材は，クッション性（**弾力性**）のある**ポリウレタン**層，その下にはゼラチン，ペクチンなど食物素材（疎水性ポリマー）とその中にある親水性コロイド粒子が埋め込まれた皮膚への粘着層から成っています（図7-a）。これを創部に当てがうと（図7-b），皮膚に密着した粘着層の部分で親水性コロイド粒子が滲出液を吸収して**ゲル状**になり，創内の湿潤が保たれます。ドレッシングを剥がしても新生組織は失われないので，治癒は確実に進むというわけです（図7-c）。

　ただし，褥瘡ケアで一番大切なことは，**予防**だということを忘れてはいけません。つまり，体圧を身体の限局した部位にかけず，分散させることが予防の第一歩なのです。最近の研究では体圧分散には**エアマットレス**が最も有効なことがわかってきました[5][6]。

文　献

1) Trelease, C.C.：Developing standards for wound care, Ostomy/Wound Manage, 20：46, 1988.
2) Reuler, J. B., et al.：The pressure sore；Pathophysiology and principles of management, Annals of Internal Medicine, 94(5)：661-666, 1981.
3) 山崎泰宏：高齢者離床患者の車椅子上での褥創を防ぐ，月刊ナーシング，19(9)：91-97, 1996.
4) 柵瀬信太郎，塚田邦夫，徳永恵子：褥創ケアの技術，別冊ナーシング・トゥデイ(3)，1995, p.73-129.
5) 佐藤エキ子，渡邊千登世，真田弘美：褥創ケア；体圧分散マットレスの効果について，EBNursing, 1(1)：23-29, 2001.
6) 真田弘美：第13章　褥創－体圧分散のケア（小松浩子，菱沼典子編：看護実践の根拠を問う，南江堂，1998, p.146-163.）．

第3編

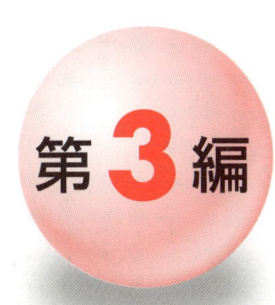

診療に伴う看護技術

- 第1章
  治療・処置に伴う技術

- 第2章
  検査に伴う技術

第1章
治療・処置に伴う技術

- ㉑ 与薬①；経口与薬
- ㉒ 与薬②；注射痛のケア
- ㉓ 吸 引
- ㉔ 吸 入
- ㉕ 経管栄養法
- ㉖ 導尿・膀胱留置カテーテル管理
- ㉗ 浣腸・摘便
- ㉘ 包帯法・創傷処置

21 与薬①

経口与薬

経口与薬と看護

　薬剤の投与方法には，体内に入る経路から経口（内服，経管投与を含む），経粘膜（舌下錠や坐剤など），注射（皮下・皮内，筋肉内，動・静脈内），点眼・点鼻など様々な方法があります。

　患者さんの体内に薬剤を入れることを英語ではmedicationといい，日本語では投薬（医師・薬剤師が使用），または与薬（看護者が使用）と表現されます。薬を患者さんに「投げる」とか「与える」などという和訳は決して適当とは思えませんが，習慣的に使われています。与薬に限らず，看護（学）用語には専門用語として定着させるには検討を要するものが数多くあります。

　この項では，経口与薬に焦点を絞って，薬物療法における看護者の役割を確認することにしましょう。

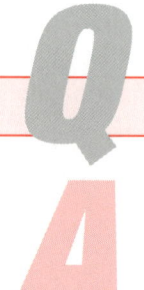

Q 薬物療法における看護者の役割は？

A
　まず，経口与薬に限らず，一般に薬物療法における医療関係者のそれぞれの役割を表1にまとめてみました。薬物療法は治療の一端ですから，まず医師の処方箋に従って薬剤師が調剤し，最後に看護者が患者への投与（あるいはその補助）と管理を担います。この表を見てわかることは，①薬物療法は医師，薬剤師，看護者の明確な役割分担によって遂行されること，②どの職種にも共通する業務内容，すなわちだれもが知っていなければならない項目が多いこと（患者と薬種・量に関すること），そして，③看護者の役割の大きさです。

　薬物投与は医師の指示の下で看護者が行えることになっていますが，実際のベッドサイドでは必ずしも毎回医師が立ち会えるとは限らず，看護者が単独で実施する場面は少なくありません。最近では，臨床栄養士や臨床心理士などのように臨床薬剤師が病棟を訪れ，医療ス

表1　薬物療法における医療関係者の役割

職種	役割	業務内容
医師	薬剤の決定	・患者情報（氏名，年齢，病因，体質など）の把握 ・副作用の確認
	処方箋の提出	・薬剤の種類 ・薬物の形態，投与量 ・投与方法
薬剤師	調剤	・患者氏名の確認 ・薬物の形態の確認 ・投与方法の確認 ・1回投与量の種別包袋
	説明 （医療スタッフおよび患者）	・投与方法（形態，時間，量） ・副作用など
看護師	投与またはその補助 投与後の観察 （医師・薬剤師との連携）	・投与前の確認（患者氏名，市販名と薬物名，濃度または容量，使用期限，性状の観察・確認，患者への投与量） ・患者への説明（必要性，副作用） ・薬剤の準備（清潔，種類，指示量） ・投与方法の工夫（苦痛の少ない方法） ・投与完了の確認（残余量の有無・誤嚥） ・作用・効果の確認 ・副作用の観察と対処

タッフや患者に薬物の正しい管理方法や作用・副作用などについて説明する機会を設けるようになってきたと聞きます。これは薬物療法における**医療事故防止**のための理想的な医療体制ですが，薬剤師不足で必ずしも普及しているとはいえないのが現状です。それだけに看護者の責任は重く，薬物療法の管理においては，徹底したチェック体制を敷いておくことが大切です。そしてさらに，医師・薬剤師との連携や非常時の対策を整えておく必要があります。

Q 経口与薬の留意点とは？

A　経口与薬は安全で比較的患者さんへの負担が少ない方法ですが，注意すべき点は他の投与方法と変わりません（表1）。しかし，服薬時の**味覚**や**嚥下**の問題など，**口腔内**から**上部消化管**を中心とした不快感には特に注意を払うべきでしょう。たとえば，**舌根**から**咽頭部**にかけて**苦味受容器**が存在することを念頭において，苦味の強い薬の内服に対処しましょう。

　一般に高齢者は**細胞外液**に乏しく，唾液や**食道粘液**が少なくなっているため，固形の薬の嚥下は容易ではありません。**丸薬**でも**粉末剤**でも，内服時には十分な水も飲んでもらうようにしましょう。水やジュース，牛乳などに溶解して内服できるのかどうかなど，薬剤師に相談して安全で負担の少ない内服方法を工夫しましょう。薬剤の嚥下は小

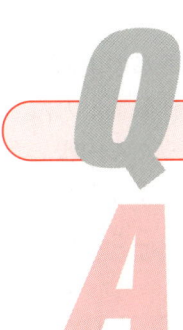

児でも難しい場合があります。

また，**総義歯**をつけた患者さんには**歯肉**や**軟口蓋**に**触覚**がないので，薬剤の口腔内残余にも注意を払わねばなりません。

Q コンプライアンスとアドヒアランスとは？

A 経口与薬の場合，一つ忘れてはならない重要な点があります。それは，「患者さんが薬を本当に内服したかどうか」ということです。どうすればこれを確認することができるでしょう。内服完了の判断は，薬を受け取った患者さんが「はい，わかりました」と答えた時点でしょうか。あるいは，患者さんが薬を口に含み，嚥下したことを確認した時点なのでしょうか。

ここで，精神科病棟での与薬管理の様子を例にあげてみましょう。精神疾患の患者さんにとって薬物療法は主要な治療法です。精神科では，一般に入院患者さんの薬の内服はすべて看護者の管理下で行われます。入院中，湿布薬など以外は，患者さんには薬は一切手渡されません。患者さんは食後，ナースステーションのカウンター前で服薬します。看護者は医師の処方箋，薬袋の中の薬剤，そして患者氏名とを照合しながら，患者さんに直接薬を手渡し，十分な水と一緒に内服してもらいます（一部，自力で内服困難な場合には看護者が援助）。このとき看護者は薬の確実な嚥下，あるいは誤嚥の有無を確認します。

しかし，看護者の服薬の観察はこれで終わるわけではありません。患者さんはこのあと，歯磨きをするために洗面所や，一部の患者さんはトイレにも行きます。そう，服薬の観察は，洗面所やトイレ（ドアの外でしか観察できませんが）でも続けられるのです。なぜここまでの観察が必要なのでしょう。実は，精神科疾患の患者さんの中には薬を飲みたくない（**拒薬**），あるいは食事をしたくない（**拒食**）人たちが少なからずいるのです。そのような患者さんは，いったん内服した薬剤を吐き出してしまうことがあるからなのです。このような精神科病棟の例は極端かもしれませんが，薬の内服を確認することはたやすくない場合もあることが理解できたでしょう。

患者さんが"医師の指示に従うこと"を**コンプライアンス** compliance といいます。現代医療の主軸を占める薬物療法では，"患者さんが医師の指示どおり薬を内服すること"で薬効の評価が可能になります。しかし，現実には，治療者―患者間で**インフォームドコンセント**（十分な説明による同意）を取って行われる**臨床試験**（治療効果を検証するために患者さんを対象に行われる研究，治験）でさえ70％程度の内服率に過ぎないといわれています[1]。

また，最近，エイズ治療などで服薬**アドヒアランス** adherence とい

う考え方が重視されています[2]。この言葉は耳新しいかもしれません。アドヒアランスとは，"患者自らが治療法の決定から実行まで医療者とともに能動的にかかわること"を意味します。効果的な治療を進めるには，患者さん自身も，単なる受け身ではなく，責任ある積極的な受療態度で臨まなければなりません。実は薬物療法を進めるには，前述したコンプライアンス（医師の指示に従うこと）よりもさらに，患者のアドヒアランス（自分も医療に参加すること）が必要だといわれています。看護者は，患者さんが現在服薬しているすべての薬の種類と服薬した薬の量（服薬率）だけでなく，服薬時間や食事（薬によっては内容調整が必要なこともあるため）についてもアセスメントしましょう。そして，それらの情報を患者さんと常に共有し，**患者参加型**の医療・看護を目指しましょう。

このように，薬の経口投与は患者さんにとって安全で苦痛の少ない方法である反面，医療者―患者間の**信頼関係**が前提となる繊細な一面もあることを留意しておきましょう。経口与薬における看護者の役割が，単に内服時の技術手技だけでなく，患者さんに服薬の重要性を理解し，**行動化**してもらう**患者教育**にあることを私たちは十分自覚していなければなりません。

Q&A 鎮痛薬は胃を傷害する？

みなさんは歯痛や頭痛などで痛み止めを内服し，胃が痛くなった経験はありませんか？　経口与薬を取り上げているこの項では，薬の**副作用（有害作用）**のうち**消化管障害**について，胃の**消化作用**の知識と一緒に整理しておくことにしましょう。

ではまず，胃における消化の生理学をおさらいしておきます。胃の中に食物が入ると胃を支配する**迷走神経**中の**求心性線維**が興奮して**幽門部**の**G細胞**から反射性に**ガストリン**（消化管ホルモンの一種）が血中に分泌されます。ガストリンは**壁細胞**からの**塩酸**（pH1.0～1.5の強酸，**胃酸**ともいう）分泌を促進し，胃液の酸性度を高めます[3]。

食物の摂取で**胃底腺**の**主細胞**からは**ペプシノゲン**（**ペプシン**の**前駆物質**）が分泌され，胃酸による酸性環境下でペプシノゲンはペプシン（たんぱく質分解酵素）に活性化され，**たんぱく質**の**化学的消化**（→p.53）が始まります（図1）。

胃内消化活動が営まれている間，胃壁内面はこのように強い酸にさらされているにもかかわらず胃壁が破壊されないのは，**幽門腺，噴門腺**，胃底腺のすべての**胃腺**に存在する**副細胞**からアルカリ性の**粘液**が常時分泌されているからです。**胃粘膜**にはさらに，H^+の透過性が低い特殊な機構が存在するため，強い酸から保護されていることもわか

図1 胃液の分泌

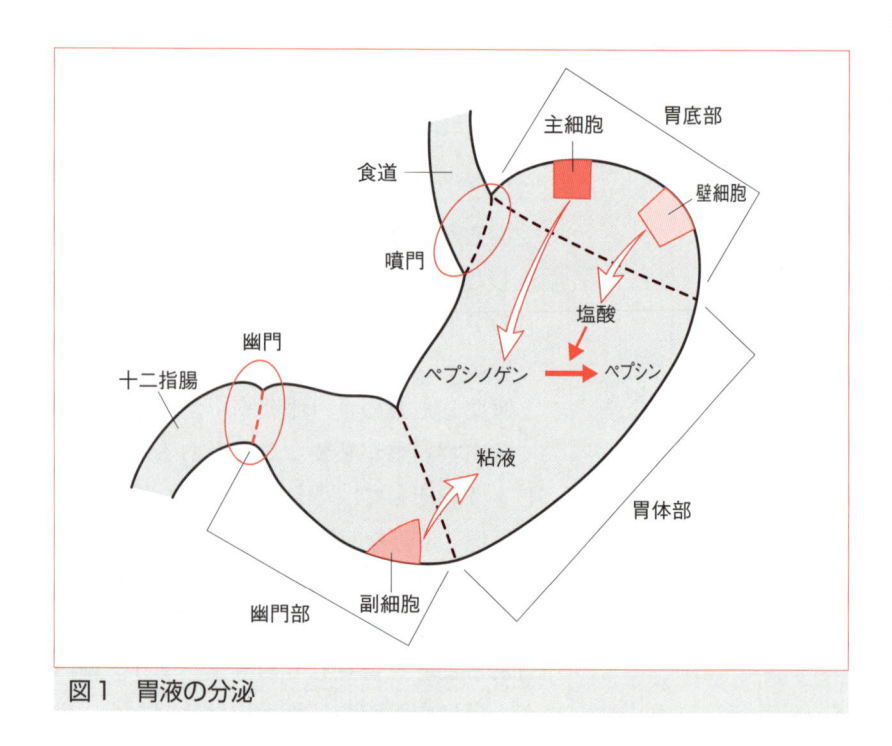

っています。胃壁の酸からの傷害を粘液が保護するこのような機構を**胃粘膜防壁**gastric mucosal barrierとよんでいます。

さて，ここで本題に戻りましょう。**解熱・鎮痛剤**として有名な**アスピリンやインドメタシン（非ステロイド性抗炎症薬，NSAID**）の副作用として，**胃痛，吐き気，食欲不振**などの消化管障害がよく知られています。激しい場合には，胃粘膜から出血して**胃潰瘍**を生じます。このような消化管障害の原因は，NSAIDが胃粘膜に直接作用して胃粘膜防壁を破壊することだと考えられています[3]。生体内で情報伝達物質として重要な役割をもつ**プロスタグランディン**には粘膜機能を高める作用がありますが，NSAIDはこのプロスタグランディンの合成に必要な酵素である**シクロオキシジェネース**（COX）の働きも阻害することがわかってきました。

NSAIDは多用される薬なので，その副作用を和らげるために弱アルカリ性剤（**重曹**，$NaHCO_3$）と**併用**内服したり，胃からの吸収速度の遅い形状（**腸溶錠**や**徐放錠**）にしたり，坐薬として用いるなどの工夫がなされています[3]。空腹時に鎮痛薬を内服する場合，炭水化物を主成分とする消化のよい食物（摂食による自然な胃粘液分泌促進）や牛乳などを一緒に摂るようにするのもよいでしょう。

文 献
1) 植松俊彦，野村隆英：1章　総論（植松俊彦，野村隆英編：シンプル薬

理学,第2版,南江堂,1999,p.28-29.
2) 真田弘美,紺家千津子:11章 消化と吸収(深井喜代子,福田博之,襧屋俊昭編:看護生理学テキスト,南江堂,2000,p.260-263.).
3) 丹羽雅之:6章 解熱鎮痛薬,抗炎症薬(植松俊彦,野村隆英編:シンプル薬理学,第2版,南江堂,1999,p.111-139.).

22 与薬② 注射痛のケア

注射の痛み

　薬物療法のうち，最も速効性のあるのは注射による投与です。注射には，投与経路別に動脈内注射，静脈内注射，筋肉内注射，皮下注射がありますが，だれにとっても注射というのは痛い体験です。かつては，注射痛を訴える患者さんは医師から「治療のためには一瞬の痛みなど我慢して当然」「痛いのは生きている証拠」などといわれ，注射痛は医療現場でほとんど取り上げられませんでした。

　ところが，1990年頃からWHO[1]を中心に患者をがんの痛みから開放しようという世界的な取り組みが起こり，わが国でも医療の質やQOL（quality of life）が重視されるようになりました。つまり，医原的な（医療に伴って生じる）苦痛はできるだけ最小限に留めるべきだという考えが起こってきたのです。そうした世情を反映して，医師も看護者も注射を痛がる人，怖がる人の声に耳を傾け始めています。医療の世界は「治療の代償ならば我慢する」時代から「予測される苦痛は予防し，最小限に留める」時代に転換しようとしています。

　この項では，後に「29. 採血」の項でもふれる針刺し痛（刺痛，pricking pain）を取り上げ，看護者が担うべき注射痛のケアを考えてみましょう。

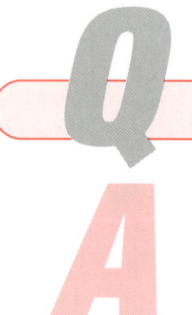

Q 注射針は痛点を避けられるの？

A 痛くない採血が不可能に近いことは「29. 採血」でも述べています。図１のように，痛点は皮膚１cm^2当たり約200個分布しています（図はその１／４の0.25cm^2で約50個分布）。１個の痛点は直径約0.15mmの球状の広がりをもって真皮内に分布しています。注射によく用いられる22ゲージ（外径0.72mm）の注射針だと，よほどの幸運がない限り，刺入によって１個以上の痛点を貫いてしまいます。筆者の研究データによると，皮膚上の無感覚点（受容器が存在しないところ）は約６％，つまり22ゲージの針を刺入した場合，無痛体験できる確率は17回中１

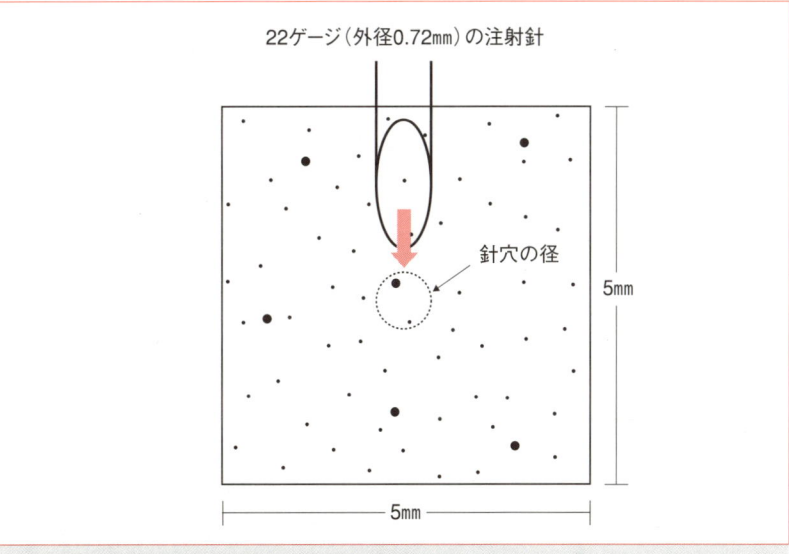

図1　皮膚上の痛点と触・圧点の分布

小さい点（・）が痛点，大きい点（●）が触・圧点。触・圧点は毛根部に一致して存在する。

回だけということです[2) 3)]。ちなみに，注射による無痛体験の出現確率を針の太さだけで計算してみると，皮内注射に用いられる27ゲージ（外径0.42mm）の注射針では6回に1回，輸血に用いられる18ゲージ（外径1.26mm）の場合は52回に1回ということになります。

注射痛とはどのようなもの？

注射による**刺痛**pricking painについては「29. 採血」でふれますので，ここでは注射痛を感覚としての痛覚神経系の中で捉えておきましょう（表1）[4)]。この表でわかるように，一般に注射痛とよばれる痛み

表1　痛みの種類と痛覚神経系の構成

発生部位による分類	例	受容器・神経線維（共通）	末梢神経	上行性伝導路	視床	大脳
皮膚感覚	刺痛* 熱傷など	自由神経終末 有髄線維 （Aδ，Ⅲ群） 無髄線維 （C，Ⅳ群）	体性神経 求心性線維	外側脊髄視床路 （部位覚）	腹側基底核群 被核領域	大脳皮質 一次体性感覚野
深部痛覚	筋肉痛 関節痛 頭痛など					
内臓痛覚	胆石 腎結石 潰瘍など		交感神経または副交感神経中の求心性線維	前脊髄視床路 （情動）	髄板内核群	大脳辺縁系 大脳基底核 皮質の広範領域

＊速く，刺すような痛み（fast pain, pricking pain）で，注射痛もこれに属する。
（深井喜代子：痛みの看護学；看護者発，痛みへの挑戦．(2)痛みを解剖する；痛みの多次元モデル，臨牀看護，25(2)：278，1999．表1を一部改変）

には，針刺入と同時に瞬時に生じる速い痛みpricking pain（またはfast pain）（痛覚受容器は有髄神経のAδ線維，伝導速度12〜30m/秒）と，刺激から約1秒後に生じる遅い痛みslow pain（dull pain）（痛覚受容器は無髄神経のC線維，伝導速度0.5〜2m/秒）があります。これらの痛みは，まず脊髄に送られた後，脊髄視床路を上行し，大脳皮質の一次体性感覚野に投射します。この経路を通るpricking painは部位覚（局所認知topognosis）が比較的明瞭です。痛みは大脳辺縁系にも投射して情動体験としても認知されます。

ところで，針刺入時のpricking painは針を抜くと直ちに消失しますが，dull painは注射が終わってもしばらく持続します。筋肉内注射などではしばしばdull painの訴えのほうが強いことがあります。筋の痛覚受容器は筋膜と細動脈の周囲，それに筋と腱の接合部に分布しています。筋肉内注射の痛みは主に注射針が貫いた筋膜から生じます。骨格筋にもAδとC，両方の痛覚受容器が確認されていますが，筋肉痛には速い痛みと遅い痛み（灼けつくような）の区別はないといわれています[5]。

Q&A 注射痛に効果的な看護ケアはあるの？

さて，現状では避けようのない注射の痛みにはどんなケアが効果的なのか，注射痛のケアに関する看護学研究などをもとに整理しておきましょう。

まず，注射痛には皮膚刺激が効果的です（表2）。筆者は皮膚マッサージが電気的に引き起こしたpricking painの感受性を弱めることを明らかにしました[6]。鎮痛目的でマッサージを実施する場合は，触覚の順応を考慮して不規則なリズムと圧，範囲で行うようにします。タッピング（振動刺激）や圧迫（圧刺激）も交えるとよいでしょう。また，マッサージにはスキンシップという心理的効果も期待できますから，マッサージは対話しながら実施するようにしましょう。

皮膚の温度刺激もまた鎮痛効果があることがわかっています。たと

表2　注射痛に効果的なケア

ケアの種類	方法	留意事項
皮膚刺激		
皮膚マッサージ	不規則な面積，圧，リズム	感覚の順応に注意
冷罨法	氷嚢	静脈注射では注射後
温罨法	40℃前後の蒸しタオル	38℃以上で鎮痛効果
気分転換法	音楽，芳香など	持続的な痛みに有効 皮膚刺激と併用する

えば注射の前に温罨法を実施すると，血管が拡張するので処置時間が短縮できる（針が刺入しやすくなる）ほか，筋肉内注射後では温刺激効果のほかに，筋が弛緩することによる鎮痛効果も期待できます[6)][7)]。

注射痛のケアには，蒸しタオルをビニール袋で包んだだけの簡易な温罨法が局所に貼用できて便利です。ただし，温罨法では皮膚温が38℃以上に上昇しないと確実な鎮痛効果が得られません。低温ではむしろ痛みが増強する場合があるので注意しましょう。

一方，冷罨法もまた注射痛を軽減します。冷やしたタオルか，氷をビニール袋で包んだものを皮膚に直接当てますが，冷罨法では皮膚温が下がりすぎないように注意しましょう（16℃以下になると痛覚を生じる）[2)][6)][8)]。注射痛へのケアとして罨法を用いる場合，針刺入前には温罨法を，注射後の痛みには冷罨法で対処するのがよいでしょう。

これらの皮膚刺激は注射部位と異なる皮膚に与えてもほぼ同程度の鎮痛効果を発揮します。その理由は，皮膚からの触覚や温度刺激が脊髄レベル以上の中枢内で痛覚を抑制するためと考えられます。皮膚刺激による鎮痛効果は刺激範囲が広いほど，また刺激時間が長いほど大きくなります*。

筋肉内注射後の筋肉からの痛みには，枕などを使って筋が弛緩する肢位（手足の位置）を工夫しましょう。痛みによる筋緊張で皮膚や筋膜の針刺入部が引きつれることによる痛みの増強や持続を抑える効果があります。

これら皮膚刺激のほかに，患者さんの好む香りを嗅いでもらうことも注射痛に効果があります[9)]。最近の研究によって，皮膚刺激のほか，嗅覚（芳香刺激）や聴覚（音楽）などほとんどの感覚刺激に鎮痛効果があることが明らかになっています。そして，感覚刺激は1種類だけでなく複数組み合わせると（冷罨法中に芳香刺激をするなど）より大きな効果が得られることも筆者らの研究でわかってきました。

最近，ある外科医が蚊にヒントを得て，痛点をかいくぐるような極細の径をもつ注射針を開発したというニュースを耳にしました。しかし，この方法ではごく微量の薬液しか注入できないので，あらゆる注射痛から開放されるにはまだまだ時間がかかりそうです。みなさんは「注射は痛いもの」という前提のもとに，注射痛を訴える患者さんにいろいろな（特に感覚刺激となるような）看護ケアを工夫し，提供して，注射痛の予防と対処に努めるようにしましょう。

---

*このような現象を生理学では促通facilitationとよびます。たとえば，マッサージできる皮膚の面積が限られているときは長時間刺激し（時間的促通），ケアにあてられる時間が少ないときはマッサージする皮膚の面積を拡大する（空間的促通）ようにします。
神経生理学的には，促通とは刺激時間や刺激面積の単なる代数和以上のインパルス（活動電位）の増加がみられることをいいます。

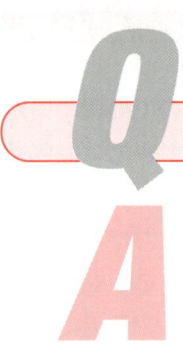

薬物療法における医療過誤は多い？

近年，薬の取り扱いが関係する**医療事故**が頻発しています。本題の注射痛とは直接関係ありませんが，この項の最後に，薬物療法における医療過誤を防止するために，薬に対する看護者の心構えについて言及しておくことにしましょう。

臨床で使われる薬物は通常，市販名（商品名）でよばれています。仮に一般名（薬物名）でよばれることがあっても，薬物の正式名称は長いので，塩モヒ（塩酸モルフィン，麻薬製鎮痛薬）や化マグ（酸化マグネシウム，制酸薬）などと，忙しい実践の場では省略形が使われることが多いようです。ただ，こうしたことが習慣化してしまうと，正しい市販名や一般名，ひいては薬理作用すら忘れてしまう危険があります。

せっかく薬理学を学んでおきながら，薬物の名を市販名，しかも略式でしか言えない程度の知識で，果たして患者さんに薬について適切な説明ができるでしょうか。患者さんの病態を理解するのに解剖学・生理学の知識が必要であるように，薬物療法の管理を行うには最低限の薬理学の知識が必要です。受け持ち患者さんが使っているすべての薬物について，看護者は少なくとも表3に例示したような系統的な知識をもっておくべきだと筆者は考えています。「薬が効く」ということは「人体にその**受容器**が存在する」ということで，薬物の多くはもともとヒトの体内に存在する物質です。内分泌系（ホルモン）や神経伝達物質の知識があれば，薬の作用・副作用は自ずと理解できるはずです。

また，戦地や災害地など，日本人も海外で医療活動に参加する機会が多くなりました。数年前，ある報道番組でこんな状況が放映されていました。それは日本人の医療スタッフがいない被災地でしたが，日

表3　看護者に必要な薬物の知識

事項	例1	例2
一般名	生合成ヒトインスリン製剤（insulin）	エピネフリン（epinephrine）またはアドレナリン（adrenaline）
商品名	ヒューマリンR（Humulin R）（塩野義製薬）	ボスミン（Bosmin）（第一製薬）
薬事法区分	普通薬	劇薬*
薬理作用	血糖低下（糖質代謝促進）	血管収縮（α作用）心臓促進（β作用）
副作用	低血糖症状	心悸亢進，不整脈など

＊劇薬には商品名の後に‘®'（radicalの頭文字）の印がついている。

本から大量の医薬品が送られてきたにもかかわらず，薬瓶に薬品名が日本語でしか書かれていないので何の薬かわからず，結局まったく使えなかったというのです。「薬として役立ててほしいなら，一般名（薬物名）も書いてください！」と，現地のスタッフはくやしそうな表情で訴えていました。もし，あなたがその場にいたとして，薬物の市販名から一般名が言えるでしょうか。この事例は，薬物を扱う専門職にとって大きな教訓になったはずです。

　薬は医師によって処方され，薬剤師が調剤します。そして，一般に，病棟では看護者が薬物療法の管理を行います。つまり，看護者は処方された薬（注射薬でも経口薬でも）が患者さんに正しく投与あるいは服用されるよう援助し，薬の作用・副作用の観察と対処を行います。この間に，看護者は患者氏名（年齢・性別）と薬物の対応，投与量，投与経路，投与形状，投与時間（投与速度）などを確認します。薬に関する医療過誤・医療事故は，これらのいずれかの段階で「確認を怠る」という不注意があったときに起こるわけです。

　筆者が勤務していた東海大学病院では，①受け持ち看護師が処方箋と薬を照合して確認する，②別の医療スタッフ（看護師，医師または薬剤師）と2名で声を出して確認する，③患者さんのベッドサイドでも確認する，という最低3回の薬の確認を義務づけていました。忙しい病棟の中でのこれだけの作業は大変なように感じるかもしれませんが，シートベルトをしないと車を発進できにくいのと同様，習慣化してしまえば，確認なしでは不安で薬を患者さんの体内に投与できなくなるものです。

　薬物療法におけるこうした**安全確認の習慣**は，単なる行動の習慣化でなく，薬に対する正しい知識と看護実践の専門家としての自覚があるからこそ身につくものなのです。

文　献

1) World Health Organization: Cancer Pain Relief and Active Supportive Care, WHO Publication Office, Geneve, 1990.
2) 深井喜代子，大名門裕子：注射痛に対する看護的除痛法の効果の実験的検討；マッサージ，温罨法，冷罨法の手背部皮膚痛覚閾値に及ぼす影響，日本看護研究学会雑誌，15：47-55, 1992.
3) 深井喜代子，兼光洋子，井上桂ईड़，山下裕美，黒田裕子：実験的疼痛に対するリドカインの効果；看護的除痛法との比較，臨牀看護，26(3)：408-414, 2002.
4) 深井喜代子：痛みの看護学；看護者発，痛みへの挑戦．(2) 痛みを解剖する；痛みの多次元モデル，臨牀看護，25(2)：277-282, 1999.

5) 横田敏勝：6 体性深部痛．A 筋肉痛．臨床医のための痛みのメカニズム，第2版，南江堂，1997, p.91-111.
6) Fukai, K.: Effect of conversation and other nursing analgesic techniques on the electrically evoked prick pain threshold, Kawasaki J. Medical Welfare, 2 : 49-54, 1996.
7) 小南麻里，上田住江，田中二見，濱中悦子：実践へのアドバイス；SM筋肉内注射時の温罨法の検討—筋肉内温度・血流測定結果より，看護実践の科学，23(2) : 86-87, 1998.
8) 山幡みさ，大高悦子，安藤亜弓：痛みが軽減できる自己血糖測定法；氷冷法の有効性と痛み閾値の関係，日本看護学会27回集録．成人看護II，p.62-64, 1996.
9) 深井喜代子，井上桂子，田中美穂，新見明子，兼光洋子：芳香がヒトの痛みの感受性に及ぼす影響，臨牀看護，25(14) : 2239-2246, 1999.

23 吸引

吸引の目的

　感染などによる炎症や術後，それに腫瘍や肝疾患などではしばしば体内に滲出液が貯留します。炎症や創傷の治癒を促進するには，不要な滲出液を排除する必要があります。

　吸引suctionとは体内の管腔（気管や消化管）または体腔（腹腔や胸腔）に貯留した滲出液や分泌物，血液などを体外に排出させることです。手術中などの吸引は医師が行いますが，ベッドサイドでは看護者がその主な担い手になるので，吸引は重要なケア技術の一つになっています。この操作では，管開口部や手術創などからカテーテルを体内に挿入するために，無菌操作*が必要です。また，カテーテル内に陰圧をかけて強制的に液を吸い出すわけですから，粘膜を傷つけないよう圧調節に留意する必要があります。

　この項では吸引操作のなかでも最も頻繁に行われる気管内吸引に焦点を絞り，その基本的な手技の根拠を探ってみることにしましょう。

＊無菌操作とは滅菌された用具を用いて器具（滅菌済みの）を扱ったり創部を処置したりすること。滅菌とは病原性の有無を問わず，ウイルス，細菌，真菌などあらゆる微生物を死滅させることである。これに対して清潔という用語は，感染管理で用いられる場合，ヒトの皮膚を含むあらゆる物品の表面に病原微生物が付着していない状態をいう。

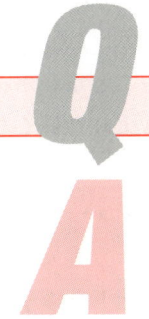

Q 吸引カテーテルの直径はどれくらい？

A
　本題に入る前にカテーテルとチューブの定義をしておきましょう。カテーテルcatheterもチューブtubeも医療用の管状物を指しますが，特に一方の管先端付近の胴部に穴が開けられている柔らかい管をカテーテルとよびます。カテーテルには吸引用（吸引カテーテル）のほかに，導尿カテーテル，中心静脈カテーテル，そのほか，消化管系のカテーテルなどがあり，体腔や管腔から液状物質を吸い出したり注入したりする管の物質名詞となっています。これに対してチューブは単に

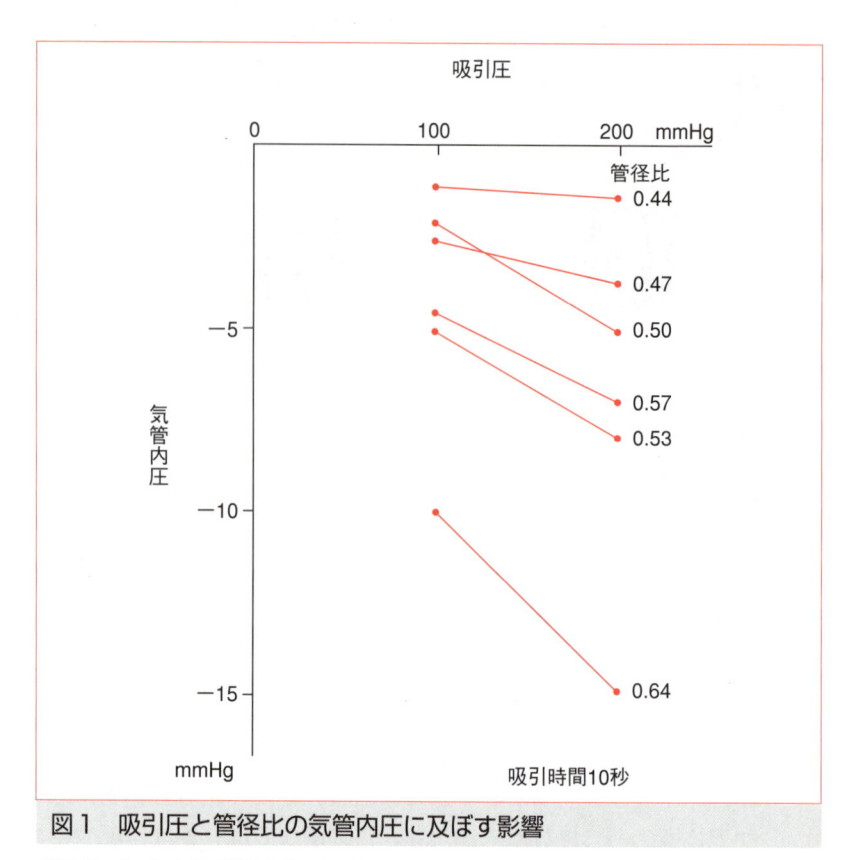

図1　吸引圧と管径比の気管内圧に及ぼす影響

(奥秋晟：第4章 気道確保と気管切開（吉利和監, 稲田豊編：呼吸管理ハンドブック〈最新看護セミナー2〉, 第2版, メヂカルフレンド社, 1985, p.88.）. を引用)

管状の構造物を指すに過ぎません。

　吸引用カテーテルの径が細すぎると分泌物の**吸引効率**が非常に悪くなり, 吸引の本来の目的が果たせなくなります。しかし, 逆にあまり径が太いと気道中の空気を大量に吸い上げてしまうので, 患者さんが**低酸素血症**を起こす危険性が高くなります。

　一般に, 吸引カテーテルの外径と気管内チューブの内径の直径比（**管径比**）は1/2以下がよいとされています[1]。管径比が1/2を越すと, **吸引圧**が高まるにつれて**気道内圧**が急激に陰性に傾くことがわかっています（**図1**）[2]。吸引圧を強くしすぎて**肺内圧**が通常よりも低くなると肺はしぼんでしまうことになります。

　管径比が0.4以上0.5未満に保たれていれば, 気管内チューブとカテーテルの間の十分な隙間から吸引中も1気圧の空気が十分流入できるので, 仮に吸引圧が200mmHgに高まっても気管内圧低下を極小に留めることができます。

第1章 治療・処置に伴う技術

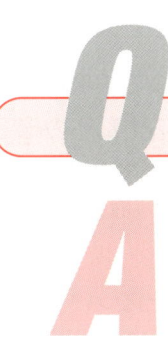

Q&A 陰圧をかけすぎるとどうなるの？

呼吸器疾患の患者さんの場合，気道内には粘稠性(ねんちょうせい)で多量な分泌物があります。吸引が不十分なために分泌物が気管内チューブ内壁に次々に付着して，ついにはチューブ内が硬化した分泌物で埋め尽されて気道閉塞を起こし，窒息しかけた事例を筆者は体験したことがあります。この事例では，救急体制で気管内チューブの交換が行われました。したがって，吸引時の圧はある程度強力でないと，本来の目的である異物除去ができません。

しかし，陰圧をかけすぎると，肺の空気まで吸引して低酸素血症を招来してしまいます。

ヒトでは通常，1個の線毛細胞の表面には直径約0.2μm，長さ7〜10μmの円柱状の線毛が50〜100本以上も存在し，これらすべての線毛が一定方向になびく運動機能をもち（線毛打），気道内分泌物の排出を促しています（図2）[3]。粘膜上皮にはこの他に粘液を分泌する杯細胞（図2のGC）と，破壊された杯細胞や線毛細胞に分化してそれらを補充する基底細胞があります。ところが，強い陰圧で乱暴に気道粘膜を吸引すると，気道粘膜上皮から線毛細胞が剥ぎ取られてしまいます。図3は100mmHgの圧で吸引したイヌの気管粘膜を走査電子顕微鏡で観察したものです[2]。まるで強力な吸引力の掃除機で絨毯の毛

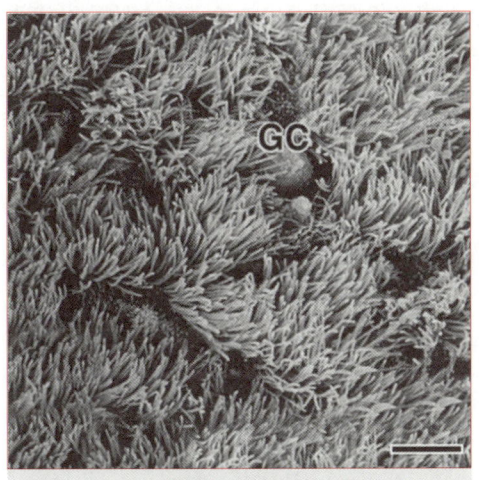

図2　ヒトの正常な気管上皮細胞

（宮澤七郎，相原薫：第15章　呼吸器系（渡仲三他監：よくわかる立体組織学，学際企画，1999, p.323. を引用）

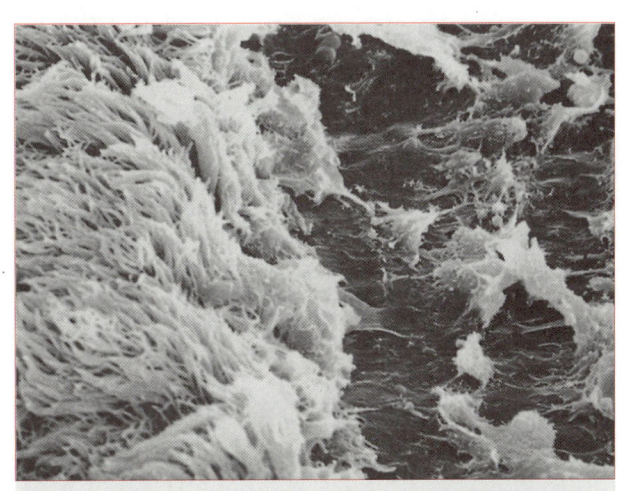

図3　100mmHgの吸引圧でイヌの気管粘膜を吸引したときの走査電子顕微鏡像

（奥秋晟：第4章　気道確保と気管切開（吉利和監，稲田豊編：呼吸管理ハンドブック〈最新看護セミナー2〉，第2版，メヂカルフレンド社，1985, p.88. を引用）

が抜けてしまったように見えるでしょう。

　頻回な吸引で広範に線毛を失った場合，基底細胞による線毛細胞の再生は短期には望めません。したがって，気道深部から上部への線毛運動による分泌物の移動がスムーズに行えないので（**咳嗽困難**），ますます吸引に依存しなければならなくなり，さらに気道粘膜が損傷するという悪循環が生じます。

　では一体，分泌物をよく吸引し，なおかつ気道粘膜を傷つけない吸引圧はどれくらいが適当なのでしょうか。米国検査素材協会（1986）の発表では臨床データを根拠に，吸引圧は成人で160mmHgまで，小児では100mmHgまでとしているようです[1]。これらはあくまで目安の数値として，患者さんの原疾患の症状や低酸素状態の有無（後述）などから吸引圧を決定しなければなりません。

　吸引カテーテルを気管内に挿入するとき軽く折って先に進め，目的部位に達してから圧をかけるといった手技は，つい怠りがちな目立たない操作ですが，実は気道粘膜保護と低酸素症予防のためには非常に役立っていることがわかるでしょう。

Q&A　吸引時間はなぜ，15秒以内にするの？

　気道内分泌物が多い患者さんには頻回に吸引を行う必要があります。しかし，1回の吸引時間はせいぜい15秒以内に留めるべきだといわれています[2]。その主な根拠は気管内吸引の合併症である低酸素血症を防ぐためです。20秒間の吸引中にPao$_2$（**動脈血酸素分圧**）は100mmHgから50mmHg近くまで低下することがわかっています（図4）[2]。正常なPao$_2$値の患者さんでさえ吸引中にこのような低酸素状態に陥るわけですから，**心肺機能**やPao$_2$の低下した患者さんの場合は前

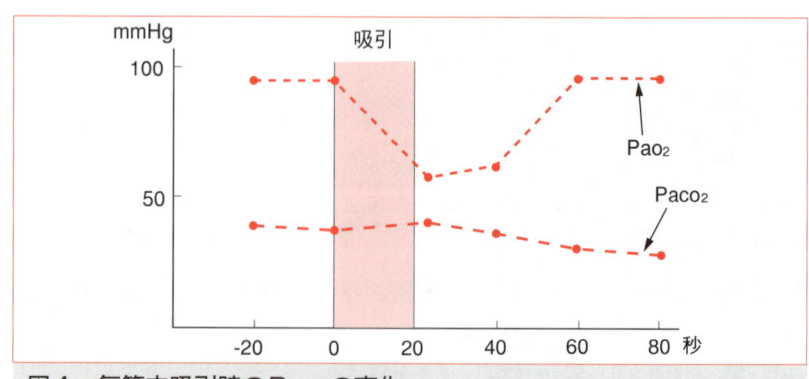

図4　気管内吸引時のPao$_2$の変化

（奥秋晟：第4章　気道確保と気管切開（吉利和監，稲田豊編：呼吸管理ハンドブック〈最新看護セミナー2〉，第2版，メヂカルフレンド社，1985，p.88．を引用）

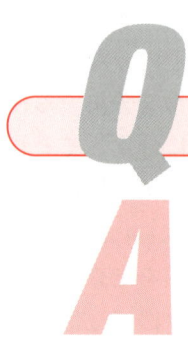

後の措置が必要です。たとえば，100％酸素で30秒間に4回**深呼吸**すると100％酸素を4分間吸入したのと同程度の動脈血酸素濃度が得られることがわかっていますが[1]，前者は**自発呼吸**のあるほとんどの患者さんにたやすく導入できる予防措置でしょう。また最近では，人工呼吸中の患者さんの吸引時に，人工呼吸器をはずさないでアダプタを介して吸引する方法もできています。

文　献

1) 丸川征四郎訳：5.気道クリアランスの方法；咳嗽と吸引（石田博厚監訳：胸部理学療法；ICUにおける理論と実際，総合医学社，1991，p.139−169.）．
2) 奥秋晟：第4章 気道確保と気管切開（吉利和監，稲田豊編：呼吸管理ハンドブック〈最新看護セミナー2〉，第2版，メヂカルフレンド社，1985，p.75−92.）．
3) 宮澤七郎，相原薫：第15章 呼吸器系（渡仲三他監：よくわかる立体組織学，学際企画，1999，p.323.）．

24 吸　　入

治療としての吸入

　吸入 inhalation とは薬液やガス（酸素や麻酔ガス）を噴霧状にして気道内に引き入れて作用させることで，補助的治療法の一つで，吸入療法 inhalation therapy とよぶこともあります。

　「23. 吸引」の項で吸引時の留意点を述べましたが，吸入も吸引と同じく，気道で行われます。しかし，吸引と吸入では加圧の方向が逆であるように，その目的はまったく異なっています。講義では同じ単元で習うことが多いようですが，両者を混同しないよう，それぞれの目的と方法をよく把握しておくようにしましょう。

　吸入には，薬液を気道粘膜から吸収・作用させる場合（ネブライザー），酸素吸入，そして麻酔ガスの吸入がありますが，この項では，そのうちのネブライザーを取り上げ，その技術の根拠を探ってみることにしましょう。

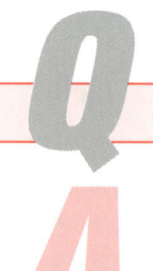

Q 超音波ネブライザーの仕組みは？

A　薬液には笑気（亜酸化窒素）やハロセン halothane（ともに吸入麻酔薬）のようにもともと揮発性の高い（気化しやすい）ものがあり，これらは容易に肺から吸収されます。しかし，気道粘膜に作用させる吸入薬，たとえば気管支拡張薬や去痰薬（気道分泌促進薬あるいは粘液溶解薬）などの薬剤は，ネブライザーでスプレー状にし，気道から吸入して作用させます。

　吸入時に用いる，調剤された薬液を微小な水滴状態にして撒布（さんぷ）する用具をネブライザー nebulizer とよびます。ここで，臨床でよく使われる超音波ネブライザーが液体を噴霧状態にする仕組みを見ておきましょう。超音波ネブライザーでは，1.35MHz（メガヘルツ）の高頻度でクリスタル（振動子）を振動させ，この超音波圧縮波エネルギーが薬液に分子振動を起こさせ，微小水滴粒子（エアゾル）を空中浮遊状態

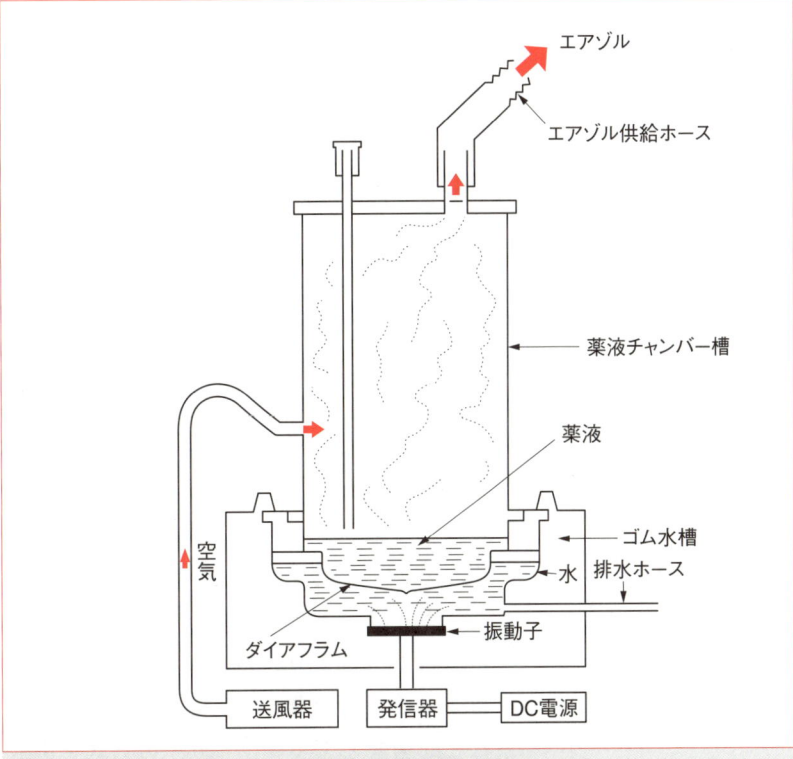

図1　超音波ネブライザーの微小水滴発生機構

(後藤幸生：第5章 吸入療法（吉利和監：呼吸管理ハンドブック〈最新看護セミナー2〉，第2版，メヂカルフレンド社，1985，p.97.）．図5-8より引用)

にします（図1）。このようにしてできた微小水滴を送風器でホースに送って気道に導きます。

Q&A　吸入ガスはなぜ加湿するの？

　呼吸機能が正常に維持されるには，気道内のガスが十分**加湿**されていなければなりません。**気道粘膜上皮**の**線毛細胞**は喉頭から細気管支まで存在しますが，気道内の湿度が低いとその**線毛運動**が低下するといわれています[1]。吸引の項でもふれましたが，線毛細胞には気道内分泌物を体外に排出させる重要なはたらきがありますから，吸引や吸入など気道内処置という医療行為によってこの細胞のはたらきが阻害されないよう注意する必要があります。

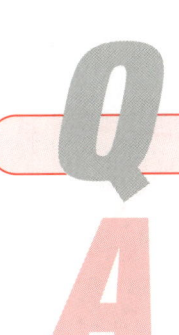

　そこで，ネブライザー施行時の気道内の湿度に言及しておくことにしましょう。私たちが気道から吸入した気体は声門を通過するまでに37℃の水蒸気で飽和された状態（湿度100％）になります[1]。37℃の**飽和水蒸気**状態は気道の水分量で表わすと44mg/lになります。超音波ネブライザーは30〜200mg/lの広範に湿度を設定できますから，気道の正常な機能に最低限必要な30mgの湿度を確保できるわけです。

ただ，超音波ネブライザーでは微小水滴の発生量が十分調節できないため，気道内の**水分貯留**で**気道抵抗**が増加する，つまり**換気不良**になるという副作用も起こりやすくなります。場合によっては呼吸機能低下や無気肺をきたすこともあるので，吸入は治療目的で必要最低時間にとどめるよう注意する必要があります。

ところで，私たちが家庭で使う市販の**加湿器**の場合，加温式では35℃，42mg/lまで湿度が得られますが，加温式でないものは7〜22mg/lしか得られないことにも留意しておきましょう[1]。

Q&A ネブライザーで供給できる微小水滴の大きさは？

気道のうち，鼻腔・咽頭部に到達する水滴の大きさは60μm，上気道40〜60μm，気管支12〜20μm，細気管支へは5〜10μm，肺胞へは1〜3μmといわれています（**図2**）[2]。ネブライザーで供給できる微小水滴の大きさは，超音波式では直径1〜5μm，機械式（コンプレッサー式）では約10μmです。ただ，**薬液の粘性**や**表面張力**が小さければ水滴はより小さくなりますし，また微小水滴の流速が速いと径はより小さくなります。したがって，使用する薬液の種類や**作用場所**などを考慮してネブライザーの方式を選択する必要があります。

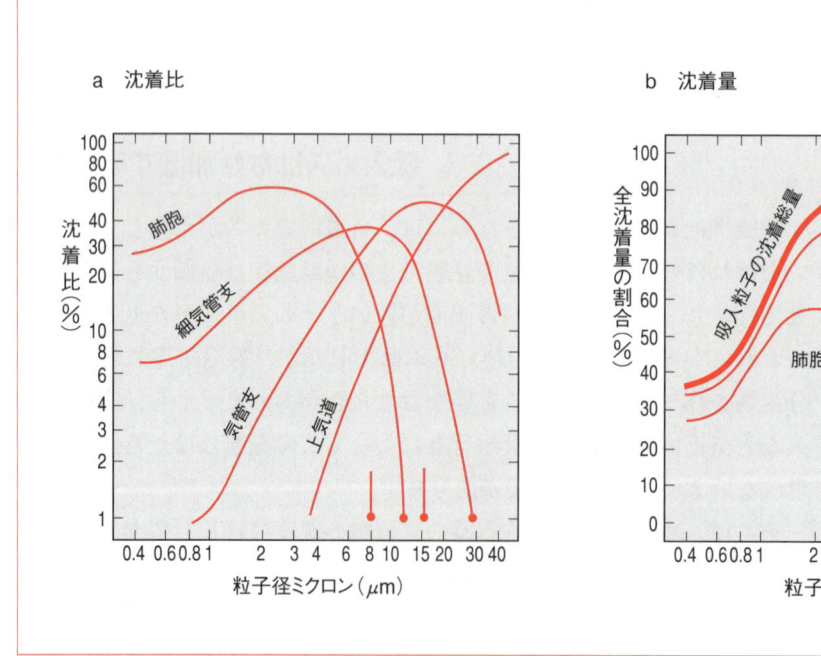

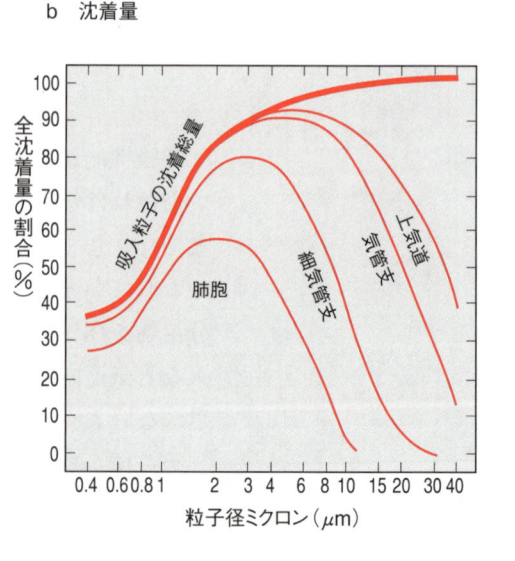

図2　吸入粒子の大きさと気道各部への沈着との関係

（後藤幸生：第5章 吸入療法（吉利和監：呼吸管理ハンドブック〈最新看護セミナー2〉，第2版，メヂカルフレンド社，1985，p.105.）．図5-19および20より引用）

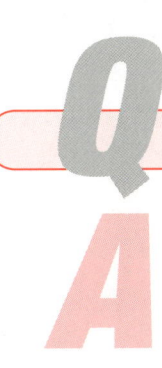

吸入時の感染予防対策とは？

　先に述べたように，超音波ネブライザーは直径1〜5μmの微小水滴を供給できるので，水滴は十分肺胞にまで達します。これは，言い換えれば，水滴内に混入した細菌が肺胞に達しえることを意味します。前に述べましたが，肺胞には線毛はありませんから，いったん肺胞に達した細菌は排除することはできません。また，肺胞にまで達しなくても微小水滴によって気道内某所に運ばれた細菌は容易に末梢気道に到達するともいわれています[1]。したがって，吸入で非常に気をつけなければならないことは，ネブライザーが媒介する**感染症**です。

　ネブライザー施行時には，①**呼吸回路の閉塞**を防ぐために**結露**の点検・排除を行うこと（特に人工呼吸器施行患者），②湿度の上限が設定できないので吸入は必要最小時間に留めること，③細菌感染を予防するために**清潔操作**を徹底すること，などに十分注意しましょう。

文　献

1) 丸川征四郎訳：9.胸部理学療法の補助的治療法（Mackenzie, C. F., 他著，石田博厚監訳：胸部理学療法；ICUにおける理論と実際，総合医学社，1991, p.261-267.）．
2) 後藤幸生：第5章 吸入療法（吉利和監：呼吸管理ハンドブック〈最新看護セミナー2〉，第2版，メヂカルフレンド社，1985, p.93-119.）．

25 経管栄養法

経管栄養法の目的

　療養中の患者さんの栄養状態は健康者と比べると決してよいとはいえません。栄養不良は免疫力を低下させ，炎症の修復能も低くするので，病気からの回復を遅らせます。疾患の治療と同じぐらい重要なことは，実は患者さんの栄養状態の管理であるといえます。

　経口で栄養摂取できない患者さんに実施される栄養補給を特殊栄養法といいますが，そのうち，チューブを介して消化管内へ栄養を補給する方法が経管栄養法です。経管栄養法の適応は全身の衰弱，意識障害，上部消化管の通過障害，または神経性食思不振症（拒食症），さらには術前・術後の栄養管理などです。もちろん，このルートを通して経管的に薬剤を注入する場合もあります。

　この項では，経管栄養法のポイントとその根拠を整理しておくことにしましょう。

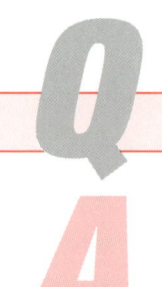

Q 呼吸路を一時遮断する嚥下運動の仕組みは？

　まず，呼吸の経路と食物の通路の違いを解剖学的に確認しておきましょう。呼吸路と食物の通路は図1のように咽頭後壁付近から喉頭部まで（これを中咽頭とよぶ）は共通路になっています。そこで，平常は呼吸路として機能している中咽頭が，嚥下動作のときだけ中断される仕組みになっているのです[1]。

　図1-aは嚥下開始前，すなわち呼吸をしているときの咽頭部の側面図です。甲状舌骨筋は弛緩し舌全体も弛緩した状態で，それに隣接する喉頭蓋は挙上して，開放された喉頭をとおして呼吸ガスが出入りします。

　嚥下動作時には，図1-bのように口腔底が収縮し，舌は食物と一緒に軟口蓋に押し付けられます。そして，軟口蓋は咽頭後壁と密着して上気道を塞ぎ，さらに，喉頭蓋は舌根に押されて沈下し，不完全な

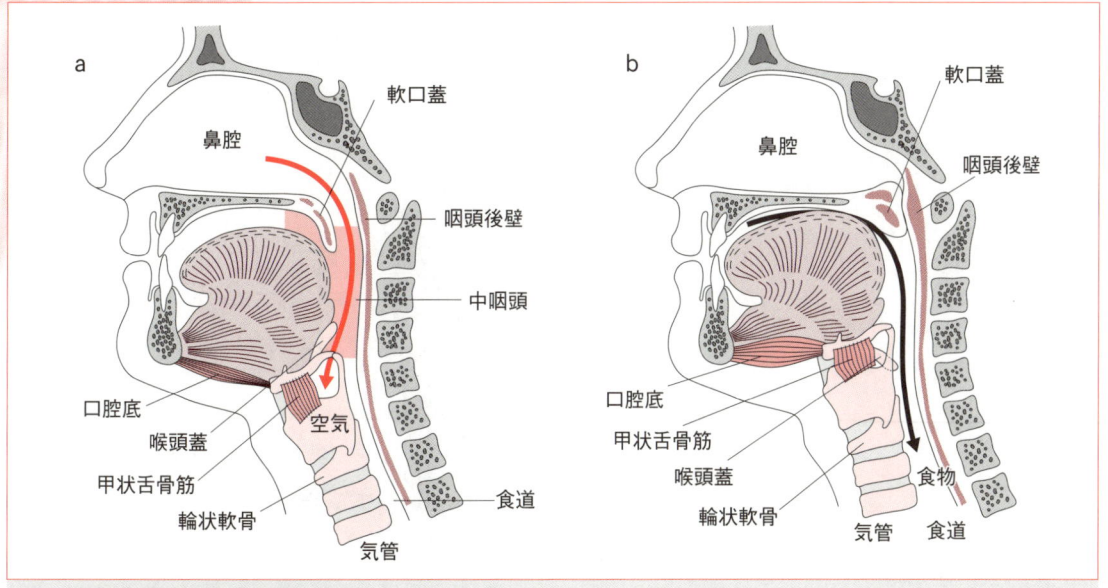

図1 呼吸路と食物の通路
a；呼吸路（呼吸運動時），b；食物の通路（嚥下運動時）

がら喉頭口が閉鎖されます。このとき一時的に**声門は閉鎖**され，呼吸も停止しています。つまり，下気道が食物の通路から遮断されるわけです。これが嚥下開始時のいわゆる**随意相**（咽頭周囲の骨格筋の活動期）にあたります。こうして随意相では食物は咽頭を経て食道に入ります。

食道の上1/3は**横紋筋**，下2/3は**平滑筋**ですが，ともに**自律神経支配**を受けています。なお，嚥下は**無意識下**でも咽頭後壁の刺激で反射性に引き起こされます（**嚥下反射**）。食道では，平滑筋の**粘膜内反射**（消化管を食塊が通過するとき消化管壁の口側が収縮して肛門側が弛緩する反射）によって食物は逆立ちをした状態でも胃噴門部に向けて下降していきます。

Q&A 食道の形態とその機能のポイントとは？

経管栄養法を実施する際は，この食物の通路に経管栄養チューブ（**胃管カテーテル**）を挿入します。一側の鼻腔からチューブを入れ，咽頭後壁に到達したら嚥下動作で食道に誘導します。

ここで留意しておかなければならない解剖学・生理学的ポイントは，図2に示すような**食道狭窄部位**と鼻孔から胃噴門部までの距離です[1]。食道には，その入り口で喉頭部**輪状軟骨**の高さの**上食道狭窄部**，食道と**大動脈弓**の交叉部の**中食道狭窄部**，それに，**横隔膜**の**食道裂孔部**の**下食道狭窄部**があります。これらの狭窄部位は嚥下動作時には反射的に弛緩して食物を通しやすくします。ただ，チューブ挿入時，患

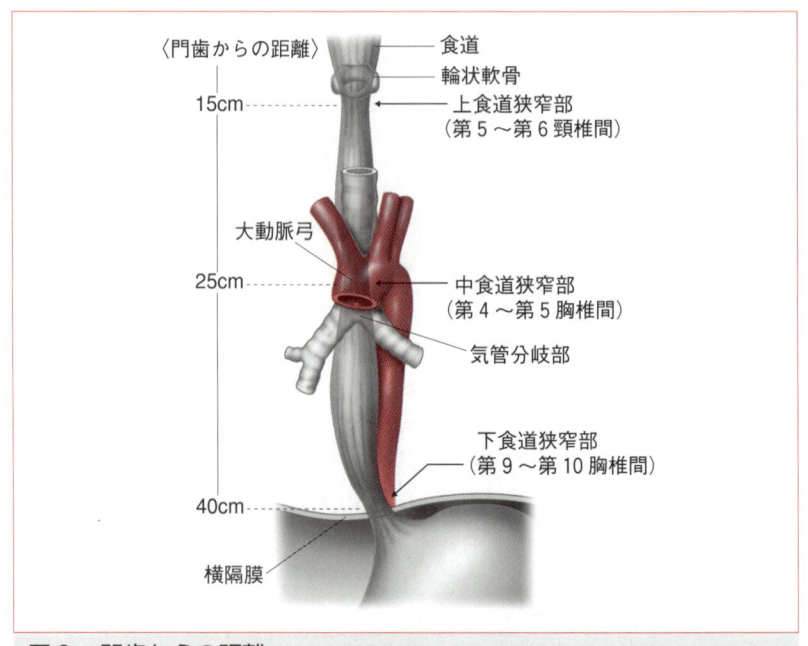

図2　門歯からの距離

者さんの不安が強く精神的に緊張している状態では，意志による嚥下反射そのものの抑制が起こりますから，嚥下の仕組みをよく説明し，反射を起こりやすくする配慮が必要です。

さて，鼻孔から胃までの距離ですが，図2に示したように門歯からの距離約40cmがほぼ目安になります。年齢や体格差もあるので，実際には，顔を横向きにしてもらってチューブを鼻孔から耳介下部に渡し，ここで折り曲げて前胸部に持ってきて剣状突起部まで沿わせて，それより約10cmのところにマジックなどで印（これが鼻孔にくるまで挿入する）をつけるようにするとよいでしょう。チューブ先端が胃に入っていることは，胃壁に聴診器を当てながら20mlぐらいの注射器で空気を注入して，気泡音を聴いて確認しておくようにしましょう。

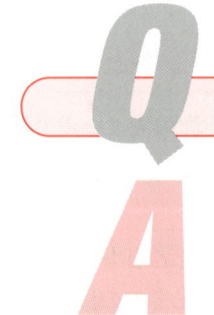

消化の生理で大切なことは？

胃管カテーテルによる経管栄養は，胃以下の正常な消化・吸収の生理機能を期待して実施されます。胃内に食物が侵入することによって胃ー大腸反射（排便反射のうち最も効率のよい反射）が誘発される可能性のあること，また，胃内容物のどのような条件が胃からの排出時間に影響するかなど，消化・吸収に関する基本的な知識は押さえておきましょう。経管栄養実施中の的確な観察は，こうした解剖学・生理学の知識によって可能になるからです。

胃内容の容積，浸透圧，pH，脂肪，温度などが胃排出時間に及ぼ

表1　胃内容排出に関係する諸因子

因子	効果と原因
食事量	胃内残留量の平方根と排出時間が直線関係
浸透圧	ショ糖，六炭糖などは浸透圧が高いと排出速度が減少 NaCl，NaHCO$_3$，クエン酸ソーダ，グリセリン溶液は血漿浸透圧に近いほど排出速度が速い（水より速い）（同じ浸透圧受容器は十二指腸にもある）
pH	酸性度の強いものほど排出が遅い（局所反射効果）
脂肪	排出遅延を起こす（上部小腸粘膜からのGIPによる胃液分泌および胃運動抑制に起因）
温度	冷たい食物は排出促進を起こす（胃の冷受容器による）

（中山沃：第9章　消化（中山沃編著：図説生理学テキスト，中外医学社，1984，p.225.）．より引用）

す影響を表1に示しました[2]。表1でわかるように，注入流動物が冷たいと排出時間が速まって**消化不良**を起こし，**下痢**を招来する可能性のあることや，胃内容が多すぎると排出時間が速まり，少なすぎると停滞時間が長いことなども，経管栄養実施中の観察に必要な知識です。

Q　経管栄養にはどのような弊害があるの？

A　経管栄養を実施する際，チューブ挿入による障害や合併症が問題になります。なぜなら，経管栄養ではほとんどの場合，鼻孔からチューブを通しますから，鼻腔，咽頭・喉頭，そして食道部のそれぞれの**粘膜**が**機械的刺激**（接触によって物理的な不規則な力が加わること）を受けます。これは当然，非生理的な刺激で，しかもチューブは場合によっては長期間留置されるので，経管栄養を受けている患者さんは絶えず何らかの**苦痛**を感じていることを念頭に置くようにしましょう。

やや古い調査ですが，表2，3に経管栄養による合併症と嚥下通路の障害が示されています。これによると，チューブで鼻腔や咽頭粘膜を傷つけた結果，そこに**炎症**や**潰瘍**ができ，それに伴う通路粘膜の痛みや**違和感**，**嘔気**などの苦痛が生じます。そして，ときに生命の危険

表2　経管栄養の合併症

鼻閉症
喉頭損傷（潰瘍，声門麻痺，狭窄）
食道損傷（炎症，潰瘍，穿孔，狭窄，静脈瘤破裂）
胃・小腸の穿孔
結腸節形成，腸重積
水銀漏洩による中毒
体液平衡の失調

（宗田滋夫，岡田正：第5章　特殊栄養法（吉利和監：食事・栄養管理ハンドブック〈最新看護セミナー〉，第2版，メヂカルフレンド社，1985，p.263.）．より引用）

表3　経管栄養による障害

頻出順	
1	腹部膨満感
2	下痢
3	悪心
4	嘔吐
5	鼻痛・咽頭痛
6	腹痛
7	異物感
8	痰喀出困難
9	吃逆

長島（1958）のデータによる。
（宗田滋夫，岡田正：第5章　特殊栄養法（吉利和監：食事・栄養管理ハンドブック〈最新看護セミナー〉，第2版，メヂカルフレンド社，1985，p.263.）．より引用）

を招くような合併症がみられることがあります。

　管腔が閉塞したりチューブ内が折れ曲がったりして流入不良になっていないか，また，抜去時には特にチューブに結び目ができていないかなどにも留意する必要があります。さらに，消化の生理でも触れましたが（**表1**），下痢症状をきたしやすい薬剤や栄養物にも注意しましょう。

文　献

1) 越智淳三訳：解剖学アトラス，第3版，文光堂，1990，p.318-319．
2) 中山沃：第9章　消化（中山沃編著：図説生理学テキスト，中外医学社，1984．p.217-250.）．
3) 宗田滋夫，岡田正：第5章　特殊栄養法（吉利和監：食事・栄養管理ハンドブック〈最新看護セミナー〉，第2版，メヂカルフレンド社，1985，p.259-277.）．

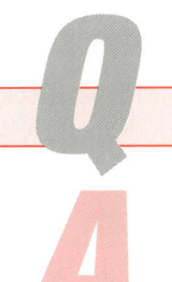

26 導尿・膀胱留置カテーテル管理

留置カテーテルの利点と欠点

膀胱内への留置カテーテルは，術後や重篤な病状の患者さんの安静確保と安全で確実な腎機能チェック，排尿障害のある患者さんや泌尿器術後の感染予防，などの目的で頻繁に使用される便利な医療用具です。近年では，病院など施設内だけでなく，在宅で療養中の患者さんにもしばしば用いられ，その管理を家族が行う機会も多くなっています。

ところが，留置カテーテルを長期間使用すると，逆に尿路感染を起こす危険性が高いことが知られてきて，その原因の追究や予防対策は現在でも医療界の重要な課題となっています。

そこで，この項では，看護者の管理役割が大きい膀胱内への留置カテーテルに注目し，その管理上の問題点について考えてみることにしましょう。

Q 膀胱留置カテーテルの問題点とは？

A みなさんは図1のような"使用済み"カテーテルを見たことがあるでしょうか。長期間膀胱内にカテーテルを留置すると，図1のように尿中の塩化物の結晶がカテーテル表面に付着することがあります。このような結晶はカテーテル内腔にも沈着し，剥離した粘膜細胞などと一緒になってカテーテル内を閉塞します。体温の温かさをもつ尿とカテーテルの閉塞は，微生物にとって最高の繁殖の場とい

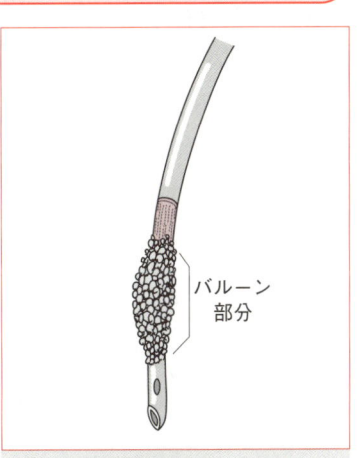

図1 膀胱留置カテーテルに付着した結晶沈殿物

表1　膀胱留置カテーテルの問題点

種類	内容	理由
ケア上の問題	尿路内粘膜刺激	・カテーテルの閉塞 ・易感染性
	尿意喪失	排尿反射の抑制
医学的問題	尿路感染	・腎盂腎炎への移行 ・出血性敗血症 ・死亡率の増大
医療経済上の問題	・術後入院日数の延長 ・感染の治療と予防	医原的浪費

えるでしょう。

　自立排尿できない患者さんだけでなく，医療提供者にとっても便利な膀胱留置カテーテルですが，この使用にあたっては表1にあげたような，様々な問題点があります。

　まず，看護者が忘れてはならないのは，カテーテル*は生体にとって異物であるということです。成人では直径16〜22Fr**（5.3〜7.3mm）のカテーテルが使用されます。これだけのものが通常は閉鎖腔である薄く細い尿道粘膜内に入れられるのですから，挿入時の刺激だけでなく，挿入後，カテーテルが皮膚にしっかり固定されていないと，処置や体動によって絶えずカテーテルが尿道壁を機械的に刺激することになります。当然，患者さんにはそのつど，**痛み**や**違和感**が自覚されるはずです（こうした弊害については，「25. 経管栄養法」の項でも述べました）。また，それだけではなく，刺激によって粘膜細胞が剥がれてカテーテル内に沈殿物を生じ，これが微生物の温床となってより感染を起こしやすくします[1)2)]。

　また，膀胱内に長期にカテーテルが入れられている間，**排尿反射**は無用なわけですから，**尿意喪失**や**排尿反射の抑制**が起こる危険性があります。術後，早期にカテーテルが**抜去**されるのもこのためです。

　カテーテルを留置している患者さんの健康度は比較的低いので，いったん尿路感染を起こすと，腎臓，さらには血液へと感染が移行する（**敗血症**）危険性も高いと考えねばなりません。そうなると，患者さんの原疾患以外の理由で入院は延び，余計な医療費がかさむことになります。

　毎日の清拭や排泄の介助の際などに，カテーテル内はもちろん，その固定部を入念にチェックする習慣を身につけましょう。こうした周到な配慮が感染予防につながるのです。

＊カテーテルcatheterとは，体内の導管や体腔内に挿入して体外に液体を注入・排出するために用いられる，比較的柔軟で弾力性のあるラテックス（ゴム）やシリコン樹脂でできたチューブをいう。先端部分には図1，図2のようにいくつか穴が開けられ，液が入りやすいようになっている。
カテーテルには動脈カテーテル（血圧記録用），胆嚢カテーテル（胆汁排液用），中心静脈カテーテル（高カロリー輸液注入用），導尿カテーテルなど，用途によって様々な径や形のものがある。

＊＊French scaleの略。カテーテルやチューブ類の大きさの単位。1Fr.で約0.33mm径が大きくなる。

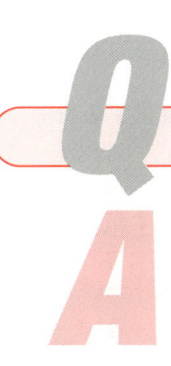

感染の原因とリスクファクターは？

　膀胱内にカテーテルを留置している状態は，厳密にいえば体内（血液）と体外がチューブを介して半開放状態にあることですから，長期間たてば感染が起こるのは不思議なことではありません。そこで，どのようなことが原因でより感染が起こりやすくなるのかを，研究データをもとに整理してみました（**表2**）。

　まず，主として看護者が行うカテーテル管理では，前述した固定の重要性に加え，カテーテルと**尿バッグ**からのチューブとの接続部位，注射器接続口など，カテーテルの断端部を不潔にしないよう細心の注意を払わねばなりません。また，**カテーテル交換**を**無菌操作**で行うことは言うに及びません。

　次に，臨床でよく問題になるのはカテーテルをどれくらいの頻度で交換するか，ということです。偶然でしょうが，たいていの病院では習慣的に1週間に1回交換しているようです。古い研究では10日間で50％[3]，最近の研究でも普通のシリコン素材のカテーテルでは30日たつと100％感染する[4]といわれています。

　シリコンは柔軟素材として粘膜になじむ一方，**疎水性**で摩擦が大きいといわれています。そのため，カテーテルと尿道粘膜との間に生じる摩擦で組織が損傷されて**炎症**が起こり，それが感染につながるわけです[5]。最近，**親水性素材**でコーティングしたカテーテルの使用で感染の成立が遅延したことが報告されました[6]。親水性コーティング素材が尿道粘膜の水分を吸収して潤滑度の高い膜を形成した結果，**摩擦抵抗**が低くなって**粘膜損傷**が軽減したのです。

　さらに，篠田らは，術後などに留置カテーテル抜去前に行う**膀胱洗浄**こそ感染を招く害悪だと主張しています[6]。つまり，感染の危険を冒してまで膀胱洗浄するよりは，一刻も早く抜去するほうが得策だというのです。留置カテーテルが遅かれ早かれ100％感染を招来するこ

表2　カテーテル留置による感染の原因とリスクファクター

原因またはリスクファクター	具体例
管理不備	・不十分なカテーテル固定 ・チューブとの接続部位の不潔操作 ・不必要なカテーテル交換
留置期間	・10日で50％が感染（Garibaldi，1974）[3] ・30日で100％が感染（Nicolle，2001）[4]
素材の摩擦抵抗	・疎水性のカテーテル素材は摩擦抵抗が大きく，組織の損傷，炎症を招来（公文，1992）[5]
膀胱洗浄	・感染，膀胱尿管逆流症の招来（篠田他，2000）[6]

（カッコの数字は本文中に引用された文献番号を示す。）

とが立証されています。科学的根拠に基づいた看護を提供するために，看護者が選ぶ手段は明らかなはずですね。

Q&A 留置カテーテル抜去時の注意点は？

術後の患者さんなどは比較的早期に留置カテーテルが**抜去**され，**自立排尿**，**ADL**（activities of daily living，**日常生活動作**）の拡大が促されます。カテーテルの抜去も重要なカテーテル管理行為です。最後に，膀胱内からカテーテルを抜く際，看護者が注意しなければならない点について言及しておきます。

まず，**バルーンカテーテル**の構造を復習しておきましょう（**図2**）。その名のとおり，このカテーテルの先端にはバルーン部が設けられ，カテーテルが膀胱から排出されないように工夫されています。すなわち，カテーテルのシャフト（柄）部には，尿導出通路とは別の，バルーン部につながる細い通路を設けてあります（**図2**のカテーテル断面図参照）。カテーテル先端部を膀胱内に挿入したら，ここに蒸留水を5〜10ml注入してバルーンを膨らませることによって，カテーテルが尿道から出ることを防いでいるわけです。バルーン内に生理的食塩水ではなく蒸留水を入れる理由は，**塩分の析出**がカテーテル内腔を塞ぐ危険性があるからです。前述したように，カテーテルの閉塞は感染誘

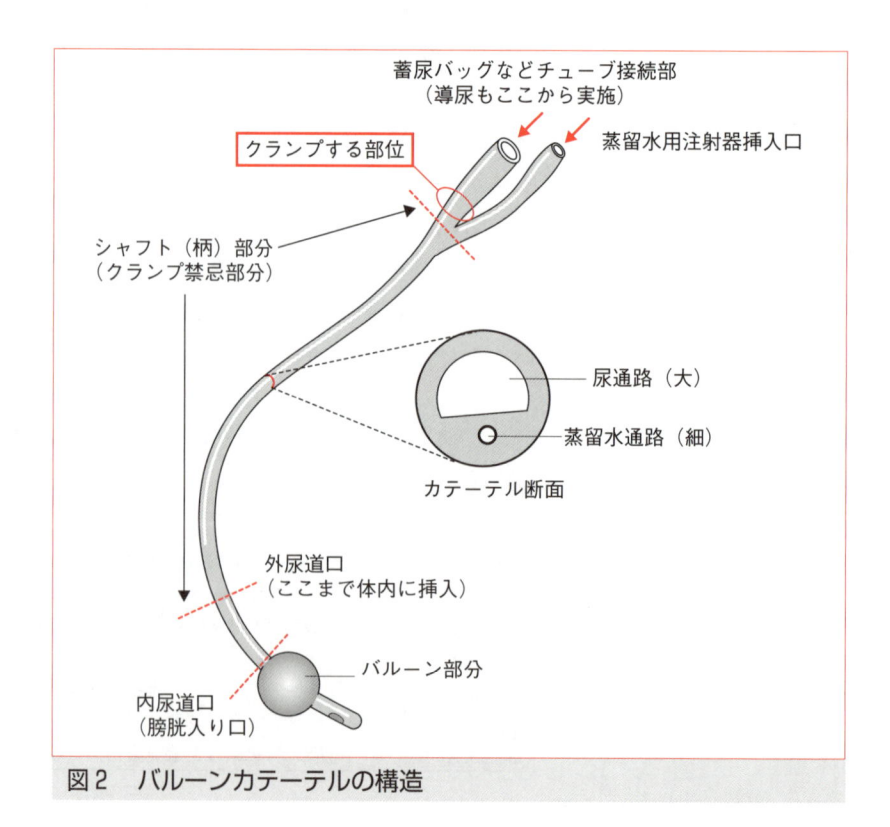

図2 バルーンカテーテルの構造

発因子の一つでした。もちろん，**滅菌蒸留水**を用いるのはいうまでもないことです。

逆に，留置カテーテルを抜去する際には，まず先端部のバルーン内に入った蒸留水を吸引しながら抜きます。しかし，いくら引いても蒸留水の全部，または一部が抜けない場合があります。細い尿道から大きく膨らんだままのバルーンを強制的に抜去することは非常に危険です。そのような場合，どうしたらよいのでしょう。

蒸留水が引けない理由としては，尿流出を止める目的でカテーテルの**シャフト**（柄）部分を鉗子などで**クランプ**（固定）したために，蒸留水用の通路がつぶされてしまった場合が考えられます。カテーテルをクランプする必要がある場合は，シャフト部分を避け，チューブ接続部付近で行うようにしましょう（図2）。

蒸留水が引けない場合，バルーンを破裂させてカテーテルを抜去する方法もありますが（医師が実施），看護者は通常，図3のような方法を行います[6]。蒸留水が抜けないのは，注入口からバルーンまでのルート内のどこかが狭くなっているか，つぶれているためと考えられます。

そこで，まずは，少し蒸留水を入れた注射器を接続して（図3-a），根気よく注入と吸引を繰り返しましょう。このとき，ルート内に入った蒸留水の総量を把握するのを忘れないようにしましょう。次に，クランプでつぶされやすい部分を切断してみます（図3-b，c）。これでもだめなら，切断部からガイドワイヤーをとおして，直接バルーン内の蒸留水を抜く方法もあります（図3-d）。dの方法は少し難しそうですね。要するに，留置カテーテル管理中にシャフト部をクランプしないように気をつければよいのです（図2）。

看護者の行うすべてのケア行為にはそれぞれ意味があるのであり，さらに，そうすべき根拠があるのだということを忘れないようにしましょう。

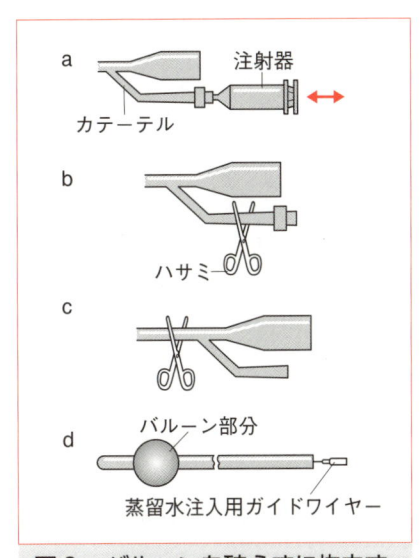

図3　バルーンを破らずに抜去する方法

a.注射器での滅菌蒸留水注入，吸引を繰り返す。
b.バルーン内注入口部分の切断。c.カテーテル胴部の切断。d.ガイドワイヤーでバルーン部分の蒸留水を吸引。
（篠田道子，岡本泰郎：在宅医療にふさわしい物と技術：膀胱留置カテーテル，訪問看護と介護，5(4)：294, 2000. 図2より引用）

文 献

1) Hart, J.A.：The urethral catheter；a review of its implication in urinary-tract infection, International Journal of Nursing Studies, 22(1)：57-70, 1985.
2) Kohler-Ockmore, J.：Chronic urinary catheter blockage, Nursing Standard, 5(44)：26-28, 1991.
3) Garibaldi, R. A., Burke, J. P., Dickman, M.L. and Smith, C.B.：Factors predisposing to bacteriuria during indwelling urethral catherterization, New Eng. J. of Med., 291：215-219, 1974.
4) Nicolle, L.E.：The chronic indwelling catheter and urinary infection in long-term-care facility residents, Infect Control Hosp Epidemiol., May；22(5)：316-321, 2001.
5) 公文裕巳：病原体の産生するglycocalyxと化学療法；複雑性尿路感染症とBiofilm Disease, 化学療法の領域, 8(2)：245-252, 1992.
6) 篠田道子, 岡本泰郎：在宅医療にふさわしい物と技術；膀胱留置カテーテル, 訪問看護と介護, 5(4)：292-304, 2000.

27 浣腸・摘便

排便誘導の直接的手段としての浣腸と摘便

　便秘傾向の患者さんには，排便が規則的に起こるように日常生活レベルの予防策（「19．便秘」参照）と，必要であれば下剤使用を組み合わせたケアを実施します。ところが，何らかの理由で１週間以上，あるいは１か月も排便がない患者さんにはどう対処すればよいでしょうか。こういう重症の便秘では，硬度を増した便が直腸から肛門管にまで達し，大腸のほぼ全体が便で占拠された状態になることもあります。

　便秘期間が比較的短く，腸内容が少ない場合にはグリセリン浣腸で排便が期待できますが，重度の便秘になると浣腸はほとんど効果がありません。便内容が長時間，しかも大量に大腸内に貯留した状態では通常の大蠕動の力では便が移動できないうえに，便意のセンサーである骨盤神経が麻痺してしまって排便反射が非常に機能しにくくなっているからです。そこで，最後の手段として用手による摘便が行われるわけです。

　この項では「19．便秘」の項で取り上げなかった排便を直接誘導する手段としての浣腸と摘便に注目し，その実施に必要な直腸・肛門の形態と，排便反射の仕組みについてもう少し詳しく言及しておくことにします。

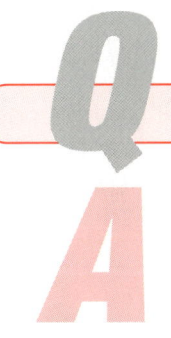

Q 肛門から直腸まではどのような形態と機能をもっているの？

A　さて，浣腸や摘便を実施するには，肛門から直腸にかけての形態と機能を詳しく知っておく必要がありますが，講義時間数の関係から，みなさんが学習している解剖学や生理学の教科書にはあまり詳しい記述がないかもしれません。そこで，この項ではまず，排便あるいは便秘のケアに必要な直腸と肛門の形態と機能の知識を補足しておくことにします。

　ヒトの大腸 colon（または large intestine）は，長さ約1.5mで，小腸を取り囲むように腸管膜でつながっている消化管です（「18．排便」の図１参照）。大腸のうち，盲腸と直腸以外の部分を結腸ともよびま

す。

　大腸は**回盲弁**（回腸と盲腸の移行部）から始まり，**上行結腸**（近側結腸），**横行結腸**，**下行結腸**（遠側結腸），**S状結腸**そして**直腸**から成ります。上行結腸と下行結腸は腹膜の後ろ側にあって体幹壁に付着していますが，虫垂，横行結腸およびS状結腸は腹膜腔内にあります。

　ヒトの大腸には**結腸膨起**という膨らみがあり，結腸ヒモ（縦走筋が密に集まったもの）が結腸外を縦に走っています。大腸の**蠕動**peristalsisによって輪走筋と結腸ヒモが緊張すると，結腸膨起のくびれが明瞭になります。ヒトではこの結腸膨起の存在によって大腸内に宿便が貯留しやすくなっています。また，長時間大腸内に貯留した便は水分を吸収されて硬度を増しますが，結腸膨起のくびれ部分での吸収が大きいため，便秘傾向者には兎糞様の便がみられることがあります。摘便の際，直腸にたまった便塊が容易に砕けるのは大腸にこのような特徴があるためです。

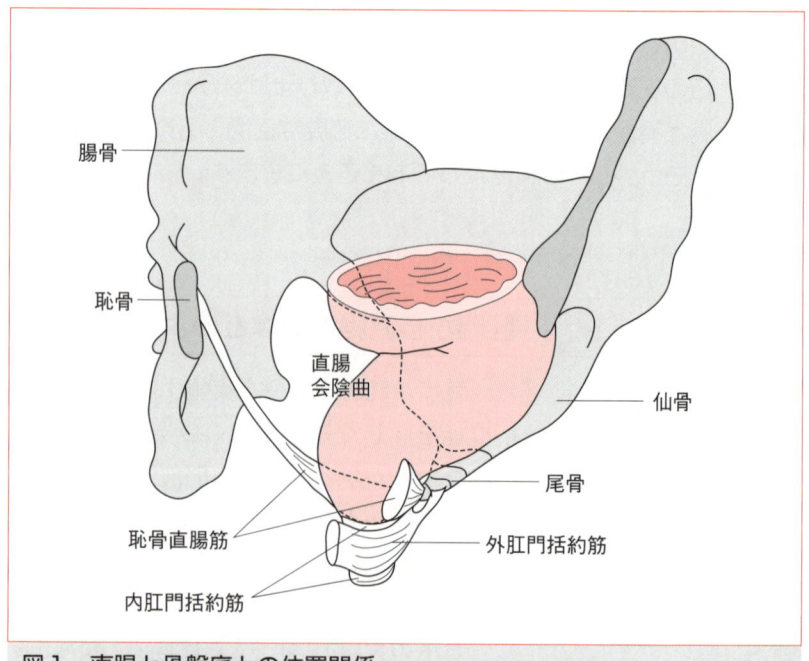

　次に，**直腸**rectumは長さ15〜20cmで，仙骨に沿って前・後・前とS字状に彎曲して存在します（図1）[1]。そして**肛門管**anal canalは直腸に続く長さ約3cmの部分（肛門直腸境界と肛門境界に挟まれた部分）で，**肛門**anus（約1.5cm）の奥のほうにある，肛門とは別の組織です（図2）[2]。上部は直腸粘膜に，下部は肛門周囲皮膚に，それぞれつながっています。

図1　直腸と骨盤底との位置関係

(Stelzner, F: über die Anatomie des analen Sphincterorgans, wie sie der Chirurg sieht, Z.Anat.Entwickl.-Gesch, 121 : 525-535, 1960. より引用)

第1章 治療・処置に伴う技術

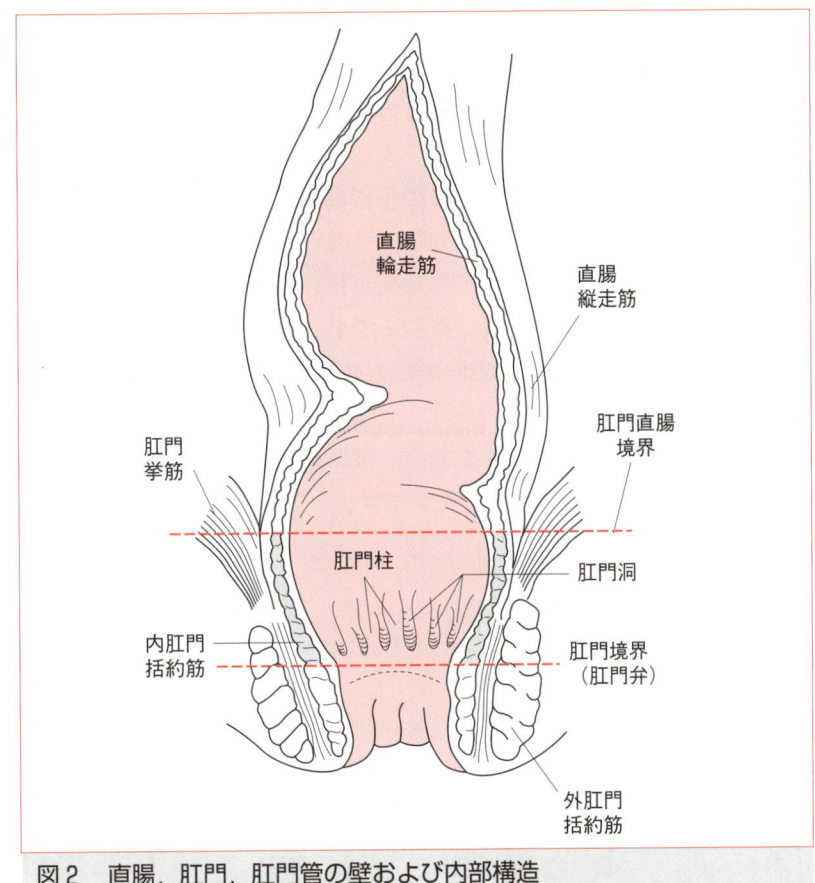

図2 直腸，肛門，肛門管の壁および内部構造
(深井喜代子：大腸と肛門，臨牀看護，27(13):1985, 2001. 図5を引用)

　肛門周囲の皮膚は肌色より濃い色素をもっていて，皮脂腺と汗腺を伴う毛が生えています。肛門管には10本程度の<u>肛門柱</u>とよばれる肛門内腔に隆起したヒダがあります。このヒダの中には海綿体があって，直腸の閉鎖に役立っています。肛門柱に挟まれたくぼみを<u>肛門洞</u>とよびます。肛門洞内を走る静脈は，妊娠や便秘などによる静脈うっ滞が原因で怒張し，<u>静脈瘤</u>（内痔核）を形成しやすいのが特徴です*。肛門管は内側から<u>内肛門括約筋</u>（輪走筋が移行した平滑筋），<u>縦走筋</u>，<u>外肛門括約筋</u>（骨格筋，随意筋）の順に筋層で囲まれています。

　肛門は通常，内肛門括約筋と外肛門括約筋の緊張性収縮によって閉鎖されています[3]。この閉鎖圧は20〜120mmHgと相当強いのですが**，便意が生じたときには外肛門括約筋はさらに緊張を増します。便意が生じる直腸の限界圧は40〜50mmHgですが，この後に排便動作が開始されて初めて外肛門括約筋は弛緩します。<u>肛門挙筋</u>の一部である<u>恥骨直腸筋</u>はワナloopを作って肛門管を前方に引いて肛門の閉鎖を助けています（図1）[1]。排便時には肛門挙筋が弛緩して肛門は後方へ移動して開きます。この恥骨直腸筋が損傷されると<u>肛門閉鎖不全</u>となり，

＊大きな硬い便塊が直腸を占拠して便排出を不可能にしている状態を宿便陥頓という。陥頓が起きると直腸以下の粘膜内の血流が低下して肛門洞に静脈瘤ができたり，肛門周囲に炎症が起きて"ただれ"が見られることがある。

＊＊排便行為が開始していないときに肛門あるいはその周囲を刺激すると，外肛門括約筋の緊張（閉鎖圧）がより高まる。したがって，浣腸や摘便の際には無理に肛門を開こうとせず，まず，口呼吸や笑いを誘うような会話でリラックスを促し，外肛門括約筋を弛緩させる工夫をするとよい。

㉗ 浣腸・摘便

便失禁が起こります。

　では，大腸と肛門はどのような神経支配を受けているのでしょうか。**平滑筋**は自律神経系である**交感神経**と**副交感神経**の二重支配を受けています。両者は通常，一つの臓器に対し拮抗的に働きます。つまり，消化管の平滑筋は，副交感神経の働きで促進（**収縮**），交感神経の働きで抑制（**弛緩**）されます。

　まず副交感神経系では，延髄の第Ⅹ脳神経である迷走神経の分枝が横行結腸までを，第2～4仙髄から出る骨盤神経が横行結腸から肛門（内肛門括約筋）までをそれぞれ支配しています（**図3**）[4]。

　一方，交感神経系では，胸・腰髄から出る大・小内臓神経が横行結腸までを，腰部結腸神経が大腸全体を，下腹神経が直腸をそれぞれ支配しています。

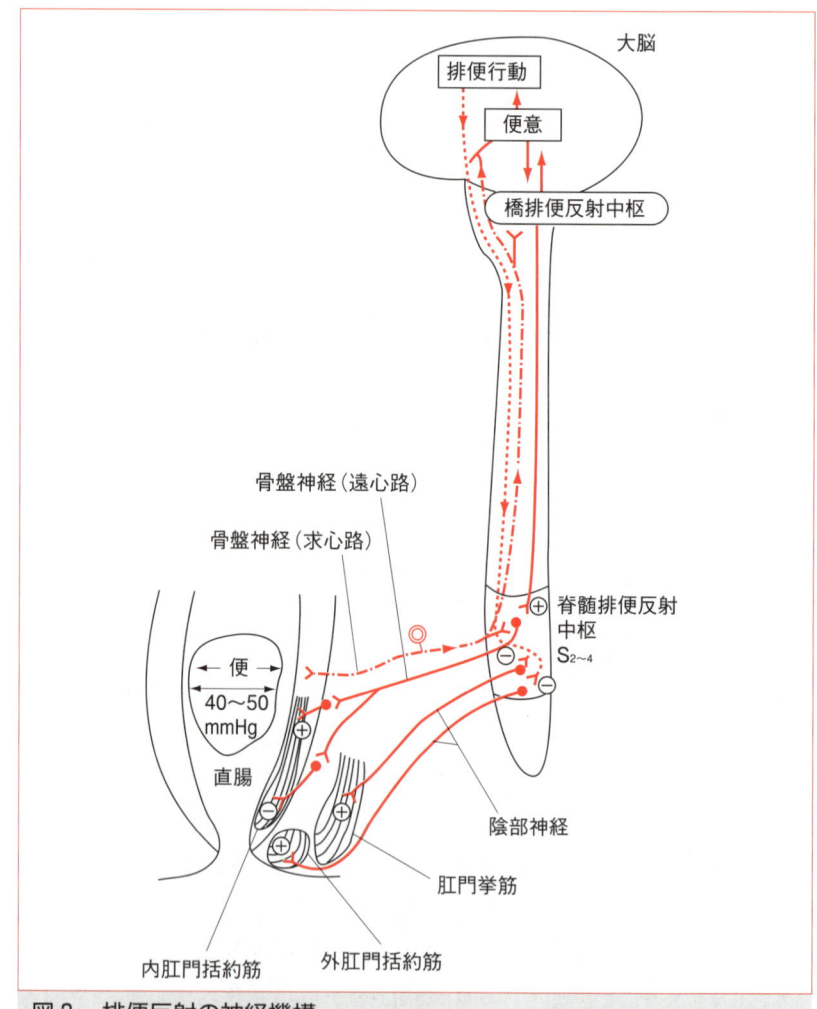

図3　排便反射の神経機構

（眞田弘美，紺家千津子：11章 消化と吸収（深井喜代子，福田博之，襯屋俊昭編：看護生理学テキスト，南江堂，2000，p.271.）．図11-29を引用）

肛門括約筋には内・外 2 種類ありましたが，内肛門括約筋は平滑筋なので自律神経（骨盤神経）支配ですが，外肛門括約筋と肛門挙筋は**骨格筋**で，**体性神経**（陰部神経）支配です。肛門は意志に関係なく，通常閉鎖していますが，意識的に強く閉める（収縮させる）ことができるのはこのためです。

排便反射のメカニズムとは？

排便反射 defecation reflex については「18. 排便」の項でも触れましたが，ここでは**自律神経反射**という角度でもう一度見直しておきます。

排便反射は仙髄と橋を反射中枢とする**内臓反射**の一つです。排便は結腸，直腸，肛門とその周辺組織の反射運動だけでなく，呼吸*や姿勢筋**も関与する一連の動作によって可能になります。

まず，小腸からの内容物が大腸に送られ，**大腸内圧**が上昇すると，大腸に**大蠕動** mass peristalsis が起こり，内容は直腸に向かって徐々に移送されていきます（図 4）。大腸内容の移送が進んで**直腸内圧**（直腸を便で押し広げようとする力）が 40〜50mmHg に達すると，**直腸—直腸反射**（直腸伸展刺激による直腸収縮）および**直腸—内・外肛門括約筋抑制反射**（直腸収縮による括約筋の弛緩（図 5）[5]）が反射性に誘発され，直腸の強い収縮と内・外肛門括約筋の弛緩が同時に起こり，ついには便が排出されます（図 3）。

一方，排便行為に至らないとき（便意を我慢したとき）は，直腸上

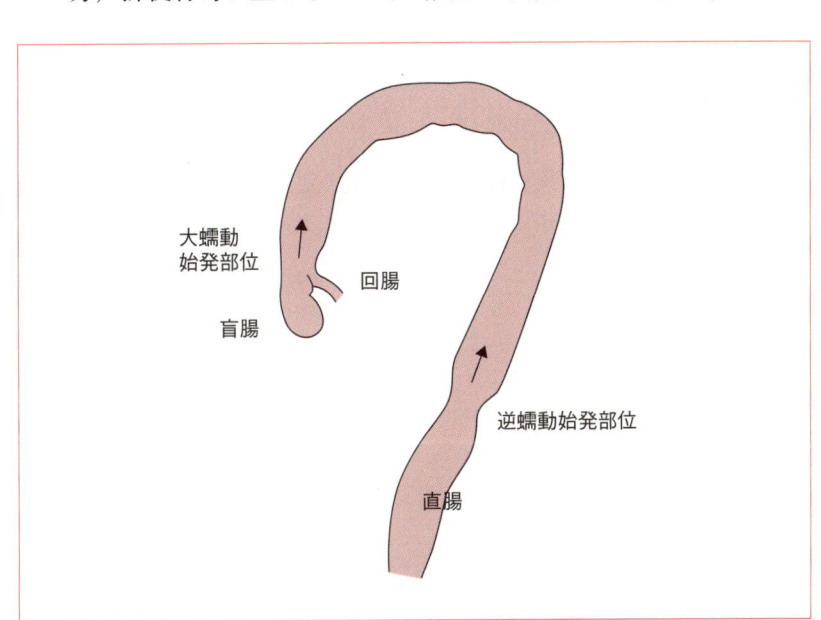

＊排便時には反射性に"いきみ"が起こる。"いきみ"は呼吸を呼息（息を吐く相）で一時的に止め，腹圧を上げて便の排出を助ける排便の補助運動である。いきむとき，声門は閉じ，横隔膜と腹直筋が同時に収縮する。

＊＊排便時にとる姿勢を排便姿勢とよぶ。動物は種によって独特の排便姿勢をとる。ヒトでは便器に座るか，あるいはしゃがんで，前かがみになり，足を踏ん張って"いきみ"やすい姿勢をとる。床上排便のケアの場合には，安静度の範囲内で少しでも患者さんが"いきみ"やすいような姿勢を工夫することが必要である。

図 4　大腸の大蠕動と逆蠕動（イヌ）

（深井喜代子：大腸と肛門，臨牀看護，27(13)：1988，2001．図 12 を引用）

部から逆蠕動波anti-peristalsisが起こり，腸内容は大腸内に留まることになります（図4）。

　排便反射を誘発しやすい反射の一つに胃─大腸反射（胃の運動によって大腸に大蠕動が起こる反射）があります。胃─大腸反射がきっかけとなる排便は朝食後に最も起こりやすいといわれますが，これは前日に摂った食事内容は翌朝にはほぼ大腸に到達し終えているからです。乳幼児まではこの反射は顕著ですが（ミルクを飲むと必ず排便するなど），社会生活が始まるとしばしば便意を抑制するようになり，胃─大腸反射が排便誘発の役割を果たしにくくなります。

　肛門管粘膜─直腸反射は排便反射を誘発するさらに強力な反射です。図6に示したデータはかつて筆者が手がけた実験で得たものですが，肛門管粘膜を綿球などで機械的に刺激すると，骨盤神経活動が著しく増加し遠側結腸（下行結腸）および直腸が強く収縮します[6]。このとき，大腸内に便があれば確実に便の排出がみられます。寝たきりを余儀なくされ便秘がちな患者さんの場合，清潔ケアの機会を利用して，定期的に肛門管粘膜刺激を行い，排便を促すことも一つの改善策です。患者さんの理解が得られれば，安全に留意しながら試してみましょう。

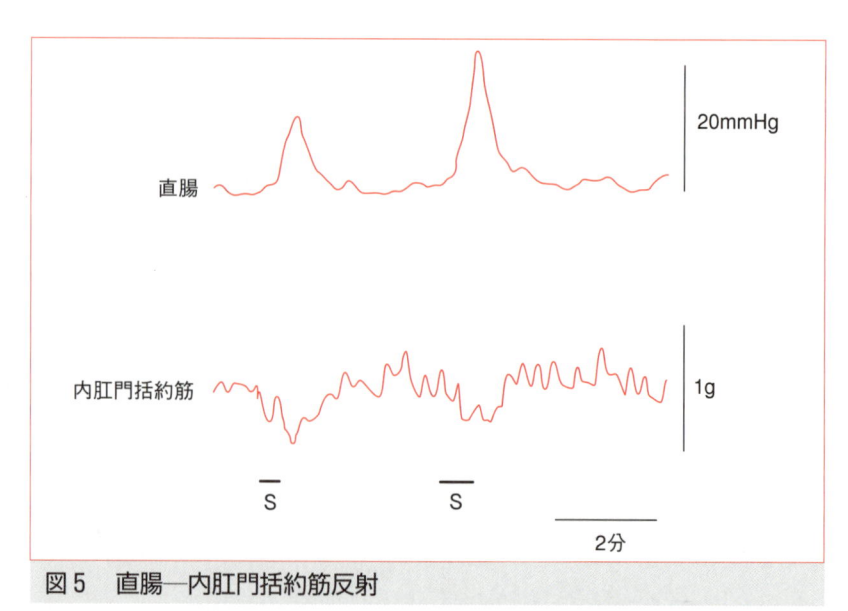

図5　直腸─内肛門括約筋反射

直腸の収縮によって反射性に内肛門括約筋が弛緩する（腸内容が排泄される）。
（中山沃：9-F．大腸の運動．中山沃編著：図説生理学テキスト，中外医学社，1984．p.233．図9-26を引用）

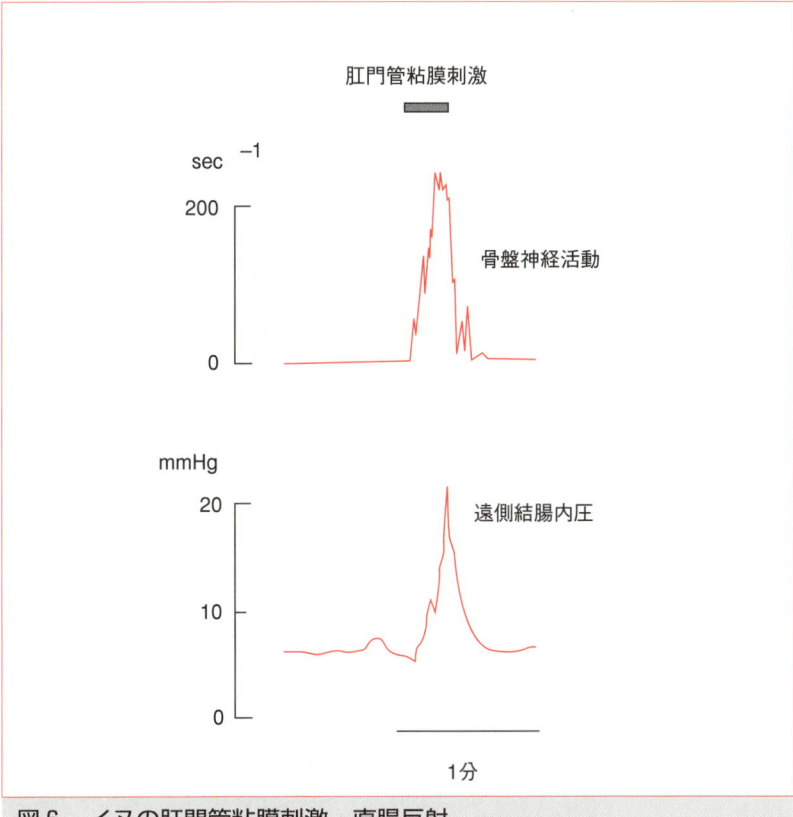

図6　イヌの肛門管粘膜刺激―直腸反射

この排便反射は橋中間部で脳幹を切断し，さらに両側頸部迷走神経を切除しても健在で，反射中枢が脊髄にあることがわかる。
(深井喜代子，岡田博匡：イヌの食道；大腸反射に対する橋排便反射中枢の役割，自律神経，17:107-112,1980. p.110. 図4の一部を引用)

Q 浣腸・摘便で排便反射を復活させることができるの？

A　以上述べてきたような大腸・肛門の基礎知識は，便排出を誘導する直接的手段である浣腸や摘便にはそれほど重要でないように思えるかもしれません。用手介助は経験を重ねることによって確実に上達する，つまり上手に便を排出（摘便では便を掻き出す）させられるようになるからです。しかし，みなさんは看護者という医療の専門家です。浣腸や摘便は緊急の手段ですが，便が排出されれば終わりという"その場限りの処置"ではなく，患者さんが"正常な排便反射を取り戻すようなケア"を提供しなければなりません。たとえば，浣腸のケアでは，事前に患者さんに浣腸の目的と方法をよく説明して，排便反射が起こるまで我慢してもらいましょう。大腸の絵を描き，大腸から直腸・肛門の間で起こる排便反射の仕組みが理解されれば，患者さんは「浣腸をしてもらう」のではなく「浣腸を利用して自力で排便しよう」という気持ちになってくれるはずです。また，摘便で直腸内の便を取り除

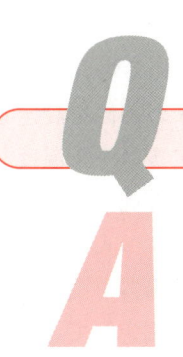

いた後は，粘膜に障害がなければ直腸・肛門管粘膜を触刺激して，排便反射を誘発するケアも忘れないようにしましょう。また，浣腸や摘便を初めて体験した患者さんには，本書で述べてきたような排便・便秘の知識を使って，生活実態に合った便秘予防の方法を患者さんと一緒に考え，指導するようにしましょう。

Q&A 浣腸液の適温とは？

ここで，この項の最後に，浣腸実施に役立つデータを紹介しておきます。

直腸粘膜に注入される浣腸液の温度は，直腸温（37.5～38.0℃）よりやや高めの40～41℃が適温といわれています。臨床では通常，ディスポーザブルのグリセリン浣腸器が使われます。グリセリンは使用する直前に容器ごと温湯に浸けて加温しますが，加温用の湯の温度は測れても，ビニール容器内に密閉されたグリセリン液の温度は測れません。浣腸器に触れて大丈夫と思った浣腸液が，患者さんの直腸内で「ちょうどよい温かさ」と感じられる保証はあるでしょうか。何℃の湯を何リットル用意し，何分間浸けておけば適温が得られるのでしょうか。グリセリンの温度を厳密に規定しておきながら，こうした数値まで示している教科書はほとんどありません。

そこで，かつて筆者が担当した基礎看護学のクラスで，排泄の項に設けた実験実習（1995年から6年間実施）の一項目として学生たちが出したデータを紹介しておきましょう[7]。

実習では，60mlまたは110mlの浣腸器各1本のみ温める場合，60mlと110mlを1本ずつ計2本温めるの場合の，3とおりの条件を設定しました。まず，グリセリン浣腸器の上部を切開してアルコール温度計をグリセリン液の中に刺し入れ，容器と温度計と間の隙間を防水テープで塞ぎ*，固定しておきます。次に，50℃の湯を1lずつ入れたステンレス製ピッチャーに浣腸器を浸します。そして，浣腸器を浸けた直後から1分おきに20分間，グリセリンと湯温の温度を測定していきます。

*湯をかき混ぜながら湯温を測定するので，隙間から容器内に湯が入らないようにするため。

図7はグリセリンの温度変化を示した典型的なグラフです。それぞれ1グループのみの測定結果ですが，実習室の環境条件（空調下，24～26℃，湿度40～60％）と準備用具を統一しているので，毎年，どのグループも結果はほぼ同じでした。この図からわかるように，50℃，1lの湯をステンレス製のピッチャーに入れて温めた場合，浣腸器の数にかかわらず60mlの浣腸器は4分30秒，110mlの場合は5分30秒で，それぞれ40℃に達することがわかりました。また，いずれの場合も，グリセリン液はその後5分間は40℃を保ち，さらに5分間は39℃以上

図7　グリセリン液の温度変化

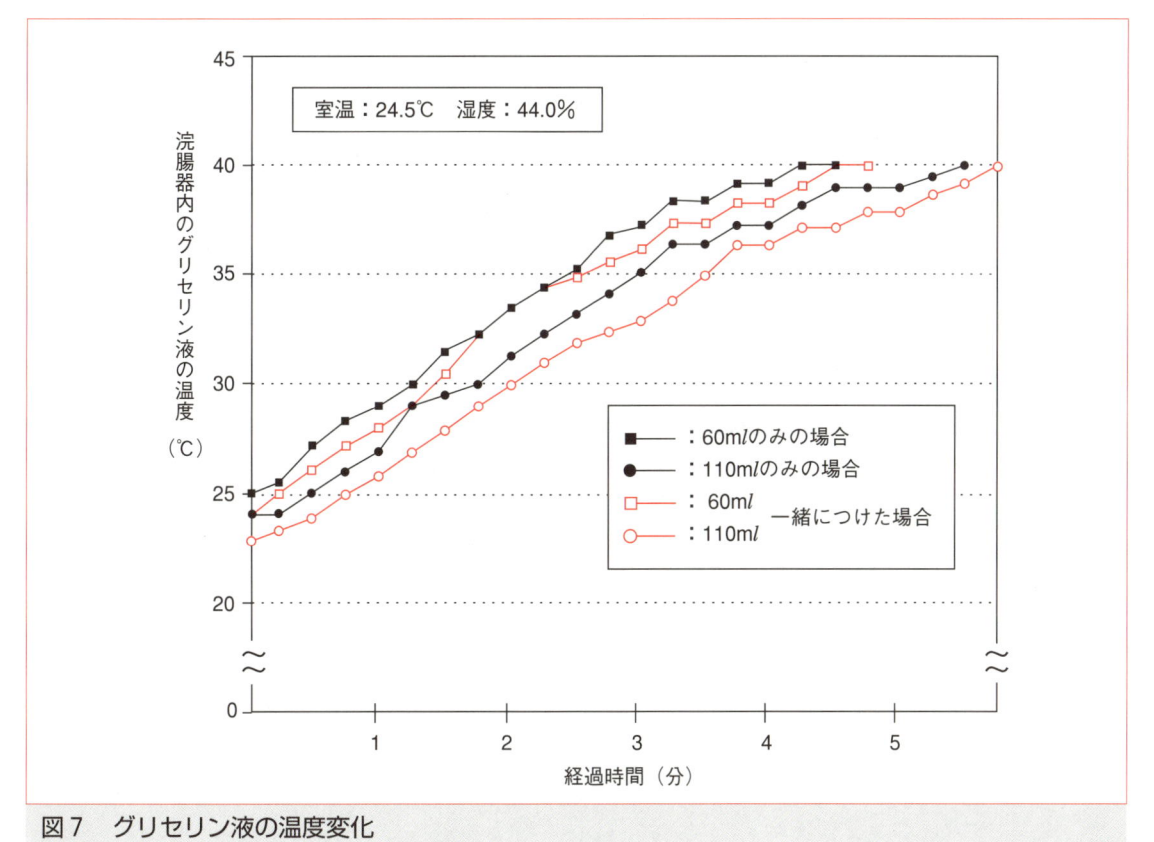

学生のレポートから作成した。
(深井喜代子，關戸啓子：排泄に関する実習，看護教育，41(1)：74，2000．図1を引用)

　を保つことがわかりました。つまり，50℃，1 l の湯に浣腸器を浸けて5分後に浣腸を始め，5分以内に終了すればよいということになります。さらに，温度測定が完了したら，学生はグリセリンが40℃になった浣腸器を手に取り，温度感覚も各自体験してレポートにはその感想も書くようにしました。皆さんも，一度，こうした実験を体験してみてください。
　なお，最近の研究で，高濃度のグリセリンは血管内に入ると溶血を起こすことがラットの実験でわかってきました[8]。この結果はグリセリンが直接腸粘膜の血管内に移行したことを想定した単なる実験的試行によるものですが，腸粘膜に炎症や障害のある患者さんにはグリセリン浣腸は危険だということを警告しています。

文　献

1) Stelzner, F: über die Anatomie des analen Sphincterorgans, wie sie der Chirurg sieht, Z.Anat.Entwickl.-Gesch, 121：525-535, 1960.
2) 深井喜代子：大腸と肛門，臨牀看護，27(13)：1983-1995, 2001.

3) 銭場武彦：6章 大腸における運動．胃・腸管運動の基礎と臨床，真興交易医書出版部，1979, p.210-230.
4) 真田弘美，紺家千津子：11章 消化と吸収（深井喜代子，福田博之，襧屋俊昭編：看護生理学テキスト，南江堂，2000.）.
5) 中山沃：9-F．大腸の運動（中山沃編著：図説生理学テキスト，中外医学社，1984.）.
6) 深井喜代子，岡田博匡：イヌの食道－大腸反射に対する橋排便反射中枢の役割，自律神経，17：107-112, 1980.
7) 深井喜代子，關戸啓子：排泄に関する実習，看護教育，41(1)：70-75, 2000.
8) 武田利明，石田陽子，川島みどり：グリセリン浣腸液と溶血に関するラットを用いた実験的研究－静脈内投与による溶血誘発について，日本看護研究学会雑誌，26(4)：81-88, 2003.

28 包帯法・創傷処置

包帯法と看護者の役割

　創傷治療の目的で用いる種々の衛生材料と器具を包帯とよび，それらの患部への装着方法を包帯法dressing，bandagingといいます。包帯法には①創傷の保護，②固定，③支持，④圧迫（止血），⑤牽引という目的があります。このように，包帯法は治療の一環ですから，通常は医師が行います。しかし，多くの治療がそうであるように，看護者は包帯の装着や交換の補助にあたるとともに，包帯法施行中の患者の管理は主に看護者の役割になります。そして実際には，創部からの出血など異変を発見した看護者が応急的に包帯を交換し，医師に報告するという場面が少なくありません。看護者は包帯法の治療目的が達成できるよう，知識を十分もったうえで適切に対処しなければなりません。
　この項では，包帯法の利点や潜在する危険性をチェックしておくことにしましょう。

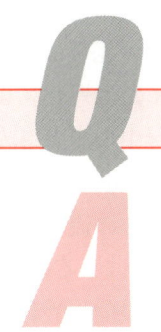

Q 包帯を剥がすときのコツは？

A 　包帯は創傷部の保護のために使われますが，装着中，滲出液などが浸潤してガーゼなどが患部に付着し，剥がれにくくなることがありますね。
　一般に，創部とその周囲は図1のような状態になっています[1]。滲出液が盛んに出ているときは炎症の修復過程が進んでいる証拠です。このとき，創部に付着したガーゼなどを無理やり剥がすと，再生しつつある新しい組織がガーゼとともに剥ぎ取られ，新たな創傷をつくってしまうことになります。したがって，付着したガーゼは生理食塩水に浸し，ガーゼに絡んだ繊維性の組織が一度溶解して自然に剥がれるようになるまで待ちましょう。
　また，包帯交換時，使用した包帯の粘着剤が表皮に付着した場合には，ベンジンやアルコールなどを利用して除去しましょう。除去後は

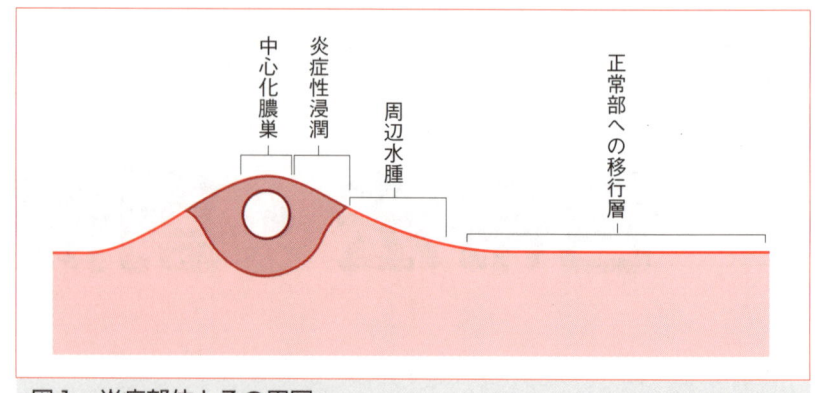

図1 炎症部位とその周囲

（山口和克，石河利隆：第6章炎症．病理学〈新版看護学全書4〉，第2版，メヂカルフレンド社，1999, p.39より引用）

刺激剤が皮膚に残存しないよう，清拭しておきます[2]。

　ここで関連事項として，**痂皮**（かさぶた）について言及しておきましょう。痂皮は**血球**と滲出液が固まった炎症過程のいわば残骸です。炎症部の修復が進むと表皮からは自然に切り離されます。痂皮がはがれる前に無理に取ると，傷の治りが長引くだけでなく，傷跡が残る原因にもなります。炎症に関する知識のない患者さんには，痂皮の役割についても事前によく説明しておく必要があります。

Q&A 包帯で循環障害が起こる？

　包帯の目的には創部の保護，止血や滲出液の貯留防止，そして創面の**ケロイド化防止**があります。しかし，不必要にきつい包帯は**循環障害**を引き起こしてしまいます。患部の形や径は治癒または悪化により刻々と変化します。したがって，看護者は包帯法施行中の患者さんの包帯部位とその周辺の観察を頻回に行わなければなりません。

　包帯の圧迫で起こる循環障害は，毛細血管への動脈血の流入減少による**局所性の貧血**（**虚血**）です[1]。これが**褥瘡**の引き金になるのです。長時間血行が途絶えると組織は**壊死**に陥るので，虚血の危険性には十分留意しておかなければなりません。また，**環軸包帯**による圧迫で虚血が生じた場合，その末梢側には**うっ血**（静脈性血液が増加した状態）がみられます。

Q&A 包帯が褥瘡をつくる？

　一方，包帯がゆるすぎると，皮膚と包帯との間で**ずれ**が生じ**褥瘡**をつくりやすくする原因になりますから，皮膚との隙間をつくらないように直ちに巻き直さなければなりません。

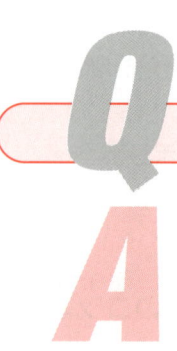

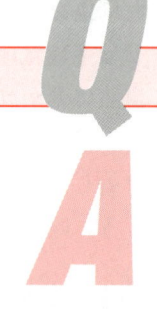

ギプス固定は骨・関節系など運動器に障害がある場合に施行される最も基本的な治療手段です。意識レベルの低い患者さんや皮膚の知覚障害がある場合，固定中の褥瘡発生のリスクは高くなります。体位変換やマットの使用など除圧と体圧分散を図る，皮膚の保清やマッサージを施行するなど，褥瘡予防のケアを実施します。

また，ギプス内の褥瘡は発見が非常に困難です。ギプスを巻く際，圧迫のかかりやすい骨突出部にスポンジなどを当てて除圧処置を十分にしておきます。上述の褥瘡予防のケアに加えて，ギプス内の悪臭や滲出液にも注意します。発見したら，直ちにギプスを開創して創処置を行います。

感染予防のために注意することは？

看護者には感染看護の一端として，適切な汚物処理の役割があることはみなさんも知っていると思います。今回，包帯法をテーマに取り上げた機会に，感染予防の側面から留意すべき点に触れておきましょう。

包帯法の目的の一つは創部の保清です。包帯交換は医師の指示で行いますが，看護者サイドでも，血液や滲出物で汚染されているのに気づいたら新しい包帯と交換します。二次感染を防止し，患部の治癒を促進するためです。

ところで，米国では20年以上前から，遺体からの感染予防対策が組織的に実施されていますが，最近，わが国でも注目されるになりました。体表解剖学の第一人者である池田章氏の私信によると，米国のある統計では亡くなった人の6割以上が何らかの感染症にかかっており，さらに全体の15％が感染性の高い病原微生物に汚染されているそうです。

この事実は，重症の患者さんは現疾患に隠れて何らかの感染症にかかっている危険性が高いことを示唆しています。したがって，感染予防の立場から，血液や滲出液の付着した包帯やテープ類，ドレッシング類（後述）など使用済みのディスポーザブル物品は，施設の感染予防基準に従って必ず焼却処分されるようにしなければなりません。事後の手洗い，使用した器具の滅菌はいうまでもありません。再利用する三角巾や包帯類も，汚染の有無にかかわらず滅菌処理するようにしましょう。

包帯は静脈還流を助けるの？

下肢にみられるむくみ（浮腫）も循環障害の表われですが，下肢を挙上したり，マッサージや温罨法などで静脈還流 venous returnを改

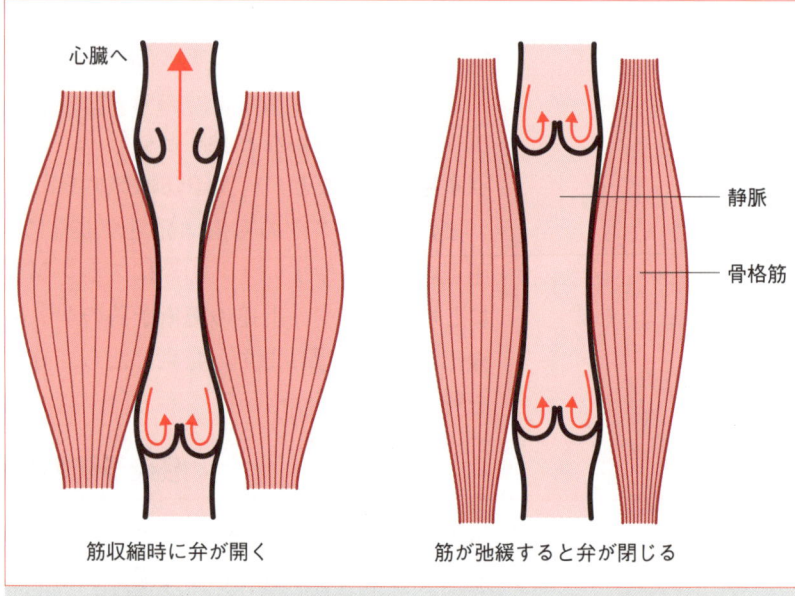

図2　骨格筋ポンプによる静脈還流

（佐伯由香：6章　循環系（深井喜代子，福田博之，襠屋俊昭編：看護生理学テキスト，南江堂，2000，p.165.）より引用）

善する方法はみなさんも学習したことと思います。

　最近よく利用されている**弾力包帯**を下腿に装着して浮腫を改善する方法は，ケアの一端としてよく利用され，臨床系の学会でも事例研究としてしばしば報告されています。このとき，弾力包帯は，運動性の低下した患者さんの**筋のポンプ作用**（筋収縮によって静脈を圧迫し血液を心臓に還す仕組み）を補助する道具として活躍したことになります（図2）[3]。

Q 包帯法は痛みのケアにも役立つの？

A　包帯法によって創部は**保護・固定**されるので，常識的には包帯法は創部・患部の痛みを緩和すると考えられます。たとえば，膝関節全置換術術後患者の疼痛に弾力包帯と冷凍パッドを使った冷罨法を試したところ，同等の鎮痛効果が得られ，コスト面ではむしろ包帯法のほうが経済的であったという報告があります[4]。ところが，下肢静脈潰瘍のある在宅患者に圧迫包帯をするよう指導したところ，それに従わない（ノンコンプライアンス，non-compliance）患者が多かったという英国の保健師の報告もあります[5]。患者が包帯を拒否した理由は，圧迫包帯の目的が十分説明されていなかったことのほかに，圧迫包帯には日常生活に支障をきたすような**痛み**が伴うことでした。

　包帯法と痛みに関するこのようなエビデンス（研究による根拠）はまだまだ非常に不足しているので，日々の実践における看護者のアセ

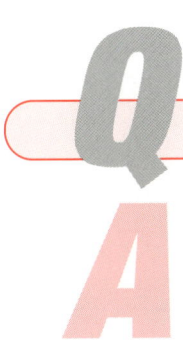

スメントとケアの能力が重要になります。

看護実践から得たヒントが包帯を進化させることはあるの？

　昔は包帯といえば**綿素材**のものだけでしたが，最近では，患部に使用する包帯やテープ類には多様な形や素材のものが製造されています。弾力包帯や患部の形に合わせて作れるネット状の固定用包帯は，整形外科では欠かせないものとなっています。また，外観上目立たない肌に近い色や，**紫外線**をカットするタイプ，気体は通すが**防水加工**が施してあるもの，**かぶれ（接触性皮膚炎）**にくい**衛生材料**や**粘着剤**が塗布してあるものなど，テープ類の進化には目覚ましいものがあります。さらに，褥瘡ケアに使われる大型でクッション性のある特殊なものはドレッシング（もともとは傷などを手当てする用品の総称）とよばれ，高価ではありますが，患部の治癒促進に役立っています。

　こうした用途に合った新しい包帯の開発は，看護実践からのヒントがもとになって行われる場合が多いのです。患者さんの適切な観察は看護用具としての包帯を進化させる原動力になります。包帯法は医師の指示によって実施される治療の一端ですが，私たち看護者はその直接の実施者としてより積極的・主体的に包帯法をとらえ，患者さんのQOL（quality of life）を向上させるような包帯の工夫・開発の担い手になりましょう。

文　献

1) 山口和克，石河利隆：第6章　炎症．病理学〈新版看護学全書4〉，第2版，メヂカルフレンド社，1999，p.38-52.
2) 春日美香子：C．診療に伴う援助の技法／包帯法（和田攻編：実践臨床看護手技ガイド，文光堂，2000，p.391-408.
3) 佐伯由香：6章　循環系（深井喜代子，福田博之，襹屋俊昭編：看護生理学テキスト，南江堂，2000，p.163-165.
4) Smith, J., Stevens, J., Taylor, M., Tibbey, J.：A randomized, controlled trial comparing compression bandaging and cold therapy in postoperative total knee replacement surgery, Orthop. Nurs., 21：61-66, 2002.
5) Edwards, L. M.：Why patients do not comply with compression bandaging, Br. J.Nurs., 12 (11 Suppl)：S5-6, S8, S10 passim., 2003.

第2章
検査に伴う技術

- ㉙ 採　血
- ㉚ 穿　刺

29 採　血

採血─技術実習の山場

　学内の基礎看護技術実習で唯一，ヒトの血液を扱うのが採血の実習です。血を見るのが苦手で医師や看護者になるのを断念する人がいるという話をよく耳にしますが，採血実習でも，毎年必ずといってよいほど失神者が出ます。血液のはたらきはもちろん，血液検査の必要性を十分知っていてもなお，わずか5mlの採血は，学生にとって看護者への道の一つの大きな試練になっているようです。

　しかし，ヒトの体表に針を刺入する侵襲行為に対する不安や，ヒトの身体から血液を採取する行為によって人体の神秘が現実となる衝撃は，訓練と理性によって必ず克服できるものです。そして何より，私たち看護者はまず，採血される患者さんの苦痛を理解しなければならないはずです。

　この項では，採血実習に意欲的に取り組めるよう留意すべきこと，ポイントとなることを整理しておきましょう。

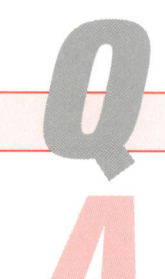

Q　患者さんに朝から痛い採血を行う際の留意点は？

A　血液中の成分を検査するためには，朝食前の空腹時の血液が最も適しています。そこで，入院患者さんの採血はほとんど深夜勤務の看護者が行います。起床時刻の6時，患者さんは起床とともに採血を受けます。スピッツ（真空採血管）1～2本（1本は5～10ml）だけでなく，時には10本以上に及ぶこともあります。検査のためとはいえ，自分の大量の血液を見た患者さんのショックは想像できるでしょう。また，血液疾患のように貧血でありながらも定期的に採血を必要とする場合や，ブドウ糖経口負荷試験や，腎機能検査（クリアランステスト）などのように，朝から短い時間間隔で連続して数回行われる採血もしばしばあります。このように，患者さんにとって，採血は心身ともに苦痛を伴う医療行為であることを忘れないようにしましょう。

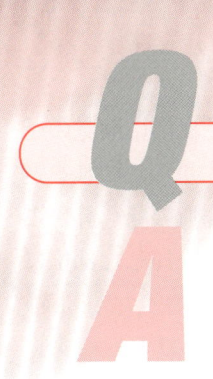

看護者が行う採血—静脈採血は看護師の業務？

　当然のことながら，看護技術として学ぶ採血とは，**静脈**からの採血を指します。臨床では時に**動脈採血**が必要なことがありますが（**動脈血ガス分析**や**血液内細菌培養**のため），これは医師によって行われます。

　ところで，目的は採血とまったく異なりますが，人体に針を刺入する点が共通する**注射**（**皮下注射，皮内注射，筋肉内注射**）という行為は，看護者が医師の指示を受けて行う**与薬**にあたります。これらの注射行為そのものは採血同様，臨床では通常，看護者が単独で行っています。また，静脈内注射は1956年の厚生省通知以来，長らく医師の業務とされていましたが，2003年9月，診療の補助行為とみなされ，事実上看護師が実施できることになりました（厚生労働省通知）。したがって，点滴業務は今後，その準備から注射，事後の患者管理など全行程を看護者が行う場面が一般的となるでしょう。看護師の役割が飛躍的に重くなったといえます。ただ，抗癌剤などを臓器に注入する動脈内注射は依然として医師が行う治療行為です。この場合も，注射後の患者管理は主に看護師の役割であることはいうまでもありません。

　看護者は採血や注射が安全で確実にできる技術を身につけるとともに，自らの**法的責務**の範囲内で，これらの**医療補助行為**に臨む必要があります。

針刺しの痛みとは？

　体表（**皮膚**）に生じる痛みを**皮膚痛** cutaneous pain とよびます。体表には**痛点，触・圧点，温点，冷点**が網の目のように点在しています（**表1**)[1]。なかでも痛点の**体表分布密度**は最も高く，$1cm^2$ 当たり100

表1　皮膚感覚点の体表分布

感覚点 部位	痛点	冷点	温点	触・圧点
顔面	180	8～9	1.7	50
鼻	50～100	8～13	1	100
口腔[1]	37～350	4.6未満	3.6未満	7～35
胸部	196	9～10	0.3	29
前腕	200	6～7.5	0.3～0.4	23～27
手背	188	7.5	0.5	14
大腿	175～190	4～5	0.4	11～13
全身平均	100～200[2]	6～23[3]	0～3[3]	25[4]

表中の数字は $1cm^2$ あたりの感覚点の分布密度を示す。

(市岡正道(1982)：第15編　体性感覚（門田尚幹，内薗耕二，伊藤正男，他編：新生理学上巻，第5版，医学書院，p.731. 表15-4) より抜粋。ただし，1)山田守他 (1952)，2)v Frey (1986)，3) Strughold (1924)，4)v Frey (1899)。
(深井喜代子，福田博之，欅屋俊昭編：看護生理学テキスト，南江堂，2000, p.103. 表5-2を引用)

～200個にもなります。イメージとしては，体表の毛根部に触覚の受容器が，その間に数個の痛点が分布している状態ですから，これを避けて針を刺入することは至難の業でしょう。注射や採血の際，針がこの痛点に刺さると，鋭く速い，局在性のある（非常に限局した部位に痛みを感じること）痛みpricking pain（プリッキングペイン，刺痛）が生じます。刃物やガラスなどによる切り傷も同じ痛みです。

　一方，熱傷による痛み，骨や筋・関節などの深部組織や内臓などから生じる鈍くて局在性の低い，比較的持続時間の長い痛みをdull pain（ダルペイン，鈍痛）といいます。筋肉内注射や静脈内点滴注射などで生じる痛みはこれに相当します。

　このように採血では針刺し痛は必発するものと考え，安全で迅速な技術を習得するようにしましょう。そして，そのうえで，マッサージや罨法などの痛みのケアを工夫するようにしましょう[2]。

安全で確実な採血テクニックは？

1．針刺入のテクニック

　注射や採血の際には皮膚や血管内に注射針を刺入するのですから，清潔操作・無菌操作は十分心得ていなければなりません。また，血液を扱うことから，感染予防の知識も必須です。

　このような技術では，手順や理屈をいくら勉強しても，結局は"慣れ"によって手技が上達するものです。精巧なシミュレーターである程度の感覚はつかめますから，何度も繰り返し練習しておきましょう。

　技術あるいは手技は経験によって勘やコツをつかむものですが，最後に，筆者の経験をもとにいくつか秘訣を紹介しておきましょう。筆

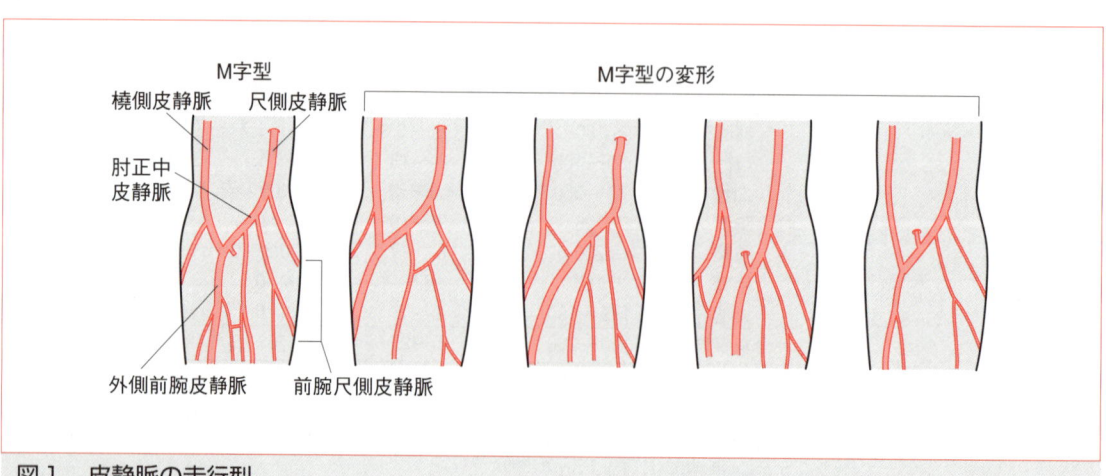

図1　皮静脈の走行型

者の臨床経験は3年ですが，それ以前に大型哺乳類を使って生理学研究を手がけていました。皮膚を切開して直接血管を扱っていたので，皮下組織や血管，筋膜などを体表面から直感できるという便利な感覚を自然に体得していて，臨床では随分役立ちました。

一般に採血時に選択されるのは**肘部**の皮静脈です。その走行形態には様々な型があることが知られています（図1）。腕の**肘関節部**にあって太くて長さがあり，採血しやすいからです。**上腕**を**駆血帯**で締めると，**還流**（心臓に帰る血流）を妨げられた血液で膨張し，静脈はさらに見えやすくなります。そして，示指で触れると，**筋膜**を背に皮下を走り，皮膚（**表皮**と**真皮**）と**皮下組織**に覆われて盛り上がった血管がはっきりと触知できます。膨張した静脈の厚みがわかるので，針の刺入角度と深さが目測できます。

さて，採血にあたって重要なことは，まっすぐな注射針（**注射器**による採血では**注射針**，**採血管**を用いた採血の場合は**採血針**という）が十分侵入できるだけの血管径，長さ，そして深さがあることです。採血では**前肘部**を固定するために**肘枕**を利用します（図2）。ところが，肘関節の伸展が大きい場合は肘が反り返って血管が引き伸ばされ，採血しにくくなる場合があります（図2-a）。そういうときは，肘枕の位置をずらすか，肘枕より厚みの少ないタオルを敷くなどして肘をできるだけ水平にするのがよいでしょう（図2-b）。

血管の走行は目で確認できなくても，指の触覚で位置と立体感はつかめます。必ず指でも確認するようにしましょう。そして，まず，針先を血管のどの位置に入れるかを決め，そのポイントより10〜15mm手前の皮膚から針を刺入します。

次に，針を血管内に刺入するときのヒントです。教科書どおりに注射針を約15度の浅い角度で皮膚に刺入し，針先を10mmぐらいまっすぐ進めます。この時点で針先は目的の血管内に十分入っています（注射針に血液が侵入してくるのでわかる）。そして，ここで図3のように，少しだけ刺入角度を落として（5〜10度），できるだけ血管走行に沿って平行にさらに5mm

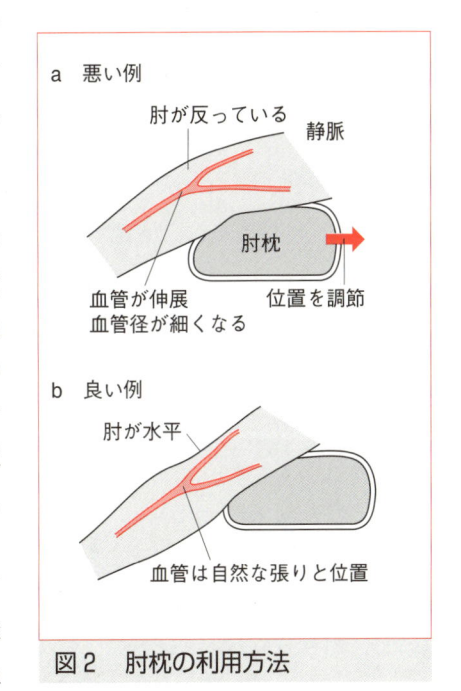

図2　肘枕の利用方法

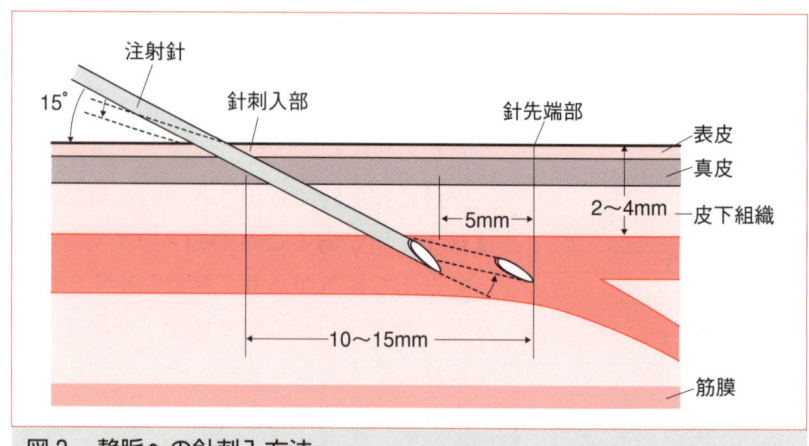

図3　静脈への針刺入方法

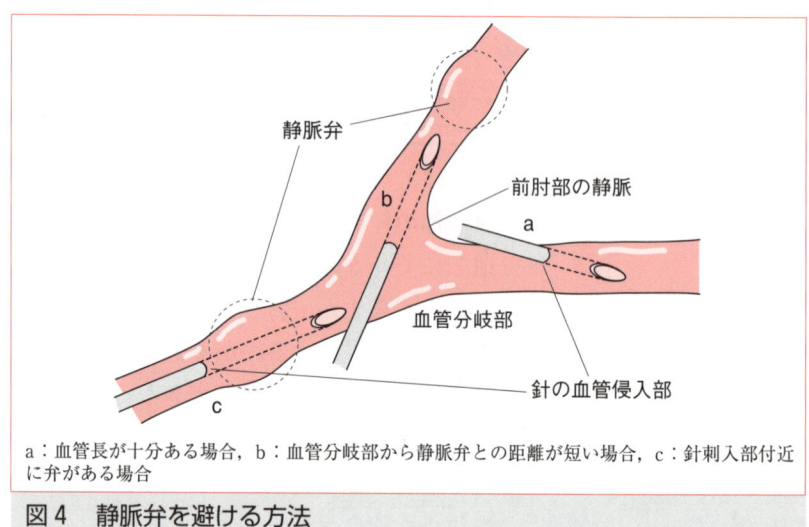

図4　静脈弁を避ける方法

a：血管長が十分ある場合，b：血管分岐部から静脈弁との距離が短い場合，c：針刺入部付近に弁がある場合

ほど進めます。こうすることで，針が抜ける心配なく採血でき，また角度をつけすぎて針が血管外に出る危険性も回避できます。

　ところが，静脈は曲がっていたり，枝分かれしていたり，また**静脈弁**の存在によって，長い針を安定した状態で刺入するには工夫が必要な場合があります。たとえば，図4の例を見てください。図4-aは刺入に支障のない場合です。では，血管が枝分かれしているうえに近くに静脈弁があって針先を塞がれそうな場合には，どうすればいいでしょう。図4-bのように十分広い分岐部から針を刺入し，針先を弁の手前で固定すれば大丈夫です。また，図4-cのように弁を貫いたところで針を止める方法もあります。

　最後に，**静脈壁**は薄く（約0.5mm），針操作で傷つきやすいので，採血が終わったら針は刺入した方向と180度逆方向に，まっすぐスッと抜くようにしましょう。採血後の内出血は，抜針時に刺入創を拡大

してしまうことによっても起こります。また，針の抜去後，皮膚を軽く押さえて止血しますが，決してもまないように患者さんにも伝えましょう。不用意に皮膚をもむことは，薄い静脈にできた針穴を広げてしまいます。採血実習後，友人の腕にできた青あざは，学生が悪戦苦闘した証ではありますが，患者さんには作らないようにしたいものです。

2．静脈を捉えるテクニック

血管壁は内側から**内膜**（内皮細胞と結合組織），**中膜**（平滑筋と弾性組織），**外膜**（結合組織）の3層構造をもっています。静脈壁は動脈に比べて中膜が薄いため伸展されやすい，内径が大きい，血管抵抗が低いなどの特徴があります。下肢のむくみ（浮腫）などにはこうした静脈の性質も関係しています。

さて，採血をする際には，この静脈の性質を利用して血管を**拡張**させる工夫をします。最も簡便な方法は**温罨法**です。採血を実施する腕を温めたタオルで覆うと，筋緊張や反射性の血管収縮が消失し，静脈は拡張してよく触れるようになります。この場合も，必ず指先で血管の立体的なイメージをつかむようにします。また，膨張した血管は皮下組織に引っ張られて左右に数ミリ動く（採血野から逃げる）ことがあるので，血管の横方向への動きを制限するために，血管を末梢側に少し引くように押さえる方法もあります。ただし，この方法だと膨張した血管をやや圧迫することになるので，血管の深さと内径を正確に把握しておく必要があります。

文　献

1) 深井喜代子：5章-2 皮膚感覚（深井喜代子，福田博之，襧屋俊昭編：看護生理学テキスト，南江堂，2000，p.102-109.
2) 深井喜代子：痛みの測定・評価とケアに関する看護研究，看護研究，6(5)：398-408，1993.

30 穿刺

観血的医療行為の補助ということ

　わが国の法律では，私たち看護者には観血的（または侵襲的，ともに医療目的で体表または体内に傷を加えること）医療行為は基本的には認められていません＊。観血的な治療・検査は医師が行い，これを補助するのが看護者の役割です。今回の項目「穿刺」は，そうした看護者の医療補助行為の代表的なものです。単に補助行為といっても，穿刺は体内深部に針を刺入する，危険を伴う行為です。介助にあたる看護者は，その目的はもちろん，正確な解剖生理学的知識にのっとった，一つひとつの手順について熟知しておく必要があります。それによって初めて，穿刺を受ける患者さんの心身への行き届いたケアとスムーズな補助，さらに緊急時の対応が可能になるのです。

　この項では腰椎穿刺を中心に，穿刺における看護者に必要な知識と役割を考えてみましょう。

＊ 「29.採血」の項で言及しているように，2003年9月，厚生労働省通知により，それまで医師に限定されていた静脈内注射が医療補助行為として看護師が行うことが認められた。
海外では静脈内注射はすでに看護師の業務とされている国もある。わが国でも救急救命士には血管確保（静脈内点滴注射）はもちろん，気管内挿管や除細動（心室細動を止める治療処置）が限定的ではあるが認められている。
医療技術が進歩していくなかで，医療の最前線にある看護師に今後も医療行為が移行される可能性が高くなってきた。

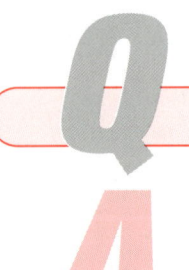

Q 穿刺の種類と目的とは？

A　穿刺は，身体の腔所に穿刺針という特殊な針を刺入して，そこから検体を採取（診断）したり薬液を注入（治療）したりする医療行為です。

　胸の部位には，胸骨穿刺と胸腔穿刺があります。胸骨穿刺では，第3または第4肋骨の高さの胸骨体から骨髄液を採取して骨髄機能を検査する骨髄吸引があります。胸腔穿刺には胸膜腔内の貯留液を採取する胸膜穿刺，心膜腔や心臓，大動脈弓への心臓血管穿刺があります。

　腹部では，腹壁の皮膚から直接腹膜腔に針を刺入して腹腔内の血液

や膿，あるいは腹水の有無を検査したり，除去したりする目的で行われる**腹膜穿刺**（または**腹腔穿刺**）や，生検目的で行われる**肝臓穿刺**，**脾臓穿刺**などがあります。比較的危険性の少ない穿刺ですが，穿刺針で腹腔内臓器を**穿孔**しないように，ガスによる消化管の鼓張や膀胱充満の有無に注意する必要があります。

背部からの穿刺には，心膜穿刺，脾臓穿刺，腰椎穿刺などがあります。

Q 知っておきたい体表解剖とは？

看護の教育体系で学ぶ**人体解剖学**の主流は**系統解剖学**と**局所解剖学**でしょう。系統解剖学では，人体の構造を筋系，骨格系，血管系，神経系など，全身に分布する組織系として系統的に理解します。これに対して局所解剖学では，頭部，胸部，腹部，四肢など，身体各部の組織・器官の位置関係を機能的側面とともに理解します。解剖学にはこのほかに，組織や細胞レベルの形態と機能を解明しようとする**顕微解剖学**と，**体表**（皮膚）から観察あるいは触知できる骨格と体腔内臓器の3次元的対応関係を追究する**体表解剖学**があります。看護学の基礎教育のなかで体表解剖学を教えているところはまだ少ないと思われますが，看護者には実はこの解剖学は非常に重要です。

つまり，私たち看護者は**非観血的**（または**非侵襲的**）手段によってのみ対象を観察，理解するのですから，皮膚の上から肺や心臓，消化管や腎臓など体腔内臓器，それに血管や神経の位置と形状を把握し，**触診**や**聴診**を可能にする体表解剖学の知識は大きな武器になるはずです。系統解剖学と局所解剖学が終わって，解剖学の総まとめとして体表解剖学を学習するのが最も効果的でしょう。

Q 体表解剖から穿刺部位を知るためには？

では，腰椎穿刺を例にとって，穿刺針刺入部位を体表解剖学的に確認しておきましょう。

図1のように，第4と第5腰椎間または第3と第4腰椎間の**椎間円板**から穿刺針を刺入します（図1-b）。この2つの円板は他に比べて広いので，図1-aのように腰部を十分前屈させると棘突起間隙が大きく開くため，針が刺入しやすくなるのです。

体表解剖学的には左右の**腸骨稜頂**（腸骨の最上端）を結ぶ線を**ヤコビー線**といい，ちょうどこの線上に第4腰椎の**棘突起**が位置します。これを基準に上下の第3および第5腰椎棘突起を確認し，それらのうち隣接する2者の中間部にある椎間円板を目指して穿刺針を刺入するのです。

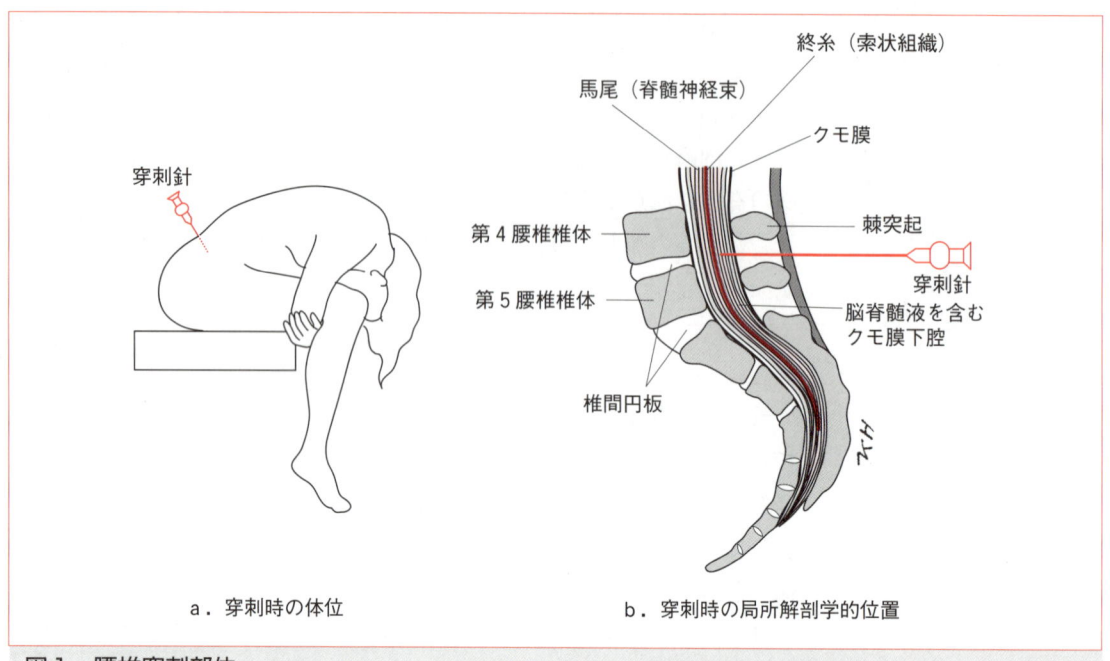

　　　　　　　　　　　　　　　　　　　終糸（索状組織）
　　　　　　　　　　　　　馬尾（脊髄神経束）
　　　　　　　　　　　　　　　　　　クモ膜
穿刺針
　　　　　　　　　　第4腰椎椎体　　　　　　　棘突起
　　　　　　　　　　第5腰椎椎体　　　　　　　穿刺針
　　　　　　　　　　　　　　　　　　脳脊髄液を含む
　　　　　　　　　　　　　　　　　　クモ膜下腔
　　　　　　　　　　椎間円板

a．穿刺時の体位　　　　　　b．穿刺時の局所解剖学的位置

図1　腰椎穿刺部位

（星野一正：臨床に役立つ生体の観察；体表解剖と局所解剖，第2版，医歯薬出版，1994，p.262．図8-24を引用）

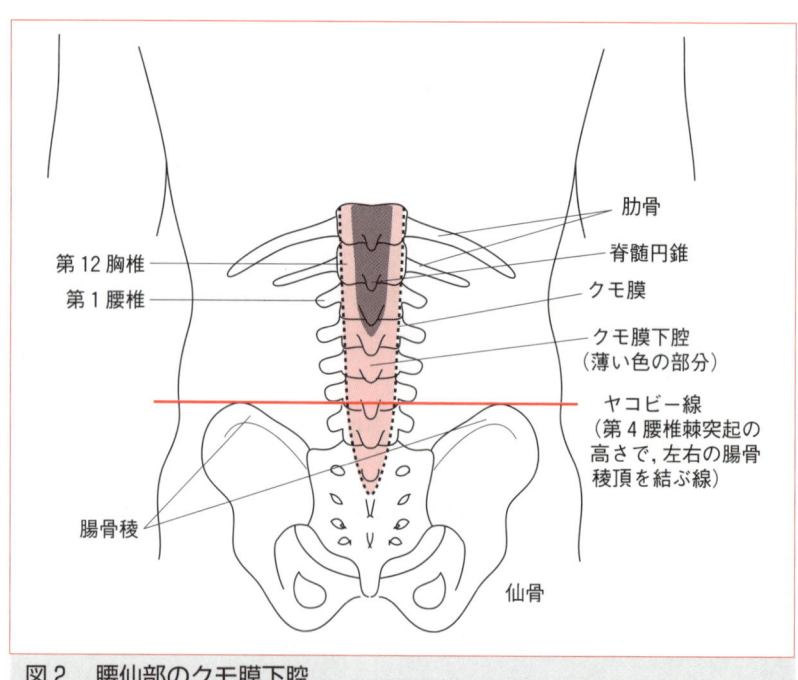

　　　　　　　　　　　　　　　　　　肋骨
　　　　　　　　　　　　　　　　　　脊髄円錐
第12胸椎
第1腰椎　　　　　　　　　　　　　　クモ膜
　　　　　　　　　　　　　　　　　　クモ膜下腔
　　　　　　　　　　　　　　　　　　（薄い色の部分）
　　　　　　　　　　　　　　　　　　ヤコビー線
　　　　　　　　　　　　　　　　　　（第4腰椎棘突起の
　　　　　　　　　　　　　　　　　　高さで，左右の腸骨
　　　　　　　　　　　　　　　　　　稜頂を結ぶ線）
腸骨稜
　　　　　　　　　　　　　　　　　　仙骨

図2　腰仙部のクモ膜下腔

　中枢神経系は脳と脊髄から成っています。中枢神経系は環境変化に対して生体が即座に適応するよう司令を出す重要な組織で，外から**硬膜**，**クモ膜**，**軟膜**という3つの膜に覆われて保護されています。軟膜

とクモ膜の間には**クモ膜下腔**という空間があり，**脳脊髄液**で満たされています。脳脊髄液は機械的衝撃を吸収して中枢神経系を保護しています。

脊髄神経は脊髄から左右対称に出て身体各部を支配していますが，その最下端は第1腰椎の高さに位置する**脊髄円錐**（せきずいえんすい）で終わっています（図2）。これより下のクモ膜下腔には**馬尾**（ばび）と**終糸**（しゅうし）が納まっています（図1-b）。言い換えれば，第3または第4椎間の高さのクモ膜下腔には脊髄には存在せず，脳脊髄液で満たされた腔中に神経線維が浮遊している状態です。つまり，穿刺針を刺入しても脊髄そのものを損傷する危険がないために，ここが穿刺部位として選ばれるのです。髄液流出が不良な場合は，終糸や神経束に針先端がかかっているためなので，針を少し移動させるようにします。

Q 穿刺時のケアのポイントは？

A 身体内部に針を刺入する穿刺は，**無菌操作**で行われます。**感染予防**の項ですでに触れましたが，医療行為による感染は絶対に回避しなければなりません。脊髄からの感染は**化膿性髄膜炎**を併発するからです。無菌操作は医師の手技もさることながら，看護者の適切な補助があってこそ安全に完遂されるものです。

腰椎穿刺が**側臥位**で行われる場合，患者さんの身体の水平面がベッド面に対して垂直になるようにし，穿刺針を水平に刺入できるようにします。穿刺針からクモ膜下腔に**麻酔薬**を注入する場合，薬液が脳に到達しないよう，その**比重**を考慮した体位の工夫が必要です。すなわち，脳脊髄液より比重が重い薬液の場合は，**座位**か，または頭部が高くなるようベッドを傾斜させ，側臥位をとってもらいます。逆に比重が軽い薬液の場合は，頭部を低くします。穿刺終了後も薬液の吸収時間程度の体位（頭部の位置）保持が必要です。

腰椎穿刺後の患者さんにみられる症状は**頭痛**，**悪心・嘔吐**，**眩暈**（めまい）などです。これらには，体位が適正でなく，注入した薬液が脳に進達したことが原因すると考えられます。このほかに，穿刺針が腰部**後根**を刺激したことによる腰痛，無菌操作不備による**感染徴候**としての**発熱**などがあります。いずれも，穿刺に関する正しい知識と補助技術があれば回避できる症状です。

脳と脊髄は脳脊髄液で満たされた一つのクモ膜下腔という部屋に納まっています。したがって，たとえば**脳腫瘍**などで**頭蓋内圧が亢進**（とうがいないあつ）している場合は，腰椎穿刺は禁忌です。穿刺によって髄液は圧の低い体外へ流出しようとするので，それによって**脳ヘルニア**（腫瘍によって膨らんだ上位脳が圧の低い下位脳や脊髄に脱出してくること）をきた

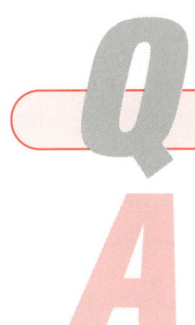

す危険があるからです。

　穿刺では独特の体位を取ることが求められ，穿刺後も比較的長時間の安静が必要です。患者さんによっては穿刺そのものの苦痛や不安のほかに，体位や安静を強いられることによる苦痛が生じているかもしれません。看護者は事前に解剖図を描いて体位の必要性を十分理解してもらえるまで説明し，患者さんの協力を得るようにしましょう。また，穿刺中，穿刺後は患者さんへの配慮と観察を怠らないようにしましょう。看護者は，どのような医療場面においても，常に患者さんの側に立ってそうしたきめ細かい配慮を提供する唯一の専門家なのですから。

文　献

1) 星野一正：臨床に役立つ生体の観察；体表解剖と局所解剖，第 2 版，医歯薬出版，1994.

索引

欧文

activities of daily living	86, 101, 158
adherence	130
ADL	86, 101, 158
anal canal	162
anti-peristalsis	166
anus	162
awareness	21
bandaging	171
BGM	41
body image	19
body mechanics	60
body scheme	19
bowel sounds	98
brain wave	63
CAS	108, 115
catheter	141
coherence	21
colon	161
compliance	130
consciousness	18
constipation assessment scale	108
COX	132
cutaneous pain	179
dB	37
defecation reflex	165
diastolic pressure	13
distraction	41, 69
dressing	171
dull pain	136, 180
EEG	63
electro-encephalogram	63
electromyogram	77
environmental transition	29
excretion	102
fall	29
gastric mucosal barrier	132
habituation	52
halothane	146
HF	80
human engineering	60
ICU	18
inhalation	146
inhalation therapy	146
intensive care unit	18
large intestine	161
LF	80
light sensation	44
lx	46
masking effect	37
mass peristalsis	165
medication	128
mmHg	12
MRSA	24
nebulizer	146
nm	42
NSAID	132
OSCE	9
PaO_2	144
paradoxical sleep	63
perineum	84
peristalsis	107, 162
pheromone	51
phon	37
pricking pain	135, 180
QOL	50, 55, 63, 134
quality of life	50, 63, 134
rectum	162
SARS	28
self awareness	19, 21
severe acute respiratory syndrome	28
sleep	63
slow pain	136
somnogram	64
SP	10
standardized patient	10
straining	110
suction	141
surface anatomy	4
systolic pressure	13
texture	94
topognosis	136
tube	141
venous return	173
vigilance	21
wakefulness	21
WHO	134

あ

垢	74
悪臭	52, 73, 86, 101
圧刺激	136
圧点	179
圧迫法	13
アドヒアランス	130
アブミ骨	36
アメニティー	49
アロマセラピー	54
安全確認	139
安全確保	62
罨法	96, 180
安楽	54

い

胃液	92, 132
胃潰瘍	132
胃管カテーテル	151
閾値	70
いきみ	110
椅座位	77
胃酸	131
意識	4, 18, 19, 21, 173
意識状態	4
意識清明	18
意識レベル	18, 173
胃腺	131
遺体からの感染	173
胃―大腸反射	113, 152, 166
痛み	66, 174
痛みの感受性	70
痛みの種類	135
一次体性感覚野	136
胃痛	132
胃底腺	131
移動	19, 58
胃粘膜	131, 132
胃の消化作用	131
医療過誤	138
医療事故	129, 138
色	42, 44, 92
色環境	49
陰核	84
陰茎	84
咽頭後壁	150
院内感染	24
陰嚢	84
陰部	68, 84, 87, 104, 165
インフォームドコンセント	130
陰部神経	104, 165

| 陰部洗浄 | 68, 87 |
| 陰部大腿溝 | 84 |

う

ウォッシュクロス	71
うっ血	72, 172
運動	58

え

エアゾル	146
エアマットレス	124
栄養	90, 122, 150
栄養状態の管理	150
栄養摂取	90
栄養不良	122, 150
栄養法	150
会陰	82, 84, 86, 88
会陰肛門部	84
会陰切開痛	82
会陰尿生殖部	84
会陰部	84
会陰部ケア	84
会陰部清拭	86
会陰正中部	86
会陰裂傷	88
壊死	119, 172
S状結腸	107, 162
NK細胞	83
嚥下	92, 94, 129, 150, 151
嚥下運動	150
嚥下困難	94
嚥下反射	92, 151
円座	77, 121
塩酸	131
炎症	86, 96, 150, 153, 157, 169, 171
延髄	20, 37, 91, 101

お

おいしさ	94
横隔膜	8, 110, 151
嘔気	153
横行結腸	162
黄斑	43
横紋筋	85, 104, 151
悪心	92
オスキー	9
音	36, 37, 40, 102
音環境	36
音に対する印象	40
音の隠蔽効果	37
おむつ	86, 103

おむつ性尿失禁	103
音圧レベル	37
温罨法	116, 137, 173, 183
温覚	70
音楽療法	41
温刺激	79
温受容器	97
温水座浴	88
温枕	96
温点	97, 179
温度刺激	79, 96
温度受容器	97
温熱刺激	98
音波	36

か

外果	119
外肛門括約筋	88, 110, 163
外耳道	36
咳嗽困難	144
快適度	80
外尿道括約筋	85, 104
外尿道口	84, 104
解剖学用語	4
外膜	183
回盲弁	162
潰瘍	153
外リンパ	36
ガウンテクニック	25
加温	80
化学的消化	53, 131
蝸牛管	36
蝸牛神経核	37
蝸牛頂	36
蝸牛底	37
角質	74
覚醒	18, 20, 21, 54, 63, 66, 82
覚醒水準	20, 66
覚醒パターン	54
角膜	42
下行結腸	111, 162
かさぶた	124, 172
可視光線	42
加湿器	148
下食道狭窄部	151
ガストリン	131
下腿三頭筋	77
下大静脈分岐部	8
カテーテル	141, 155, 156, 157
カテーテル交換	157
カテーテルの閉塞	155

カテーテル留置による感染	157
化膿性髄膜炎	187
痂皮	124, 172
カビ	26
過敏性腸症候群	114
果部	119
かぶれ	175
かゆみ	73
加冷効果	97
感覚刺激	20, 137
感覚受容器	90
感覚情報	20
感覚神経	70
感覚性上行路	20
眼窩前頭皮質外側後部	50
眼窩前頭皮質中央後部	50
換気不良	148
眼球	42
環境	29, 36, 42, 50
環境移行	29
環境問題	50
環境要素	42
管腔	141
看護記録	5
観察情報	5
鉗子	25
環軸包帯	172
カンジダ症	88
患者教育	131
杆状体	42
寒色	46, 92
癌性の深部痛	98
関節	69, 72
関節可動域	69
関節拘縮	69
関節の屈伸運動	72
間接法	14
汗腺	73
感染	24, 26, 27, 28, 85, 86, 123, 149, 156, 157, 173, 187
感染看護	27, 173
感染管理認定看護師	28
感染源	24
感染症	85, 173
感染徴候	26, 187
感染の原因とリスクファクター	157
感染防御機構	86
感染予防	24, 28, 85, 123, 149, 156, 173, 180, 187
肝臓穿刺	185
浣腸	111, 161, 167, 168

浣腸液	111, 168	吸啜反射	92	グリセリン浣腸	161, 168
浣腸液の適温	168	吸入	146	グルコース受容ニューロン	92
浣腸器	111, 168	吸入麻酔薬	146		
寒天培地	26, 76	吸入療法	146	**け**	
甘味	90, 92	嗅粘膜	50	経管栄養チューブ	151
顔面表情反射	92	嗅力検査	52	経管栄養の弊害	153
還流	181	橋	20, 101, 110, 165	経管栄養法	150
		仰臥位	59, 102, 119	経口与薬	128
き		胸郭	97	頸椎	6
気化熱	71	胸腔穿刺	184	系統解剖学	6, 185
気管	7, 142, 143, 146, 148	胸骨	7, 8, 184	傾眠状態	18
気管支	7, 148	胸骨角	6, 7	痙攣	114
気管支拡張薬	146	胸骨剣状突起平面	8	ゲージ	134
気管上皮細胞	143	胸骨穿刺	184	ケーリーパード	76
気管内圧	142	胸骨体	184	下剤	107, 108, 111, 113, 161
気管粘膜	143	胸鎖乳突筋	77	下剤コントロール	107
気管分岐部	7	強縮	77	下剤使用頻度	108
危機的環境移行	29	胸椎	6	血圧	4, 12, 13, 15, 16
義歯	130	胸膜穿刺	184	血圧計	13
基準音圧	37	局所解剖学	6, 185	血圧測定	12, 13, 15, 16
基準値	12	局所認知	136	血圧トランスデューサ	13
基底細胞	124	棘突起	6, 185	血液駆出力	14
基底層	74	虚血	119, 172	血管	12, 13, 14, 71, 98, 183
基底膜	36	拒食	130, 150	血管音	13
気道	143, 146, 147, 148	去痰薬	146	血管壁	12, 14, 71, 183
気道抵抗	148	拒薬	130	結石	104
気道粘膜	146	筋萎縮	72	血栓	72, 83
気道粘膜上皮	143, 147	筋緊張	79	結腸	161
気道分泌促進薬	146	筋血管	80	結腸ヒモ	162
気道閉塞	143	筋弛緩	98	結腸膨起	162
キヌタ骨	36	筋線維	71, 77	血糖値	92
気晴らし効果	41, 69	筋電図	77	血流	12, 71, 80, 98, 120, 121
ギプス固定	173	筋肉内注射	134, 179	血流量	80
気分転換	69	筋のポンプ作用	174	結露	149
基本味	90	筋疲労	76	下痢	107, 153
逆説睡眠	63	筋負担	77	検体	184
逆蠕動	165, 166	筋紡錘	19	見当識障害	103
吸引	141, 144	筋力	69	顕微解剖学	6, 185
吸引圧	144			腱紡錘	19
吸引カテーテル	141	**く**			
嗅覚	50, 52, 53, 91, 137	空間認識機構	19	**こ**	
嗅覚閾値	52	空中落下菌	25	交感神経	15, 80, 164
嗅覚の馴れ	52	空腹中枢	92	口腔	68, 90, 150
嗅結節	50	クーリング	99	口腔腺	90
嗅細胞	50	駆血帯	14, 181	口腔前庭	90
吸湿性	80	苦痛	69, 76, 153	口腔底	150
吸収	107, 152	クモ膜	186	口腔粘膜	90
嗅上皮	50	クモ膜下腔	186	口腔壁	90
求心性線維	131	グラスゴー・コーマ・スケール	18	口腔ケア	68
休息	66	クリアランステスト	178	抗重力筋	79
吸息位	110	グリセリン	73, 161, 168	拘縮	72

索引 **191**

甲状舌骨筋	150
喉頭蓋	150
喉頭部	150
硬便	107
硬膜	186
肛門	84, 85, 88, 111, 161, 162, 163, 166
肛門管	162
肛門管粘膜刺激	166
肛門管粘膜—直腸反射	166
肛門管粘膜反射	111
肛門挙筋	163
肛門三角	84
肛門柱	163
肛門洞	163
肛門部痛	88
肛門閉鎖不全	163
肛門裂創	88
コーヒーレンス説	21
呼吸	4, 150
骨格	6
骨格筋	101, 110, 165
骨振動	36
骨髄	123, 184
骨髄吸引	184
骨粗鬆症	30
骨突出部	119, 173
骨盤	84
骨盤神経	110, 161
コッヘル	25
鼓膜	36
コミュニケーション	42, 50
固有口腔	90
コルチ器官	37
コロトコフ音	13
コロニー	26, 76
コンプライアンス	130

さ

臍	8
座位	59, 119, 121, 187
細気管支	148
細菌	76, 149
採血	178, 181
最高血圧	13
最低血圧	13
彩度	46
細胞外液	129
鎖骨	6
坐骨	84
坐骨結節	119
鎖骨中線	8

坐薬	111
座浴	68, 82, 88
3原色	43
3-3-9度方式	18
酸味	90

し

痔	88
G細胞	131
塩味	90
紫外線	42
視覚	4, 19, 42
痔核	88
弛緩期血圧	13
色覚	46
色彩調節	49
色相	46
シクロオキシジェネース	132
自己意識	19, 21
嗜好	92
視細胞	42, 46
支持基底面積	60
視床	20, 37, 91
視床下部	51, 65, 92
耳小骨	36
視診	4
姿勢	59, 76, 79, 101
姿勢反射	101
自然治癒力	90
歯槽	90
舌	90
刺痛	135, 180
失禁	88
失見当識	18
湿布	96
自発呼吸	145
脂肪酸	73
臭気	102, 109
充血	96
収縮期血圧	13
収縮色	46
重症急性呼吸器症候群	28
重心	60
重曹	132
縦走筋	163
重層扁平上皮	90
羞恥心	55, 68, 101, 106, 109
集中治療室	18
重力	15, 79, 119
熟睡感	54, 64
宿便	162

手指消毒剤	27
手術室	49
出産	82
循環血流量	15
循環障害	172, 173
循環調節	96
循環不全	122
順応	136
除圧	173
小陰唇	84
消化	92, 107, 131, 152, 161
消化液	92
消化管	131, 161
松果体	64
消化不良	153
笑気	146
上気道	148, 150
条件反射	92
上行結腸	162
上行性網様体賦活系	20
常在菌	73, 117
硝子体	42
消臭	55, 88
床上排泄	55, 101, 111
上食道狭窄部	151
小腸	161
情動体験	136
照度基準	45
消毒	25
上鼻甲介	50
静脈還流	15, 173
静脈血圧	15
静脈採血	179
静脈内注射	134
静脈内点滴注射	180
静脈の走行型	180
静脈壁	182
静脈への針刺入	182
静脈弁	182
静脈瘤	163
上腕	181
上腕三頭筋	77
上腕動脈	14
食行動	90
食習慣	94
触診	4, 6, 185
食生活	90, 92
褥瘡	69, 88, 119, 120, 121, 122, 123, 172, 173
褥瘡ケアのポイント	123
褥瘡好発部位	120

褥瘡のステージ分類	122	心拍数	80	穿刺	184, 185
褥瘡の4段階	122	**す**		穿刺部位	185
褥瘡発生の危険因子	122	水圧	79	全身清拭	68, 122
褥瘡発生のリスク	173	随意筋	104, 110	仙髄	165
褥瘡予防	119, 173	随意相	151	前庭窓	36
食体験	92, 93	水晶体	42	蠕動	107, 109, 114, 162
触点	179	錐状体	42	蠕動運動	107, 109
食道	129, 151	睡眠	54, 63, 64, 66, 67, 82	蠕動不良	114
食道狭窄部位	151	睡眠サイクル	63, 64	前頭葉	91
食道粘液	129	睡眠時間	67	洗髪	68, 73
食道の機能	151	睡眠周期	64	浅眠状態	64
食道の形態	151	睡眠図	64	線毛運動	147
食品	92, 94	睡眠パターン	54, 66	線毛細胞	143, 147
食品形態	94	睡眠欲求	66	前立球腺	85
食文化	93	水浴ケア	79	前立腺炎	85
食物の通路	150	スキンシップ	69, 136	**そ**	
食欲	53, 90, 92, 93, 132	スキンシップ効果	69	騒音対策	41
食欲促進	93	ストレス	40, 59, 100, 115, 116	相関関係	81
食欲不振	92, 132	スピッツ	178	臓器	8
触覚	4	スペクトル解析	80	臓器感覚	110
鋤鼻器官	51	ずれ	121, 172	創傷	119, 171, 173
徐放錠	132	**せ**		創傷処置	171
シリコン	157	生活環境	48	創部の保清	173
自律神経	80, 151, 164, 165	清潔	68, 73, 79, 84	僧帽筋	77
自律神経活動	80	清潔ケア	68, 73, 79	瘙痒感	73
自律神経反射	165	清潔操作	149, 180	瘙痒症	88
自立排尿	156	清拭	66, 68, 156	側臥位	59, 111, 119, 187
歯列	90	生殖器	84	側方抑制	46
寝衣	72, 80	精神衛生	73	足浴	66, 68, 79
寝衣交換	72	精神的ケア	109	疎水性	157
腎機能検査	178	成長ホルモン	63	**た**	
伸筋	79	生命維持徴候	4, 12	体圧分散	173
真空採血管	178	声門	151	体位	111
神経細胞体	20	生理的ニード	101	体位変換	71, 116, 173
神経性食思不振症	150	赤外線	42	体液バランス	104
神経線維	20	脊髄	20, 110, 136, 187	体温	4, 65, 71, 79, 96
人工呼吸	145	脊髄円錐	187	体温サイクル	65
心室筋	12	脊髄視床路	136	体温調節	71
心収縮期	12	脊柱	9	体温保持効果	79
滲出液	124, 171	舌根	129, 150	体感温度	46, 69
親水性	157	鑷子	25	体腔	141
新生組織	124	摂食行動	92	体性感覚	19
心臓	6, 184	接触性皮膚炎	175	耐性菌	24
腎臓	8, 85, 104	セミファーラー位	102, 121	体性神経	165
心臓血管穿刺	184	前嗅核	50	体性―内臓反射	88
人体解剖学	185	前屈位	59, 77	大蠕動	161, 165
身体症状	4	前屈姿勢	59	大腿二頭筋	77
身体像	19, 20	仙骨	84, 119	代替療法	54
身体認識	19	仙骨部	119, 121	大腸	86, 108, 114, 161, 165
心電図	80				
振動刺激	136				

索引 **193**

大腸狭窄	114	肘部	181	テクスチャー	94
大腸菌	86	チューブ	141, 150	デシベル	37
大腸内圧	165	中膜	183	デブリートメント	123
大腸の構造	108	腸	86, 98	電磁波	44
耐痛閾値	70	腸音	98	転倒	29, 30, 31, 32
大転子部	119	超音波ネブライザー	146	転倒経験者の自覚症状	31
大動脈弓	151	聴覚	4, 19, 37, 137	転倒後症候群	31
大動脈弁不全	14	聴覚器の構造	37	転倒の身体的誘因	30
大脳皮質	20, 92, 101, 103, 109, 136	腸管膜	161	転倒予防	29, 31
大脳皮質一次聴覚野	37	長期臥床	72, 88, 119, 122	転倒予防を目指す運動プログラム	32
大脳辺縁系	91, 136	超高齢社会	29	殿部	84
対比	46	腸骨稜頂	185		
体表	5, 97, 179, 185	聴診	4, 13, 185	**と**	
体表解剖学	4, 185	聴診法	13	瞳孔	42
体表部位	5	腸洗浄	116	頭相	53, 92
太陽光線	44	腸蠕動	98	疼痛	69
唾液	92	腸粘膜	169	導尿	25, 87, 141, 155
タッピング	116, 136	腸溶錠	132	導尿カテーテル	141
ダルペイン	180	直接法	13	頭髪	73
短鎖脂肪酸	117	直腸	88, 109, 110, 114, 115, 161, 162, 165, 168	頭皮	73
暖色	46, 92	直腸温	88, 168	闘病意欲	49, 73
担体	28	直腸性便秘	115	動脈カニューレ	13
たんぱく質	131	直腸―直腸反射	165	動脈血圧	12
たんぽ	98	直腸内圧	88, 165	動脈血酸素分圧	144
弾力包帯	174	直腸―内・外肛門括約筋抑制反射	165	動脈硬化症	14
		貯尿期	103, 105	動脈採血	179
ち		鎮痛	41, 79, 88, 98, 131, 138	動脈内注射	134
知覚	20	鎮痛効果	88, 136	頭毛	73
恥丘	84	鎮痛薬	131	投薬	128
恥骨直腸筋	163			特殊栄養法	150
腟	84, 86	**つ**		特殊視床投射系	20
腟桿菌	86	椎間円板	185	途中覚醒	65
腟口	84	椎間板	58, 60	トリグリセリド	73
中咽頭	150	椎間板ヘルニア	60	ドレッシング	123, 175
中央滅菌材料室	25	痛覚	70, 135, 136	鈍痛	180
肘関節部	181	痛覚閾値	70		
昼行性動物	65	痛覚受容器	136	**な**	
腸骨稜頂水平線	8	痛覚神経系の構成	135	内肛門括約筋	88, 110, 163
注射	98, 134, 135, 179, 181	痛覚線維	70	内痔核	163
注射器	181	痛点	134, 179	内臓痛	110
注射針	134, 181	ツチ骨	36	内臓反射	88, 101, 165
注射痛	98, 135			内臓平滑筋	101
注射痛のケア	134	**て**		内尿道括約筋	85
中食道狭窄部	151	手荒れ	27	内膜	183
中心窩	44	定位	19	内リンパ	36
中心静脈圧	16	低温熱傷	98	ナノメーター	42
中心静脈カテーテル	141	低酸素血症	142	軟口蓋	150
中枢神経	186	ディストラクション	69	軟膜	186
中枢神経系	101	ディスポーザブル物品	173		
中性脂肪	73	摘便	161, 167	**に**	
中脳	20, 37			ニオイ	50, 52, 53, 92

ニオイ環境	52
ニオイ強度の評価スケール	53
苦味	90, 92, 129
肉芽組織	124
二次感染	173
日常生活行動	101
日常生活動作	158
日本看護協会	28
2名法	5
乳酸菌	86
入眠	65, 79, 96
入浴	68, 79
入浴介助	68
尿	85, 88, 101, 102, 103, 104, 105, 155, 156, 157
尿意	103, 105
尿意喪失	156
尿管	85, 104
尿管口部	104
尿失禁	88, 103
尿生殖三角	84
尿道	104
尿道炎	85
尿道内圧	106
尿バッグ	157
尿路	104
尿路感染	26, 85, 103, 155
人間工学	49, 60
認知	20

ね

寝たきり	119
熱刺激	70
熱対流	99
熱伝導	99
ネブライザー	146
粘液溶解薬	146
粘稠性	143
粘膜損傷	157
粘膜内反射	151

の

脳幹	20, 101, 110
脳幹網様体	20
脳梗塞	20
脳腫瘍	187
脳生理学	21
脳脊髄液	187
脳波	4, 63, 82
脳ヘルニア	187

は

肺	6
背景音楽	41
敗血症	156
排泄	55, 101, 102, 107, 113, 156, 168
排泄ケア	86
排泄姿勢	101
排泄臭	55
媒体	24
バイタルサイン	4, 12, 100
排尿	101
排尿回数	103
排尿期	105
排尿困難	102
排尿姿勢	102
排尿障害	155
排尿体位	102
排尿反射	101, 103, 104, 156
排尿反射の抑制	156
排便	101, 102, 107, 108, 109, 110, 111, 113, 115, 161, 164, 165
排便行動	110
排便コントロール	111
排便姿勢	102, 110
排便習慣	107
排便日誌	115
排便反射	101, 109, 113, 161, 165
排便反射中枢	110
排便反射の神経機構	164
排便反射のメカニズム	165
排便頻度	108
排便誘導	161
排便欲求	109
排便量	108
肺胞	148
培養	76
吐き気	132
白衣性高血圧症	15
歯茎	90
発音体	36
発熱	187
バルーンカテーテル	158
ハロセン	146

ひ

皮下組織	119
皮下注射	134, 179
光	42, 44, 46, 65
光感覚	44
光のスペクトル	42
光の波長	46
皮脂腺	73
肘枕	181
微小水滴粒子	146
非ステロイド性抗炎症薬	132
微生物	155
脾臓穿刺	185
鼻中隔	50
非特殊視床投射系	20
皮内注射	179
皮膚	69, 80, 87, 97, 100, 136, 179, 185
皮膚炎	87
皮膚温	97, 100
皮膚感覚	69
皮膚感覚点の体表分布	179
皮膚血管	80
皮膚刺激	136
皮膚疾患	69
皮膚痛	179
皮膚マッサージ	69, 136
病原微生物	24, 173
病室	36, 48
氷枕	96
病棟内の音	38
氷嚢	96
表皮	74
表面筋電図	76
貧血	172
ピンセット	25

ふ

部位覚	136
フィジカル・イグザミネーション	9
フェロモン	51
負荷	60
不快感	55
不感蒸泄	71, 124
腹圧	102, 110
腹腔穿刺	185
副交感神経	80, 110, 164
副細胞	131
副作用	131
腹直筋	77
腹部	8, 116
腹部臓器	8
腹部マッサージ	116
腹膜穿刺	185
腹鳴	92
ふけ	73
浮腫	88, 173, 183
腹筋群	110

ブドウ球菌	26, 74	ボディメカニクス	49, 60
ブドウ糖経口負荷試験	178	ホルモン	64
部分清拭	68	ホン	37
部分浴	82	ポンプ作用	12
プライバシー	68, 101		
プライバシーの侵害	102	**ま**	
プリッキングペイン	180	膜振動	36
浮力	79	麻酔	187
プルキンエ現象	47	マスキング	37
プロスタグランディン	132	マッサージ	69, 173, 180
		マノメーター	16
へ		マンシェット	14
平滑筋	85, 104, 151, 164	満腹中枢	92
平衡感覚	19		
閉鎖性ドレッシング	123	**み**	
壁細胞	131	味覚	90, 129
ペプシノゲン	131	味細胞	90
ペプシン	131	脈拍	4
便意	109, 113, 116	味蕾	90
便意抑制	113, 116	ミリメーター水銀柱	12
辺縁系	21, 51		
便形スケール	108, 115	**む**	
便硬度	108	無感覚点	134
扁桃核	51	無菌操作	24, 141, 157, 180, 187
便秘	107, 108, 113, 114, 115, 161	むくみ	173, 183
便秘ケア	113, 115	無条件反射	92
便秘の種類	114		
便秘評価尺度	108, 115	**め**	
		迷走神経	131
ほ		明度	46
防音対策	102	目覚めた状態	21
膀胱	26, 85, 88, 102, 103, 104, 105, 155, 157	滅菌	25, 141, 173
膀胱炎	85, 88	滅菌器具	25
芳香刺激	137	メニエール病	19
膀胱収縮	102	メラトニン	64
膀胱充満感	105	免疫	24, 63, 83, 86, 150
膀胱洗浄	26, 104, 157	免疫能	63
膀胱内圧	105	免疫抑制剤	24
膀胱容量	105	免疫力	24, 83, 150
膀胱留置カテーテル	26, 155, 158		
芳香療法	54	**も**	
防臭対策	102	毛包	73
包帯	171, 173	網膜	42
包帯交換	171, 173	模擬患者	10
包帯法	171		
膨張色	46	**や**	
保温効果	69, 80, 98	薬物療法	128, 129, 134
保温性	79	薬物療法における医療関係者の役割 129	
保清	79, 173	ヤコビー線	185
発赤	119, 120		

ゆ			
有害作用	131		
有香物質	50		
幽門	131		
遊離脂肪酸	73		
湯温	70, 88		
湯冷め	79		
湯たんぽ	96		
ユニフォーム	27		
よ			
腰仙部	186		
腰椎	8, 58, 184, 185, 186		
腰椎穿刺	184		
腰椎穿刺部位	186		
腰椎前彎	58		
腰痛	58		
与薬	128, 134, 179		
ら・り・る			
落屑	74		
理学療法	96		
梨状葉	51		
リパーゼ	73		
リハビリテーション	79		
粒子	44		
留置カテーテル	26, 155		
留置カテーテル抜去時の注意点	158		
隆椎	6		
良眠	39, 63		
療養環境	36, 42, 50		
リラックス効果	79		
輪状軟骨	151		
リンパ振動	36		
ルクス	46		
れ・ろ			
冷罨法	137, 174		
冷覚	70		
冷感	71		
冷刺激	79		
冷受容器	97		
冷水座浴	82		
冷点	97, 179		
肋骨下水平線	8		

Q&Aでよくわかる！
看護技術の根拠本──エビデンス・ブック──

平成16年4月15日　第1版第1刷発行　　　　　　　　　定価（本体2,400円＋税）
平成29年3月8日　第1版第6刷発行

著　者　　深井喜代子©　　　　　　　　　　　　　　　　　　＜検印省略＞

発行者　　小倉　啓史

発行所　　株式会社 メヂカルフレンド社

http://www.medical-friend.co.jp
〒102-0073　東京都千代田区九段北3丁目2番4号　麹町郵便局私書箱48号　電話（03）3264-6611　振替00100-0-114708
Printed in Japan　落丁・乱丁本はお取り替えいたします　　印刷／（株）平河工業社　製本／（有）井上製本所
ISBN978-4-8392-1230-8　C3047　　　　　　　　　　　　　　　　　　　　　　　　　　　　　　　107082-263

　本書の無断複写は，著作権法上での例外を除き，禁じられています．
　本書の複写に関する許諾権は，㈱メヂカルフレンド社が保有していますので，複写される場合はそのつど事前に小社（編集部直通 TEL 03-3264-6615）の許諾を得てください．